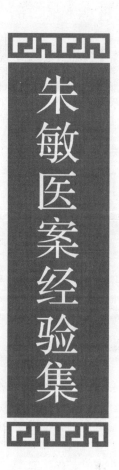

# 朱敏医案经验集

刘诗怡 主编

U0310234

本书编委会

主　编：刘诗怡
副主编：纪晓栋　曾彦平
编　委：于　涛　谢　蓝

广东高等教育出版社
Guangdong Higher Education Press
·广州·

**图书在版编目（CIP）数据**

朱敏医案经验集/刘诗怡主编. —广州：广东高等教育出版社，2021.10

ISBN 978 – 7 – 5361 – 7075 – 9

Ⅰ.①朱…　Ⅱ.①刘…　Ⅲ.①中医临床 – 经验 – 中国 – 现代　②医案 –汇编 – 中国 – 现代　Ⅳ.①R249.7

中国版本图书馆 CIP 数据核字（2021）第 149884 号

ZHUMIN YI'AN JINGYAN JI

| 出版发行 | 广东高等教育出版社 |
| --- | --- |
| | 地址：广州市天河区林和西横路 |
| | 邮政编码：510500　电话：（020）87554153 |
| | http://www.gdgjs.com.cn |
| 印　　刷 | 佛山市浩文彩色印刷有限公司 |
| 开　　本 | 787 毫米×1 092 毫米　1/16 |
| 印　　张 | 12 |
| 字　　数 | 263 千 |
| 版　　次 | 2021 年 10 月第 1 版 |
| 印　　次 | 2021 年 10 月第 1 次印刷 |
| 定　　价 | 48.00 元 |

# 朱敏简介

朱敏，教授，广州中医药大学硕士研究生导师，广东省名中医。国家级重点专科急诊科学术带头人，首批广东省名中医师承项目指导老师。历任广州中医药大学第一附属医院急诊科主任，广州中医药大学第一附属医院大内科主任，广州中医药大学第一附属医院副院长。兼任中华中医药学会急诊分会委员，广东省中西医结合急诊专业委员会副主任委员，广东省中医学会疑难病分会副主任委员。

朱敏教授1982年本科毕业于黑龙江中医学院，1990年获广州中医药大学临床中医学硕士学位。长期在广州中医药大学第一附属医院、第一临床医学院工作，从事中医内科急诊医疗、教学、科研和管理工作20余年。长期担任中医急诊内科学的主讲工作，授课班种包括中医学临床专业、针灸推拿专业等本科生、七年制硕士班、三年制硕士、博士研究生的课程。朱敏教授授课生动，条理清晰，深入浅出，深受学生好评。已培养硕士研究生30名。

朱敏教授善于总结，勤于耕耘，主编和参编《中西医结合内科急症学》等多部教材专著。在国家级杂志上发表30多篇高水平医学论文。多次受邀至各地讲学，受到广泛好评。

朱敏教授在长期的医疗工作中，不断探索，在中西医结合抢救急危重症方面具有很高的造诣，积累了丰富的临床经验，擅长中西医结合治疗内科各种急危重症。他中西理论精湛，学术融会贯通，临床辨证灵活，尤其在血证、中风病、外感热病等方面有较高造诣。在中西医结合急救学术上强调实用与创新，理论致力于继承与发展，结合急诊临床实际情况，提出了在中医急症业务中"发扬中医特色，提高救治功能，拓展急救业务，调整急症教学策略，促进急症临床科研"的基本准则。提出以急症临床疑难及重大问题为关注点，开展中医优势病种的临床及实验研究，在血证、真心痛、中风病、中毒、喘证、厥脱证等方面进行了偏重于临床应用方面的研究，既为急诊业务提供了技术支持，提高了临床疗效，又不断深化了中医急诊学理论。

朱敏教授作为临床负责人，指导并承担了多项急诊科研项目，如"开心胶囊对心肌梗死后左心重构及功能的影响""新安宫牛黄颗粒治疗中风中脏腑的临床及实验研究""心梗后心室重构中医证型与血管紧张素转换酶表达的研究"等。在血证治疗的系列药物研制上成绩显著，为国家中医药管理局血证系列研究科技进步奖获得课题组的主要成员。1999 年被评为广东省卫生系统白求恩式先进工作者，2001 年被评为广东省白求恩式模范工作者，2003 年荣获广东省"五一"劳动奖章、广东省抗击"非典"一等功、广州市标兵称号。2003 年"非典"时期任广东省"非典"攻关专家组成员，制定了中医药清解法为主治疗 SARS 的临床综合方案，治疗 70 例患者全部痊愈，无后遗症出现，创造了医务人员零感染，患者零死亡的好疗效，受到了同行的认可。项目"中医药清解法治疗 SARS 的临床研究"获得2004 年广州中医药大学科学技术进步一等奖。2009 年荣获南粤优秀教师称号。

# 目 录

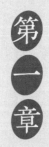

第一章　临证经验

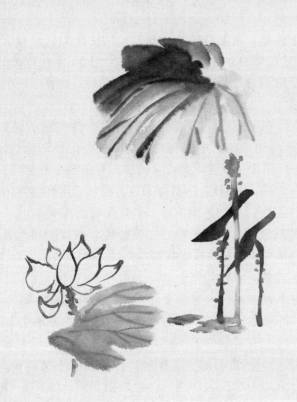

# 第一节
## 外感疾病的临证经验

### 一、急性外感热病

明清时期逐渐发展成熟的温病理论体系，对急性传染病及感染性疾病的认知和临床诊治产生了重大的影响，是中医学对人类的卓越贡献之一。20世纪50年代以来，温病学的理论和诊治方法被广泛应用于防治急性传染病和感染性疾病，其显著疗效引起了国内外的关注。

"温病"一名，首见于《黄帝内经》（以下简称《内经》）。《素问·生气通天论》中说"冬伤于寒，春必病温"。《难经》《伤寒论》中也有对温病明确的记载和论述，成为后世温病发展的萌芽。《温病条辨》里说："温病者：有风温，有温热，有温疫，有温毒，有暑温，有湿温，有秋燥，有冬温，有温疟。"具体来说，温病是多种急性热病的总称，是由温邪引起的，以发热为主症，具有热象偏重、易化燥伤阴等特点的一类急性外感热病。它的特点是有特异的致病因素，有传染性、流行性、季节性和地域性的特点，并且病理演变有着一定的规律性，临床表现也有其特殊性。

伤寒、温病、瘟疫之间是紧密联系着的。温病的概念实际上包含于广义的伤寒之中，即是一切外感热病的总称。两者是隶属关系，但与狭义的伤寒则是外感病中两种性质完全不同的疾病，是并列的关系。外感温热病邪引起的是温病，而外感寒邪引起的则为伤寒。两者在临床表现和治疗方法上有着严格的不同。瘟疫本作温疫，后人改为瘟疫，指的是温病中具有强烈传染性和引起流行的一类疾病。在历代中医文献中，对温病与温疫的概念认识有所分歧。有认为两者虽名称相异，但所指实同。如吴又可认为温病即热病，又名"疫"者。还有医家认为温疫和温病不同，其区别在于是否具有传染性，有传染性者为温疫，不传染者为温病。

温病是临床上一类非常常见的疾病，一年四季多发，并且具有起病急、传变快、病情重的特点，还有很大一部分温病具有传染性，可在短时间内迅速蔓延，造成不同程度的流行，长期以来威胁着人们的生命健康。中医经过与疾病斗争的漫长历史过程，逐渐发展了成熟的温病理论体系。

温病学说的发展，大致可以分为以下三个时期。

第一，从战国到晋唐时期，这是温病学说奠基和发展的时期。虽然对温病有了一定的认识，但在概念上仍把温病隶属于伤寒的范畴，温病理论的发展处于萌芽阶段，其发展的重心就在于孕育了温病有伏气和新感两种，叙述了各种温病的症状和鉴别诊断以及不可发汗等治疗原则。

第二，从宋至金元时期，这是温病学说有新发现的时期。金元时代中医学发展的百家争鸣对温病理论的发展起到了很大的推动作用。"寒凉派"的创始人刘河间治疗热病善于应用清法，将温病理论和临床向前推进了一大步，是温病理论发展上的一大转折，但在病因上并没有把温病从伤寒中独立出来。

第三，明清时期，是温病学说形成较为完善和独特理论体系的时期。明朝末年的吴又可所著《温疫论》是温病学第一部专著，对温病学说起到了很重要的推进作用。吴氏提出了疫邪侵犯募原之说，对温疫的病因、发病、传变、治疗都有创新性的见解。他所创的温疫学说也对后世的温疫学派产生了深远的影响。

此后的医家如喻嘉言、戴天章、杨栗山、余师愚等，都深受吴氏温疫学说的影响。喻氏著《瘟疫论》一篇，宗吴又可之观点，主张"邪既入，则以逐秽为第一义"。戴氏根据吴又可之原书，增订或删改而成《广瘟疫论》。杨栗山著《伤寒温疫条辨》，详辨伤寒和温疫病原的不同，以升降散为主方立方巧首，后世诊疗温病广为应用。余师愚著《疫疹一得》，尤善使用大剂量石膏治疗急性热病，对后世在急性热病中应用石膏很有启发。上述诸家均受吴氏学术思想的影响，并对其有所发展。虽然没有像温病理论中的卫气营血辨证和三焦辨证一样形成完整的理论体系，但是其在瘟疫病因、病理传变乃至治疗方法等方面在当时是非常先进的，至今仍对后世诊疗急性传染病有着很重要的参考价值和指导作用。

清代医家叶天士广泛吸收了前人理论的精华，从实践中丰富了温病学说的内容，同时创立卫气营血的辨证诊疗理论体系。吴鞠通创三焦辨证，使温病理论形成了一个完整的理论体系，他所著的《温病条辨》对温病的传变过程以及诊疗温病的临床经验等都有其独到之处。

## （一）传染性非典型肺炎（SARS）

传染性非典型肺炎（简称"非典"）又称为重症呼吸综合征（severe acute respiratory syndrome，SARS）是一种以呼吸系统结构和功能损害为病变基础的急性传染病，其传播流行严重危害我国乃至全世界人民的健康和经济建设。

对病毒性疾病的攻克，中医自有其优势。从历史上看，上溯至仲景时代，其宗族十年不到却死了2/3，伤寒十居其七，这个"七"就包括了流行性疾病。1956年石家庄流行乙型脑炎，师仲景法白虎汤获效奇佳；1957年北京乙脑流行，蒲辅周用温病之法，疗效又达90%；1968年广州流行乙型脑炎，辨证为暑热伏湿之证，中医疗效甚佳。中医学理论并不把着力点放在对病原体的认识上，病原体只是作为中医辨证依据之一，诊治的关键在于辨证论治，根据邪气与正气相争所表现的证候以辨证论治。

2002年末至2003年初，SARS由广东开始，迅速蔓延扩展至全球，引起极大恐慌。朱敏教授带领下的广州中医药大学第一附属医院急诊科团队，在此过程中共收治了70例SARS患者。朱敏教授提出，本病属于中医学温疫、热病的范畴。本病患者全部于冬、春季节发病，入院时以发热、恶寒、咳嗽、少痰或无痰、舌红、脉数等风热证表现为主，这与风热病邪的致病特点相吻合。本次疫情在我国及全球流行范围之广、流行速度之快以及部分病例病情之重均充分说明其有很强的传染性和致病力。从温病学理论来分析，其致病邪气当属风热疫病。患者中焦湿热证候常见，挟湿比例高，且挟湿在卫分、卫气同病、气分三阶段中的分布无显著差异，故可认为易挟湿为患是致病邪气自身的特点，与该病辨证分期无特殊关联。究其原因与广东地理气候特点有关，广东地处亚热带地区，海拔较低，濒临南海，气候终年炎热潮湿，多雨多雾，故病邪多易挟湿，风热与湿相搏酿为湿热，困阻于中，故有明显的中焦湿热表现。对于SARS患者，祛湿化湿治法的运用应遵循"有是证则用是药"的原则，在疾病全过程均要注意。总体来说，朱敏教授认为，SARS致病邪气主要具有风热、挟湿、疫疠三方面的性质，来诊时病情多处于卫、气分阶段。及早将病情控制在卫、气分阶段，可防止其向营、血分传变，所以卫、气分是治疗的关键时机。

根据上述病因病机的认识，朱敏教授拟定了轻清宣化的治疗方案，方以僵蚕10 g、蝉蜕6 g、桔梗10 g、甘草6 g、玄参15 g、马勃6 g、重楼20 g、岗梅根20 g、柴胡10 g、厚朴10 g；若热毒盛者加黄芩15 g、蒲公英20 g；湿热盛者加苍术10 g、陈皮5 g；咳嗽者加枇杷叶15 g。验之临床，与同期采用纯西医治疗的病例比较，平均住院时间、胸片病灶开始吸收时间及明显吸收时间均较短，治愈率较高。卫、气分证患者经治疗均未传入营、血分，疗效较单纯西医治疗有一定优势。

### （二）登革热

登革热是由登革病毒（dengue virus，DENV）引起，由伊蚊传播的一种急性传染病，本病首次于1779年在埃及开罗发现，随后在印度尼西亚雅加达及美国费城等地被证实流行，由于发病后主要临床表现为肌肉关节痛，所以其名称被定为关节热或骨折热。1793年美国费城登革热流行，大约有十分之一的人口因登革热死亡。1869年，该病由英国伦敦皇家内科学会命名为登革热。1943年和1945年日本和美国分别分离出了登革Ⅰ型和Ⅱ型病毒，1953年菲律宾和泰国首次分离出了登革Ⅲ型和Ⅳ型病毒。

登革热是严重影响人类健康的虫媒传染病之一，且其流行态势不断加大，据世界卫生组织（WHO）统计，全球每年约发生1亿例登革热，50万例登革出血热，导致25 000人死亡，全球约有1/3的人生活在登革热风险区。目前登革热主要流行于南北纬30°之间的热带和亚热带100多个国家和地区，其中非洲、美国、地中海中部、东南亚和西太平洋为高风险区。1978年我国登革热首次暴发于佛山市，疫情波及广东省十多个地级市。20世纪90年代后，登革热流行区域从广东、海南和广西扩大到福建、浙江和云南等省份。随着城镇化、国际旅游、国际人才交流的增加，登革热由沿海地区逐渐扩展到内地。登革热的发病存在明显的季节性和周期性，季节性主要是受蚊虫传播媒介影响，其周期性体现在不同血清型病毒的变换暴发。

登革热在任何年龄均可发病，其发病急骤，传变迅速，容易流行。以恶寒、高热、头痛、全身肌肉和骨关节疼痛、皮疹及消化道症状为主要临床表现。登革热好发于夏秋季，曾在东南亚地区及我国流行，对我国乃至世界人民的生命健康和经济建设造成了严重威胁。近几年，广州地区曾出现过数次登革热发病的"小高峰"，2014年，广州地区出现了一个登革热发病的"大高峰"。多年来，广州中医药大学第一附属医院急诊科诊治大量登革热患者。朱敏教授通过不断的临床经验积累，对登革热的中医诊治有自己独到的见解。

目前，对登革热的中医病名诊断主要有"湿病""温疫""湿热""暑湿"及"伏暑"等，但尚无登革热辨证分型的标准化规范。朱敏教授认为，登革热与温病学中"温疫"的病因病机、临床表现相类同，且按"温疫"辨治有着良好的治疗效果，故本病可归属中医"温疫"的范畴，临床上可按温病卫气营血辨治。

《内经》有云："正气存内，邪不可干。""邪之所凑，其气必虚。"吴又可认为："本气充满，邪不易入，气适逢亏欠，呼吸之气，亦自不及，外邪因而乘之。"余师愚亦指出："以其胃本不虚，偶然疫邪，不能入胃。"朱敏教授认为，无论"本气"还是"胃气"，都说明人体正气强盛，则疫疠毒邪不易伤人。登革热的发生乃因患者正气不足，复感疫疠邪毒所致。夏秋之交，暑湿熏蒸，阳热下降，水气上腾，湿热充斥，患者感受湿热疫毒，疫毒内侵，外感湿热，湿热疫毒交错，热蒸湿动，充斥内外，发为登革热。

朱敏教授根据登革热不同阶段的证候特点将其分为三大证型，分别为邪在肺卫证、卫气同病证及气营两燔证。

1. 邪在肺卫证

初起表现为发热、恶风寒、颜面潮红，头痛、肌肉酸痛，倦怠乏力，口渴，舌质红、苔黄，脉浮数等症状，治以清肺解毒为主，方选银翘散加减。

2. 卫气同病证

症见壮热面赤，日晡益甚，头痛如劈，烦躁气粗，周身肌肉、关节骨头酸痛，恶心欲呕，脘腹胀满，纳呆乏味，舌质红，苔黄厚腻，脉弦滑数。证属湿热疫邪蕴结所致，治宜清热泻火、化湿解毒，拟甘露消毒丹加减。临床观察，2014年本病流行之际，患者辨证多以此型为主，以此方加减使用，每每奏效。

3．气营两燔证

症见高热多汗，汗出热不退，头痛如劈，骨节烦疼，面红目赤，斑疹稠密或出血，舌红绛、苔黄燥，脉滑数。治宜清热凉血解毒，方用清瘟败毒饮加减。

多年的临床实践中，朱敏教授发现大部分登革热患者有疲倦、肢体困重、纳差、欲呕、脘腹痞满胀痛，舌质红、苔厚腻，脉濡数等中焦湿阻脾胃的表现，这与湿热病邪的致病特点相吻合，且挟湿在邪在肺卫、卫气同病、气营两燔三种证型中的分布无明显差异。故而易挟湿为患是登革热致病邪气自身的特点，与该病辨证分期无特殊关联。究其原因与广东地理气候特点有关，岭南地区所处的地理位置纬度较低，气温高，又濒临南海，雨量多，湿度大，构成一个湿热的总的气候特点，故致病病邪多易挟湿，风热与湿相搏酿为湿热，困阻于中，湿热邪气最易困阻脾胃，而出现脘痞腹胀、呕恶、便溏、舌苔厚腻等症，故有明显的中焦湿热表现。

余师愚指出："疫疹者，四时不正之病气，夫病气，乃无形之毒，胃虚者感而受之。"疫疹的病因为疫疠毒邪，感而发为燥热疫疹，其如余师愚云"热疫乃无形之毒""疫既曰毒，其为火也明矣"。

因本病多流行于气候潮湿炎热的热带、亚热带地区，并以夏秋雨季为高发季节，所以疫病毒邪往往有挟湿的情况。挟湿之疫病毒邪，感而发为湿热疫疹，其可归于吴又可"瘟疫"的范畴。吴又可认为："夫瘟疫之为病，非风，非寒，非暑，非湿，乃天地间别有一种异气所感。"此种异气，吴又可称为"戾气"，是一种具有湿热之性的疫病毒邪。"戾气"从口鼻或肌肤而入，初起伏于膜原，即半表半里之间，如吴又可云"邪自口鼻而入，则其所客，内不在脏腑，外不在经络，舍于伏脊之内，去表不远，附近于胃，乃表里之分界，是为半表半里，即计经所谓横连膜原是也"。邪溃膜原后，或出于表，或入于里，吴又可谓有"九传"之变。

因此，本病的病因疫病毒邪，其性质有挟湿与不挟湿之分。疫病毒邪从肌肤入侵，先犯卫气或邪伏膜原；疫毒炽盛，内传营血，耗损营阴，扰乱心神，可见烦躁、神志昏蒙；疫毒灼伤血络，可见斑疫；迫血妄行，则可见各种出血之证；血不循经，瘀滞脉络，则致毒瘀交结；疫毒内闭心脑，则神志昏迷；若邪热方盛，引动肝风，可见痉厥；若因疫毒充盛，耗伤正气或出血过多，气随血脱，则可致厥脱；病变后期疫毒渐退，每每表现为余邪留恋。

本病的治疗，总的以清热解毒、凉血化瘀为原则，同时要考虑到病邪性质有温燥、湿浊之分。本病的病变部位有卫气营血和各个脏腑的不同，中医辨证主要以卫气营血及三焦辨证体系为指导，进而辨别病程发展的阶段、病变累及的主要脏腑。因本病具有发病急、病情变化快的特点，在运用卫气营血理论进行辨证时，往往卫气营血的界限并不明确，会出现如卫气同病、气营同病的情况。另外，本病初起，湿邪为患时，还应辨别湿邪的轻重，热重于湿或是湿重于热。

疫病毒邪侵犯卫气者，应透表清热，卫气同治；邪遏膜原者，治以疏利透达，辟秽化油；邪热燔灼气血（营）者，治以清气凉血（营）解毒；疫毒交结者，治以凉血清热，化瘀解毒；邪陷心包，引动肝风者，治以清心开窍，熄风镇痉；正气不固，真气暴脱者，治以益气扶正，培元固脱；余邪未净者治以清热养阴，益气生津。

刘仕昌教授认为登革热可归属于"湿热疫""暑热疫"的范畴，其病机为疫毒炽盛、毒瘀交结，临床上可分为卫气同病、气分热盛、气血两燔、毒瘀交结、毒犯心脑、余邪未清几型。其中卫气同病阶段又有湿重于热和热重于湿之分，气分热盛阶段有阳明热盛、湿热阻遏膜原之分，余邪未清阶段有热伤阴液、湿热未清之分。治疗上以清解疫毒为原则。卫气同病治以清气解毒，辅以辛凉解表；属湿重于热者，宜宣透膜原法；属热重于湿者，宜银翘散加减。气分热盛者，治以清热解毒，辅以理气化湿；属阳明热盛者，宜加味白虎汤；属湿热阻遏膜原者，宜达原饮加减。气血两燔者，治以清热凉血解毒，宜清瘟败毒饮加减；毒犯心脑者，治以清心开窍，凉血解毒，宜清宫汤加减；毒瘀交结者，治以清热解毒，凉血化瘀，宜犀角地黄汤加减。余邪未清者，治以清解余邪，养阴生津；属湿热解毒者，治以凉血化瘀，宜犀角地黄汤加减；属湿热未清者，宜五叶芦根汤加减；属热伤阴液者，宜竹叶石膏汤或沙参麦冬汤加减。

杨进教授将本病分为卫气同病、邪伏膜原、气分热炽、气血（营）两燔、毒瘀交结、毒陷心脑、正气暴脱、余邪未净等八个证型。卫气同病者治以新加香薷饮合柴葛解肌汤加减；邪伏膜原者治以达原饮加减；气分热炽者治以白虎汤和黄连解毒汤加减；气血两燔者治以清瘟败毒饮加减；毒瘀交结者治以血府逐瘀汤和犀角地黄汤加减；毒陷心脑者治以加味清宫汤送服安宫牛黄丸；正气暴脱者治以生脉散和四逆汤加减；余邪未净者治以竹叶石膏汤加减。

历代医家治疗该病，多重视清热、解毒、凉血，而有时忽略化湿。朱敏教授提倡在本病全过程均宜注意湿邪的重要性，临床上治疗本病当以清热化湿为主，在此基础上辨证加用凉血、解毒等法，方能取得较好的疗效。如患者挟有湿邪，而过用寒凉清气药物，则可使邪气冰伏难解，亦有恐伤胃气之虞，苦寒清热则易化燥伤阴，寒遏湿难解，温燥祛湿则温助热增邪，燥伤阴津，此时应以辛香透达为主，稍佐苦寒之品。遣方用药以清热不碍湿，祛湿不伤阴为重。

## 二、咳嗽

### （一）病因病机

咳嗽是指六淫侵袭肺系，或脏腑功能失调，内伤及肺，导致肺气不清，肺失宣降，肺气上逆发出咳声，或咳吐痰液的一种肺系病证。咳嗽按照病程的长短可分为急性咳嗽和慢性咳嗽。急性咳嗽病因多见于外感风邪，慢性咳嗽则病因多样化，起于脏腑内伤。随着工业的发展，空气质量变差，慢性咳嗽成为临床的常见疾病，慢性咳嗽还会引起变异性哮喘等其他疾病，危及患者的生命安全。

古人对咳嗽早有较深刻的认识，如《素问·咳论》既认为咳嗽是由于皮毛先受邪气所致，又指出"五脏六腑皆令人咳，非独肺也"，强调外邪犯肺或脏腑功能失调，病及于肺，均可导致咳嗽。到了明代张景岳，首次执简驭繁地把咳嗽归纳为外感、内伤两大类，论述了外感咳嗽和内伤咳嗽的病理过程，丰富了咳嗽辨证论治的内容。

中医对"咳嗽"的文献记载最早出现在《素问·咳论》："黄帝问曰：肺之令人咳，何也？岐伯曰：五脏六腑皆令人咳，非独肺也。此皆聚于胃，关于肺，使人多涕唾而面浮肿气逆也。"说明咳嗽病证年代久远，非独肺也，与它脏有关，可以互相传变；但久咳不已，仍然"关于肺"，其病位仍然在肺。

《素问·咳论》曰"五脏六腑皆令人咳"，引申出心咳、肺咳、肝咳、脾咳、肾咳等。如："心咳之状，咳则心痛，喉中介介如梗状，甚则咽肿喉搏。肝咳之状，咳则两胁下痛，甚则不可以转，转则两去下满。脾咳之状，咳则右胁下痛，阴阴引肩背，甚则不可以动，动则咳剧。肾咳之状，咳则腰背相引而痛，甚则咳涎。五藏之久咳，乃移于六腑。如脾咳不已，则胃受之；胃咳之状，咳而呕，呕甚则长虫出。肝咳不已，则胆受之；胆咳之状，咳呕胆汁。肺咳不已，则大肠受之；大肠咳状，咳而遗失。心咳不已，则小肠受之；小肠咳状，咳而失气，气与咳俱失。肾咳不已，则膀胱受之；膀胱咳状，咳而遗溺。久咳不已，则三焦受之；三焦咳状，咳而腹满，不欲食饮。""咳嗽"病名，还见于张仲景《金匮要略》两章的篇名有咳嗽：《金匮要略·肺痿肺痈咳嗽上气病脉证治》和《金匮要略·痰饮咳嗽病脉证并治》，其内容咳与咳嗽并见。

《伤寒论》有关咳嗽病证的论述只言"咳"，"咳"是在论述六经病时出现，《伤寒论》以六经分病，比如太阳病、阳明病，而后世医家则以《伤寒论》中的方剂代表典型证候，从而命名为"证"，如小青龙汤证、大承气汤证等，咳嗽是六经病分类中的一个症状。具体的有咳嗽症状的篇章主要出现在《伤寒论·辨阳明病脉证并治》《伤寒论·辨太阳病脉证并治》《伤寒论·辨少阴病脉证并治》，《金匮要略》中《金匮要略·肺痿肺痈咳嗽上气病脉证治》《金匮要略·痰饮咳嗽病脉证并治》两个专篇中有关于咳嗽的论述和方药。

临床上朱敏教授把咳嗽主要分为外感咳嗽和内伤咳嗽两大类，外感咳嗽为风、寒、暑、湿、燥、火等外邪所致，多是新病，常突然发生，病程短，初起多兼有寒热、头痛鼻塞等表证，属于邪实，治以宣肺散邪为主，根据感邪性质不同而分别论治。切忌早用敛涩留邪之品，只要邪气得散，肺气宣畅，咳嗽自止。

内伤咳嗽是因脏腑功能失调、内邪干肺所致。有肺脏自病，也有它脏先伤而病及于肺者，最终均导致肺的宣发肃降功能失调而引起咳嗽。它脏及肺者，可因嗜食烟酒，烟酒辛温燥烈，熏灼肺胃；或因过食肥甘辛辣，酿湿生痰；或因平素脾运不健，饮食精微不归正化，变生痰浊，肺脉连胃，饮邪上干，乃生咳嗽；或因情志不遂，郁怒伤肝，肝失条达，气机不畅，日久气郁化火，因肝脉布胁而上注于肺，故气火循经犯肺，发为咳嗽。肺脏自病者，常因肺系疾病迁延不愈，耗伤肺阴，肺的主气功能失常，以致肃降无权，肺气上逆而为咳。《医学心悟》曰："咳嗽属金，譬如钟然，钟非叩不鸣，风寒暑湿燥火之邪，自外击之则鸣；劳欲情志，饮食炙煿之火自内攻之则鸣。"内伤咳嗽的病理因素多为"痰""火"，而痰有寒热之别，火有虚实之分。故如患者出现咳嗽的现象，并不是只与肺部病变有关系，患者的五脏六腑皆累及。内伤咳嗽尤以肺、肝、脾三脏的失调最为常见。病程一般较长，起病缓慢，病势缠绵，多属虚证或虚实夹杂。

汉代张仲景在《伤寒论》和《金匮要略》中对咳嗽证治做出了许多具体的论述。如《伤寒论》治疗"伤寒表不解、心下有水气、干呕发热而咳"的小青龙汤；《金匮要略·肺痿肺痈咳嗽上气病脉证治》治表邪挟寒饮咳喘气逆的射干麻黄汤，治寒饮内停的苓甘五味姜辛汤，治虚火咳逆的麦门冬汤；等等。这些均为后世沿用治疗咳嗽的著名方剂。

朱敏教授提出内伤咳嗽易缠绵不愈是外因与内因共同作用的结果。常见外因是外感风热、寒风入体，内因是五脏阴阳气血虚衰，常会引起患者长久的咳嗽。经过治疗后，虽然可清除体内之风邪，但肺部已被外邪所伤，因此引起慢性咳嗽。内伤咳嗽的发病时间较长，且发病机理相对复杂。辨证时需要注意以下三个特点。

1. 风邪伏肺，易于燥化

《内经》云"风为百病之长"，其中于肺，不拘于时，不拘于地。明代李梴《医学入门》认为"肺主皮毛，通太阳膀胱，最易受风邪，风邪袭肺，病咳嗽恶风，鼻塞声重喷嚏是也"。《素问·风论篇》首论肺风咳嗽，"肺风之状，多汗恶风，色然白，时咳短气，昼日则差，暮则甚，诊在眉上，其色白"。清代黄元御在《素问悬解》中注解为"伤风则多汗出恶风，咳嗽，昼瘥暮甚，色白"。明代龚廷贤认为"夫伤风，乃四时之失序也。或表风中在经络中，随往流注，以日传变，或咳嗽粘痰，鼻塞声重，憎寒发热，头痛面赤，四肢逆冷，怕寒或无汗恶寒，宜散。有汗恶风，解表而治"。清代汪燕亭谓"太阳中风，风伤卫，故恶风自汗，与寒证异也"。此乃伤风之轻者，伤风之重者，其病咳嗽黏痰，鼻塞声重，憎寒发热，头痛面肿，自汗恶风，四肢逆冷。清代沈金鳌论述了风咳的症状，认为"风嗽，风乘于肺也，其脉浮，必兼鼻塞流涕，声重喉痒，憎寒发热，自汗烦燥，语未竟而咳"。

燥乃六气之一，在天为燥，在地为金，时令在秋，常言"秋燥"。秋燥一论，历代医家众说不一，常或秋湿并论，或合于火，言燥火，或合于寒，燥为次寒。《素问》首论燥邪，认为燥邪性兼火、湿、寒三气。燥化气为火则干，《素问·阴阳应象大论》云"燥胜则干"，燥胜则津液竭涸，病皮肤干燥，"阳明司表之政，气化运行后于，天气急，地气明，阳专其令，炎暑火行，物燥以坚"，燥气化火则干。《素问·生气通天论》曰"秋伤于湿，上逆而咳，发为痿厥"。又《素问·阴阳应象大论》云"秋伤于湿，冬生咳嗽"。《素问·水热穴论》曰"秋者金始治，肺将收杀，金将胜火，阳气在合，阴气初胜，湿气及体"。《素问·六元正纪大论》曰"风燥横行，流于气交，多阳少阴，云趋雨府，湿化乃敷，燥极而泽"，言燥兼湿为病。《素问·五常政大论》曰"阳明司天，燥气下临，凄沧数至，木伐草萎"。《素问·六元正纪大论》曰"阳明所至，为清劲，为燥生，终为凉，德化之常也"。《素问·四时刺逆从论》曰"秋气在皮肤，秋者，天气始收，腠理闭塞，皮肤引急"，故燥也常兼寒气。

清代吴鞠通认为"秋燥之气，轻则为燥，重则为寒，化气为湿，复气为火"，重则为寒，乃寒水为燥金之子，化气为湿，为土生湿也，湿土其母也；外感燥咳，古人云"燥属次寒"，故燥邪属凉，非属热，深秋天地不交，二气分而燥呈其象，草黄木落，人与天地相参，燥病自现。若伤春风，燥病初起，必在肺卫，"秋感燥气，右脉数大，伤手太阴气分者，桑杏汤主之"，此本气自病之燥证，燥已化火而无痰饮，故用此方治之；若燥伤本脏，即肺胃，则"头微痛，恶寒，咳嗽稀痰，鼻塞嗌干，脉弦，无汗，杏苏散主之"，燥伤皮毛，头微痛恶寒，微痛者，不以伤寒之痛甚也，咳嗽稀痰者，肺恶寒，肺为燥气所搏，不能通调水道，故寒饮停而咳也，鼻为肺窍，嗌属肺，脉弦者，寒兼饮也，无汗者，凉搏皮毛也，以杏苏散主之。若为重寒挟痰饮，非小青龙汤主之，若误用甘润甘寒，则肺败音哑而危矣；经云"燥金之下，火气承之"，若燥邪化热，燥伤肺胃阴分，"病或热或咳，以沙参麦冬汤主之"，若燥久伤及肝肾之阴上盛下虚，昼凉夜热，干咳甚则为痉厥者。

内伤咳嗽多具"气道过敏性炎症"共性病理和"风为百病之长"的中医致病特点，因此朱敏教授提出"内伤咳嗽不同病因之异病可以同治"的观点。临床围绕内伤咳嗽多以干咳、久咳、咽痒等特点，紧紧抓住"风邪犯肺"的致病特性，以风邪伏肺、肺气上逆为内伤咳嗽的基本病机，由于风邪易于燥化，病久易于津伤，"肺为娇脏""喜润恶燥"，故风燥伤肺是内伤咳嗽的常见演变病机之一。

2. 辨窍道涉鼻和咽，有兼风寒风燥之异

鼻、咽均为肺之窍道，然鼻为肺之外窍，位于肺系的最外端，风寒外袭，肺气郁闭，最易伤鼻，临床易于出现鼻塞、流涕、喷嚏等症；咽喉位于鼻的里端，为气管的开口处。外邪袭肺，迁延易于燥化、热化，邪郁结喉，则易于出现咽喉干燥、咽喉干痛之症。

3. 分体质寓阴和阳，有兼阴虚阳虚之别

咳嗽反复发作，迁延日久，正气不足，脏气多虚，故病机上又有虚实夹杂，可以从体质上对患者进行区分，指导正确地加减用药。形体消瘦，面红唇干，舌质偏红者多为阴虚体质，临床多见干咳频作、咽干、喉痛、口干、舌苔薄干之肺阴不足之证；形体肥胖，面白唇淡，舌质淡胖者则多为虚寒体质，临床多见久咳、声低气怯、气短、痰涎清稀、背寒、舌体胖大、脉虚弱无力或沉迟无力等肺阳亏虚之证。

## （二）治疗

朱敏教授对于咳嗽的临证主要运用了宣降肺气及化痰止咳两大基本的治疗原则及相关药物，探究咳嗽之基本病机，主要因各种致病因素导致肺失宣降，肺气壅遏不畅，从而肺气上逆，发出咳声，且肺主一身之气机和津液的运行，肺失宣降又引起肺失布津，津聚为痰。"宣降肺气"和"化痰止咳"正好是针对咳嗽的基本病机的"对症下药"。可将其作为一条基础"主线"始终贯穿主导治疗咳嗽的整个过程；此外理气、清解内热、润燥生津和健脾和胃法也运用得比较多。

临床上治疗咳嗽首先要辨清属外感或内伤咳嗽，以及分清两类咳嗽的寒热虚实，再结合脏腑辨证，分别加上其他的对应治法。如外感咳嗽的风寒咳嗽证要疏散风寒，风热咳嗽需疏风清热等；内伤咳嗽要注意治病求本，分清主次标本兼顾，应重视治肝、治脾、治肾以及对一些痰饮和血瘀等病理产物的针对治疗，如痰湿壅盛证应加上豁痰祛湿药物，脾胃虚弱证要注意健脾和胃法的应用，肝火旺盛证应清泻肝火等。

观察朱敏教授的用药习惯，他治咳嗽多选用"止嗽散"随症加减。在宣降肺气中又可分为宣发肺气和顺降肺气两种。宣发肺气药多用桔梗、升麻、牛蒡子、薄荷、蝉蜕、麻黄等；顺降肺气药多用白前、前胡、杏仁、紫菀、贝母、苏子、桑白皮、枇杷叶等。临床中经常会两者同时运用，取一宣一降，宣降结合，从而使肺之清肃功能恢复正常，故痰可去，嗽可宁。常用化痰止咳药如橘红、半夏、白芥子、莱菔子、葶苈子、竹茹等。临床中宣降肺气和化痰止咳大多数一起运用，两者相得益彰，临床效果不错。不论新感、久病，均宜使用，关键在于随症增损，方可获取良效矣。

对于内伤咳嗽的反复发作，朱敏教授结合其病机特点，提出虽以调理五脏阴阳虚实为主线，内伤咳嗽多因肺脏自病或它脏病及于肺所致，尤与肝、脾、肾关系密切，因此内伤咳嗽多为宿病，常反复发作，迁延不已，常兼它脏病证，多属邪实正虚，治当扶正祛邪，分辨主次，标本兼顾。其反复发病与"风邪致咳"、肺脏"喜润恶燥"的病机特点有关。顾及"鼻为肺窍"，结合临床可见风邪犯肺的一些证候如合并出现鼻塞流涕、喷嚏频发、咽痒等症，故处方时应兼顾治以祛风达邪、宣肺通窍。由于风邪易于燥化、伤肺损津，咽喉为肺主呼吸的要道和门户，风燥伤肺，往往首先出现咽喉要道干痒不适，而频频刺激作咳，因此，治疗时应注意结合润燥利咽之法，既重视祛风、润燥，又兼顾鼻窍、咽喉治理的综合治疗。祛风宣肺通窍中药多选麻黄、白芷、蝉衣、防风、荆芥、苍耳子、辛夷花等，润燥之品选用紫菀、款冬花、百部、白前、沙参、麦冬等。朱敏教授祛风润燥的指导思想符合清代陈士铎《辨证录》"必先散风寒，而少佐散火之剂，不可重用寒凉以抑其火，亦不可多用燥热以助其邪"的原则。

# 第二节
## 内伤疾病的临证经验

### 一、 血证—呕血、便血 （急性上消化道出血）

  血证是急诊内科常见的危急重症，呕血、便血为血证主要类型之一。朱敏教授硕士阶段专业为中医内科学血液病学方向，师从我国著名中医血液病学名家丘和明教授，故而积累了丰富的诊疗血证的经验，并在长期的临证中形成了自身独特的认识和风格。

  朱敏教授的恩师丘和明教授曾任广州中医药大学副校长、教授、博士导师，广州中医药大学第一附属医院内科教研室主任，是广州中医药大学首席教授、全国血证协作组组长。在从医的 50 年中，他始终坚持读书学习，认真研读中医古籍，刻苦临证研磨，奠定了坚实的中医基础，并在血证领域不断创新，逐步成长为全国血证领域的开创者。自 1984 年起，丘和明教授带领内科血证组，参与全国血证协作组，以组长身份，参加并主持了全国中医血证协作研究，重点开展了对紫斑、衄血、咳血、咯血、吐血、便血、尿血等各种血证的古今防治资料收集和实践经验探索，收治了大量血证病例。在血证系列科学研究中，对各种血液病如缺铁性贫血，溶血性贫血，巨幼红细胞性贫血，再生障碍性贫血，骨髓增生异常综合征，过敏性紫癜，血小板减少性紫癜，急、慢性白血病，多发性骨髓瘤等疾患的临床科学研究中，着重在中医基本理论指导下选择探索中医诊治的理法方药，以发挥中医优势为依托，研究和开发临床有效的治疗方法和药物。丘和明教授领导研发了紫癜灵、清毒片、养正片、紫地合剂、紫地凝血散等多个有效中成药制剂，其中，紫地系列药物的研究开发获得了国家科学技术研究成果奖励。在实践工作中，丘和明教授还带领血证专科团队，组织科研项目、培养研究生，取得了教学、科研、临床多方面成就。在长年的医教研工作中，丘和明教授的学术思想得到了系统性归纳和理论化提高，以他卓越的理论建树和高超的临床医疗水平，逐步成长为中医血证界公认的医学泰斗。

  朱敏教授得到了丘和明教授的倾囊相授，全程参与了丘和明教授领导的紫癜灵、清毒片、养正片、紫地合剂、紫地凝血散等多个有效中成药制剂的研发过程，从中积累了大量的临床经验及科研研发经验。朱敏教授结合自己 30 多年丰富的临证经验及科研成果，形成了自己对血证的独特见解。其学术思想以中医基础理论为根基，结合了历代医家对血证的理论论述和临证经验，通过自身临床实践的验证，去伪存真、继承发扬之后，形成了一套完整的血证临床思想体系。朱敏教授对血证的认识主要体现在以下几方面。

### （一）病因病机

血证—呕血、便血的发病机理，总的来说，是"气火逆乱，脉络损伤，血不循经，溢于脉外"。阳络伤则血从上溢，阴络伤则血从下出。

对于血证—呕血、便血的辨证要点，应注意鉴别出血的部位和原因，以便在辨证的同时结合辨病。血证的辨证，除应全面了解病史和临床症状，从整体进行辨证外，还应特别注意出血的颜色、出血时间的久暂、出血的急迫或缓慢等，以分清寒、热、虚、实。

一般来说，热证、实证的出血多突然发生，病程较短，血色鲜红，出血较急。由于火性上炎，出血多见便血和吐血等，同时常伴有热证或实证。血证偏寒偏虚者，其特点为起病缓慢，病程较长，出血时发时止，血色较暗淡或稀薄，常伴有其他寒证或虚证。

朱敏教授在血证诊治的过程中，强调整体观的原则。他认为，整体观是中医理论的精华，是指导血证辨证论治的准绳，只有从阴阳、气血、脏腑、经络的整体上分析辨别疾病的发生，才能抓住疾病的主要病机，抓住治疗的重点。朱敏教授的整体观思想主要来源于《内经》。《灵枢·五癃津液别》说："五脏六腑，心为之主，耳为之听，目为之候，肺为之相，肝为之将，脾为之卫，肾为之主外。"由此可见，人体的各个脏器在功能上是相互协调合作的。所以，《灵枢·本脏》又指出："视其外应，以知其内藏，则知所病矣。"《素问·玉机真脏论》说："五脏相通，移皆有次；五脏有病，则各传其所胜。"即人体的各个组成部分不仅在结构上互相联系，功能上密切相关，而且在病理上互相影响。因此，只有坚持整体观，才能抓住疾病本质，找到疾病治疗方法的主次。

朱敏教授认同"六气皆从火化"的理论，主张血证病机的火热论学说。其火热论思想主要根源于《内经》。《素问·热论篇》曰："今夫热病者，皆伤寒之类也。"《素问·至真要大论》所论及十九条病机中属于火、热病机者有九条之多。

朱敏教授重视刘河间主火论和朱丹溪的相火论，认同"六气皆从火化"和"五志过极皆为热甚"的学术思想。刘完素在论述风、寒、湿、燥四气的病理变化过程时指出四气皆能产生火热病证，如言"风"曰："风木生热，以热为本，风为标，言风者，即风热也。"言"湿"曰："湿病本不自生，因于火热怫郁，水液不能宣行，即停滞而生水液也。凡病湿者，多自热生。"言"燥"曰："燥金虽属秋阴，而其性异于寒湿，燥阴盛于风热火也。"言"寒"曰："人之伤于寒，则为病热。寒毒藏于肌肤，阳气不得散发，而内为怫结，故伤寒者，反病为热。"刘河间认为"阳气怫郁""怫热郁结"和"热气怫郁"是多数疾病的主要转归。刘完素在其著作中多次指出："阳气怫郁，不能通畅，则为热也。"提出解其郁热的治法。朱丹溪提出"相火论"，其相火实指五志妄动，为邪火。他在《格致余论》中指出，肝肾"二脏皆有相火，而其系上属于心，心君火也，为物所感则易动，心动则相火亦动，动则精自走，相火翕然而起，虽不交会，亦暗流而疏泄矣"，"诸风掉眩属于肝，是火之动；诸气膹郁病痿属于肺，是火之升；诸湿肿满属于脾，是火之胜；诸痛痒疮属于心，是火之用"。《格致余论》说："相火易起，五性厥阳之火相扇则妄动矣……无时不有煎熬真阴，阴虚则病，阴绝则死。"强调相火为病，倡导滋阴降火法以治相火妄动。朱丹溪认为，"诸火病自内作"，多是相火为病。

由此可见，各种原因引起火热熏灼或气虚失摄，致血液不循常道，溢出脉络之外，而表现有出血证候，或上溢于口鼻诸窍，或下泄于前后二阴，或溢出肌肤，所形成的疾患，统称为血证。内科范围内，常见的有咳（咯）血、呕血、衄血（鼻衄、齿衄）、便血、尿血及皮下出血（紫癜）等。在生理状态下，血为水谷之精气，循行经脉之中，周流不息，营养全身，其生理作用的发挥，直接受脏腑、气血、阴阳的支配影响。当各种急慢性疾病导致脏腑损伤，气血失调，阴阳有所偏胜、偏衰，血液不能循经运行，就会溢出脉外而形成血证。其病因病机主要有以下几个方面。

1. 外感六淫

以感受热邪、燥邪发病者为多，如风热、风燥之邪犯肺，发为咳血、衄血；湿热邪毒入侵营血，损伤血络，常为紫癜；湿热蕴结膀胱，则发为尿血。

2. 情志过极

情志过极，化火动血，即所谓"气逆于上，迫血妄行"。如肝火横逆犯胃、肝火循经犯肺，常为呕血、咯血和鼻衄的发病原因。

3. 内伤饮食

嗜酒或过食辛辣厚味，热积胃肠，化火动血，是引起呕血、便血，或齿衄、鼻衄的重要原因。

4. 瘀血留蓄

出血之后（外溢或内溢），离经之血留积体内成为瘀血。瘀血留滞，阻遏脉道，不仅出血不易停止，甚至造成反复出血。

5. 脏腑虚衰

脏腑气血阴阳不足，也常为引起血证的重要内因，如脾虚失统、肝虚失藏、肾气虚弱等不能固摄；或肺肾阴虚，肾亏火旺，虚火妄动，也为呕血、便血、尿血和衄血（肌衄、齿衄）的常见原因。

总的来说，血证之病因病机可概括为"气火逆乱，脉络损伤，血不循经，溢于脉外"。

朱敏教授认为血证—呕血、便血的辨证属实证、热证者居多，其中常见证型为胃热炽盛证，症见：病势急，病程短，出血量多，血色鲜紫深红，血质浓厚而稠，伴面赤烦热，口渴口苦，尿黄便结，舌质红、苔黄腻，脉滑数。

血证属脾不统血证，其证候特点：出血迁延不愈，时轻时重，血量一般较少，但亦可暴出而量多，血色暗淡，质多稀薄散漫，稍劳则甚，伴有气血亏虚见证如食少，体倦，面色萎黄，神疲乏力，心悸气短，面色苍白，舌质淡，脉细弱，大量出血时可见芤脉。

血证——呕血、便血的危重阶段辨为气随血脱证，症见：呼吸微弱而不规则，或昏迷或昏仆，汗出不止，面色苍白，口开目合，手撒身软，二便失禁，舌淡白、苔白润，脉微欲绝。

### （二）辨病辨证要点

在中医诊治疾病的过程中，整体观和辨证论治是指导中医临床论治的准则，也是中医理论的精华。朱敏教授认为，整体观和病证结合是血证辨证思维的两个基本原则。朱敏教授认为，整体观是中医理论的灵魂，一方面，构成人体的各个组成部分之间，结构上互相联系，功能上互相协调，病理上互相影响，故人体的某一局部的病理变化往往与全身的阴阳气血、五脏六腑的正邪盛衰密切相关。朱敏教授强调，血液通过经脉流经全身，与脏腑关系最为密切，血证辨证必须坚持整体观，不能只注重病位的表现，而忽视全身阴阳气血的变化和其他脏器的影响。另一方面，血证论治不能固执一方一法，应多方面综合分析，轻重缓急，灵活变通。朱敏教授认为，血证的辨证应强调以整体观为指导，结合全身四诊所得的临床资料，结合现代医学中血液分析、生化、胃镜等结果，整体分析，才能把握病症实质。血证辨证的整体观要求全面的望、闻、问、切，而且要求结合现代医学的资料，多方位分析、归纳，以探求疾病本质。

对于血证的辨治，应注意辨病辨证相结合。在全面了解病史和临床症状的基础上，除了从整体上进行辨证外，尤其应该注意出血的颜色、出血的久暂、出血的速度等，以帮助辨清寒热虚实。

热证、实证的出血多表现为出血突然发生，病程较短，血色鲜红，来势急迫。火性上炎，故而多见便血和呕血等，同时常伴有热证或实证的其他表现。血证偏寒偏虚者，其特点常为起病较缓，病程较长，出血绵绵，时发时止，血色较暗淡或稀薄，常伴有其他寒证或虚证的特点。

血证的病性有虚实之分，实证多为气火亢盛，血热妄行；虚证多为虚火妄动，迫血妄行，或气不摄血，血不循经。朱敏教授强调指出，实证和虚证，只是血证发展过程中演变转化的不同阶段，不可固执呆板地去看待。一方面，早期阶段，火盛气逆，迫血妄行，出血发生，中后期致阴血亏虚，虚火内生，或出血量多，血证迁延，血去气伤，引起气阳虚衰，气不摄血；亦有出血猛烈，短时间内即气随血脱，发为厥脱。因此，阴虚、气虚，既可以是导致出血的病因，又可以是出血的必然后果。另一方面，血溢脉外，变为瘀血死血，瘀血阻滞脉道，则经络不畅，出血难止，此又为虚实夹杂的典型。故而朱敏教授在辨治血证的时候，非常强调虚实转换，灵活变通。

朱敏教授告诫我们，临床必须注意血证的虚实夹杂和转化，尤其是"假虚真实"的证候特点。大部分患者失血后都表现出面色苍白、头晕乏力等虚象，对临床医师辨证会有所迷惑，以为应按虚证而论治。但深入询问或了解患者情况，则发现患者有五心烦热，口渴口苦，尿短赤，舌质红、苔黄腻，脉滑数等证，此时舌脉与证不相符，如何取舍？朱敏教授认为，患者之舌脉和各种热象实象的表现，恰恰是导致此次血证发作的根本病因病机，乏力面白仅是急性失血的表现。此时即处于虚实夹杂的阶段，辨证论治时要抓住主要矛盾。若患者已经出现气随血脱的厥脱之证，那毫无疑问，益气固脱、回阳救逆是当务之急；否则在辨证处方时则需抓住内热外虚的特点，治病求本，清热泻火止血为主，实邪去后可考虑扶正固本为法。

## （三）治疗

对于血证的治疗，古代医家均有丰富的论述和经验。总结古代医家之经验，有助于更好的发挥。

明代张景岳认为"凡治血证，须知其要，而血动之由，惟火惟气耳"，对血证的治疗可归纳为治火、治气、治血三大原则。一为治血：收敛止血、凉血止血、祛瘀止血；二为治火：清热泻火、滋阴降火；三为治气：清气、降气、益气。

《伤寒论》从六经辨证入手，把疾病分为既相对独立又相互联系的六个系统六经病，每个系统提出了辨证提纲，涵盖了疾病变化的病位、病性、病因、病机、病势、病期等方面，集中体现了辨证思维的整体观。朱敏教授在仲景思想的影响下，主张临证时重视以整体观指导辨证思维。他指出接诊患者须首明四诊八纲，四诊时要讲究技巧，望、闻、问、切力求准确，四诊合参分析归纳出其八纲属性，分清阴阳、表里、寒热、虚实，按照《内经·至真要大论》的指导，谨察病机与谨守病机，从而确定诊疗措施的理法方药，做到辨证求因，治病明本。朱敏教授在血证的辨证论治方面还提倡病症结合的思维方法，结合现代医学对于血证的检验诊断方法，和中医辨证结合起来，指导治疗方药的确立。

缪希雍《先醒斋医学广笔记·吐血》曰："吐血三要法：宜行血不宜止血。血不行经络者，气逆上壅也，行血则血循经络，不止自止。……宜补肝不宜伐肝。经曰：五脏者，藏精气而不泻不止。肝为将军之官，主藏血。吐血者，肝失其职也，养肝则肝气平而血有所归，伐之则肝虚不能藏血，血逾不止……降火必用寒凉之剂，反伤胃气，胃气伤则脾不能统血，血逾不能归经矣。"气为血帅，气能统血，使其正常循环于脉管之中而不溢于脉外，气不摄血则可见出血之候，故治疗时，须用补气摄血之法，方能达到止血的目的。故赵献可在《医贯·血症论》中说："血随乎气，治血必先理气。"对实证当清气降气，虚证当补气益气。

清代唐容川的《血证论》是一部专门论述血证治疗方法的专著，其提出的"第一止血，第二消瘀，第三宁血，第四补虚"的所谓"治血四法"，一直被各位医家奉为治疗血证的基本大法。

朱敏教授认为《血证论》详细论述了各种失血之症的辨证论治，列证详多，血证理论丰富，论点鲜明而系统，具有很高的实用价值。

"血证气盛火旺者十居八九"，《血证论》认为血与火原是一家，治火即是治血。常用方剂如泻心汤、犀角地黄汤、凉血地黄汤、大柴胡汤、大补阴丸、龙胆泻肝汤、导赤散、十灰散等，朱敏教授指出这些观点在出血性疾病的治疗中占有很重要的地位，也是秉承"火热论"思想的具体体现。特别是呕血、便血的早期,属于实证者,遣方用药从"泻火"论治此病,疗效显著。

唐容川认为,血以养火,血濡周身,留得一分血,便保得一分命,故失血时应以止血为第一要法。止血之法"非徒止其溢入胃中之血,使不吐出而已也。独动于经脉之中而尚未溢出者,若令溢出则不可复返矣。惟急止之,使犹可复还经脉,仍循故道复返而为冲和之血"。止血之法各有不同。或顺降逆气,而血随气降而止;或釜底抽薪,泻火祛实,血无以被扰而止;或水虚火盛动血,则补肾水而清虚火,血自守而止;或有阳不摄阴者,阴血返溢,以温阳益气以固血而止。

唐容川认为,止血之后,即应祛瘀。他在《吐血》篇云:"其离经之血未吐者,是为瘀血。""吐、呕、便、漏,其血无不离经,离经之血,虽清血、鲜血,亦是瘀血。此血在身,不能加于好血,而反阻断新血之化机,故血证总以祛瘀为要。"唐氏认为瘀血有害,《吐血》篇又云:"凡有所瘀,莫不壅塞气道,阻滞生机,久则变为骨蒸、干血、痨瘵,不可不急去之也。且经隧之中,既有瘀血踞住,则新血不能安行无恙,终必妄走而吐溢矣。""旧血不去,则新血断然不生";"瘀血之去,乃新血日生";"新血日生,瘀血无处可留,迫之不得不去";"新血生,则瘀血自去"。明确指出:"或壅而成热,或变而为痨,或结瘕,或刺痛,日变变证,未可预料,必亟为消除,以免后来诸患,故以消瘀为第二法。"

在广泛学习总结历代前贤经验的基础上,朱敏教授在临床上治疗呕血、便血形成了自己的特色。

朱敏教授认为此治血四法乃通治血证之大纲,为治疗出血性疾病提供了指导性理论依据。他认为,在出血性疾病出血不明显或出血的临床表现刚消失之时,应用凉血止血兼活血化瘀的方法,可以使血止而不留瘀。在疾病的恢复期,则应祛瘀血以促生新血。在虚证患者中,勿用大补温燥之品,以免血复潮动;勿用大补滋腻之品,以免阻碍脾气统摄运行;此时主要治疗是平补脾肾,同时继续使用凉血止血的药物,以使血液归于宁静。

针对呕血、便血的胃热炽盛证,朱敏教授多采用三黄泻心汤加减以清热泻火、凉血止血。其基本方为黄连、黄芩、生大黄、白及、藕节、生地黄、侧柏叶、仙鹤草、紫珠草。方中大黄苦寒以泄心胃之火,导热下行,通利大肠且兼有凉血之功,辅以黄连、黄芩苦寒泻火解毒,火热下降则热去血宁,三药合用共奏苦寒降泄、凉血止血之功;侧柏叶、生地黄凉血止血,白及、藕节、仙鹤草、紫珠草能收敛止血。出血量大或时间较长,出现气虚之症时,可酌情加用党参、山药健脾益气止血。

呕血、便血属脾不统血证者,治以健脾益气、摄血止血。方拟归脾汤加减。基本方为人参、黄芪、白术、当归、茯苓、龙眼肉、远志、酸枣仁、木香、炙甘草、白及、藕节。方中人参、黄芪、白术、炙甘草乃甘温之品补脾益气以生血,使气旺而血生;当归、龙眼肉甘温补血养心;茯苓、酸枣仁远志宁心安神;木香辛香而散,理气醒脾,与大量益气健脾药配伍,复中焦运化之功,又能防大量益气补血药滋腻碍胃,使补而不滞,滋而不腻;可酌情加用生姜、大枣调和脾胃,以资化源,白及、藕节能收敛止血,全方共奏健脾益气、摄血止血之功。

若出血暴急量多，伴见头晕、心慌、气短、汗出肢冷、面色苍白、烦躁不安等症者，提示气随血脱，要注意密切观察血压和脉象的变化。临床应根据具体情况，或直折其火，或急固其脱，并应中西医治疗方法综合治疗和抢救。中医治疗当益气止血固脱，正所谓"有形之血不能速生，无形之气所当急固"也。方用甘草人参汤加减，基本方为生甘草、红参、白及、藕节，并可配合参附注射液、生脉注射液静脉点滴。

同时必须注意，收敛止血药的止血效果虽然较好，但有止血留瘀之弊。因此临床应用收敛止血药时，可酌情配合祛瘀止血药，以达血止而不留瘀的目的。

### （四）现代研究

朱敏教授作为广州中医药大学第一附属医院血证急症研究组主要成员，研制出紫地合剂（由紫珠草、地捻根各 150 g，水煎煮并浓缩为 500 mL，装瓶经灭菌备用）用于治疗呕血、便血（上消化道出血），在临床应用取得了肯定的疗效。经研究表明，紫地合剂治疗过程中出血患者的血液流变学指标达到或接近正常水平，为止血机制的发挥创造了条件，从而加速了止血过程，缩短了止血时间；而西药治疗组在经过相同时间治疗后血液流变学指标仍处于明显的低黏状态，这种低黏状态必然影响血小板的黏附、变形、聚集、释放等止血功能的发挥，使止血时间延长。因此认为紫地合剂帮助上消化道出血患者血液流变学指标的改善是其临床止血机理之一。紫地合剂组与西药组之间血液流变学指标的差异也可用来解释两组患者止血时间的差异。说明血液流变学改变的差异与临床疗效的差异是一致的。从组间对照及自身对照结果还可以看出，紫地合剂在治疗上消化道出血过程中对血液流变学指标无不良影响，未出现高黏趋势，证明紫地合剂止血而不留瘀。

血证—呕血、便血有实证及虚证之分，实证多为气火亢盛，血热妄行；虚证多为虚火妄动，迫血妄行，或气不摄血，血不循经，尤以气虚不摄血多见，但在疾病的发展过程中可发生实证向虚证的转化。实证和虚证，有时是血证发展过程中演变转化的不同阶段。如火盛气逆，迫血妄行，导致阴血亏虚，虚火内生，或出血量多，血证迁延，血去气伤，引起气阳虚衰，气不摄血。因此，阴虚、气虚，不仅是导致出血的病理因素，而且又是出血的必然后果。这种因果关系，临床应辩证地加以对待，另外临床还应注意辨别血证的虚实夹杂的证候特点，临床上，我们可以发现大部分患者失血后都表现出面色苍白、头晕乏力等虚象，这些症状对临床医师辨证会有所迷惑，以为应按虚证而论治，实际上患者可能还有五心烦热、口渴口苦、尿短赤、舌质红、苔黄腻、脉滑数等证候，表现为胃热炽盛，而这恰恰是导致此次血证发作的根本病因病机，故辨证处方时需抓住内热外虚的特点，治病求本，应当还是清热泻火止血为主，实邪去后可考虑扶正气，或者可以考虑同时扶正祛邪，以祛邪为主，所以治病过程中不同阶段治疗原则可不一，需细味之。临床上吐血或便血早期常以实热多见，故以凉血止血为主，血止后以补气健脾为主，疗效巩固而长久。

# 二、 中风 （急性脑梗死）

急性脑梗死是指由于各种原因引起脑部相应血管的闭塞，并由此产生血管供血区域神经功能损害和出现相应神经症状的一群临床综合征，也称缺血性脑卒中，包括动脉粥样硬化性血栓性脑梗死、脑栓塞、腔隙性脑梗死和其他类型脑梗死。本病属于中医学"中风病"范畴。中医认为是由于气血逆乱，或素体阴阳偏衰，产生风、火、痰、虚、瘀，导致脑脉痹阻，神机失用。临床上以突然昏仆、半身不遂、口舌歪斜、言语謇涩或不语、偏身麻木为主证。

中风的记载始于《内经》，虽无中风病名，但根据不同的症状和发病的不同阶段而有不同的名称，在卒中昏迷期间为仆击、大厥、薄厥，半身不遂则有偏枯、偏风、身偏不用等不同名称。直至汉代张仲景《金匮要略·中风历节病脉证并治第五》才较为详尽准确地定义为中风。"夫风之为病，当半身不遂，或但臂不遂者，此为痹。脉微而数，中风使然。"

## （一）病因病机

《内经》《金匮要略》的"内虚外中"思想左右着其后近千年中风理论的发展，隋、唐、两宋各医家对中风的认识基本以内虚外中为中心，孙思邈大小续命汤等温络散邪之方正是以此病机为前提，宋朝之后提倡内虚外中者亦多宗于此。宋末金元时期，刘完素、李杲、朱丹溪等医家分别提出了对中风的不同认识，但都突出了内因在中风发病过程中的重要性，成为中风病因病机学说认识的一大转折。明清时期中风病因病机学说各家不一，内外同论，中西互参。但是，清末民国之后，外风之声似乎戛然而止，这主要有以下三方面原因。首先，内风论的深化丰富，如前所述内风论的发展已到了一个全面的层次；其次，在内风说日渐丰富的同时，外风论一直未能脱离续命汤之窠臼，未有大的突破；再次，随着西学的进一步发展及渗透，"脑""血""脉"等概念日渐引起医家的重视。

关于本病的发生，《丹溪心法·论中风》谓，本病"多是湿土生痰，痰生热，热生风也"，提出"湿痰生热"的病机认识；叶天士《临证指南医案》亦有"三阴蔽而不宣，气郁则痰迷，神志为之混淆"的论述；吴昆《医方考》认为，"中风，手足不用、日久不愈者，经络中有湿痰死血也"。由此可知，本病多因正气素虚，脏腑失调，痰浊内生，气机逆乱，风痰走窜，阻滞络脉所致；脏腑失调虽为中风之本，而以痰为主，痰瘀互结，闭阻络脉，实为中风病的重要病机。因此，在其发病初起即应急投祛痰通络之剂。正如张山雷所说："惟在数日之后，其势稍息，其气稍和，而肢体之瘫痪如故，则当知经络隧道之中，已为痰浊壅塞，气机已滞，血脉不灵，脑神经之运用，至此乃失其固有之性，而真为肢节脉络之痼疾，从此治疗，殊非易言。而使尚在旬月之间，则隧道窒塞犹未太甚，或尚有疏通之望。"强调了早期"疏通"治疗的重要。

1911 年至今，中风病机理论的认识逐渐以内风论为主流，并呈现出与现代医学紧密结合的趋势。所以，除了传统的脏腑阴阳失调、气血逆乱等宏观病机外，对脉络闭阻、痰瘀阻络、脑神失养等微观病机的深入探讨也应运而生。王永炎院士首倡中风急性期的腑实痰热病机，认为中风病的患者或素食肥甘厚腻，形体肥胖，或素体久病，脾胃虚弱，痰浊内生，阻于中焦，郁而化热。痰热中阻，枢机不利，清阳不升，气血不能上承，脑窍失养。胃气不降，传化失常，浊邪不降，痰热不去，转而上逆，上扰脑窍，浊毒损及脑脉，神机失用，发为中风。

## （二）辨证分型

从理论上讲，按中风病风、火、痰、瘀、气虚、阴虚六大病理要素进行证候排列组合，可出现41个证型（单个证型为6个，两证组合为15个，三证组合10个，四证组合6个，五证组合3个，六证组合1个）。从临床上看单证出现的概率几乎没有，三证或四证组合出现的概率较多，二证或五证、六证同时出现的概率较少。郦永平等对900例急性脑梗死患者的临床证型研究表明，单证出现率为0，两证出现率为1.22%，三证出现率为77.67%，四证出现率为20.11%，五证出现率为0.89%，六证出现率为0.11%。其中，风痰证为11例（1.22%），风痰证兼火热型15例（1.66%），兼痰湿型381例（42.33%），兼气虚型163例（18.11%），兼阴虚型140例（15.56%），兼痰火型123例（13.67%），兼气虚痰阻型44例（4.89%），兼气阴两虚型11例（1.22%），兼气阴两虚痰火型1例（0.11%），兼气阴两虚痰湿型3例（0.33%），兼阴虚火热型3例（0.33%），兼阴虚痰火型4例（0.44%），兼气阴两虚痰火型1例（0.11%）。[①]

王永炎等依据临床表现的差异，将急性缺血性中风100例分为风痰瘀血、痹阻脉络、风痰上扰、痰热腑实、气虚血瘀、阴虚风动等证型进行辨证施治显效率达80%。[②]杨任民分为气虚血瘀型、风痰上扰型、肝阳上亢型、痰热腑实型、阴虚风动型、痰浊上泛型等。[③]周迎春等认为，瘀血阻于脑窍是中风病的基本病机。[④]陈理书等观察发现，中风病患者多为痰湿之体，多有血瘀证候。从而认为痰瘀互阻是缺血性中风的基本病机。[⑤]也有人在固定基本方的基础上，辨证加减治疗，如屈凤林等以活血通脉散为主结合辨证加味治疗脑梗死，显效率为75.6%，总有效率为94.64%，明显优于对

---

① 郦永平，符为民，奚肇庆. 急性脑梗死的中医辨证分型探讨［J］. 中国中医急症，2003，12（3）：245－246.

② 王永炎，孙塑伦，邓振明，等. 辨证论治加复方活血注射液治疗中风急症的临床研究［J］. 北京中医学院学报，1988，11（1）：22－24.

③ 杨任民. 脑血栓的中西医结合治疗［J］. 中国中西医结合杂志，1997，17（1）：8－9.

④ 周迎春，邵念方. 试论"血不利则为水"与中风病急性期［J］. 中国中医急症，2000，9（5）：216.

⑤ 陈理书，陈丽芬，蒋方建. 中风痰瘀气血关系探讨［J］. 北京中医药大学学报，1998，21（6）：57－58.

照组，实验室指标也有明显改善。①

近年来，学者们逐渐认识到内生毒邪对中风病的意义。王永炎认为瘀毒、热毒等毒邪可破坏形体、损伤脑络而发为中风，丰富了中风病的病因病机学说。② 刘毅等则指出内生毒邪既是病理产物，又是中风发病的重要致病因素之一。③ 冯学功等认为，瘀血阻络壅窍是中风病基本病机之一，在此基础上诱生毒邪，引发脑髓受损加重，并认为二便不畅是毒邪内存的显著标志，逐渐出现神昏是内邪化毒的特征性症状之一。④ 田立等指出，腑实既是中风病的诱发因素，又是一种病理状态，持续存在于中风的病程之中，在急性期尤为常见。痰瘀之邪积滞胃肠，阻滞中焦，气机不利，则腑气不通，可见腹满、便干或便秘。⑤ 刘亚敏介绍，刘仕昌教授认为中风病患者气血逆乱，胃肠气机紊乱，糟粕积于肠道，郁久化热而引起胃肠实热证。"中风若二便不秘，邪之中犹浅"，大便秘结意味着病势偏重，病邪较深。痰热腑实证基本出现在中风病急性期，是疾病凶险的阶段，临床表现为腑气不通和痰热证两方面的证候特征。⑥

由此可见，中风病的中医辨证论治及其分型，虽有风、火、痰、瘀、气、五脏六腑的不同，但瘀血阻滞为其重要病机之一，各种证型中必含有血瘀证，而活血化瘀法是其重要的治法之一。近年来，中风病证候的规范化研究大体从文献整理、专家意见等传统方法逐渐引入现代临床流行病学和多元统计分析方法的计量化研究，中风病的诊疗规范化研究取得了一些成绩。1991年中医专家在长春全国脑血管病学术研讨会上，提出了中风病证候诊断专家经验量表，量表筛选出六个基本证候如风证、火热证、痰湿证、血瘀证、气虚证、阴虚阳亢等六证。"八五"国家科技攻关项目经过对急性脑缺血、脑梗死住院患者进行回归分析，制定了"中风病症候诊断标准"。新标准经过聚类分析，筛选出风痰火亢证、风火上扰证、痰热腑实证、风痰瘀血证、痰湿蒙窍证、阴虚风动证等六大基本证型。

根据临床实际观察，朱敏教授在总结前人经验的基础上提出，气、血、痰、虚、瘀诸多因素单一为患引起中风的罕见，临床多见的是多种病因复合致病，故而总结出痰瘀互结，闭阻络脉的重要病机。根据此病因病机，临床予以化痰通络法诊治，自拟化痰通络汤加减治疗中风病，方以胆南星、法半夏、白术、天麻祛痰开窍，川芎、丹参、香附等破血逐瘀、搜风通络，诸药合用共奏祛痰通络之功。如痰热内盛，扰乱心神，可加用安宫牛黄丸以增强祛痰开窍之力。广州中医药大学第一附属医院急诊科多

① 屈凤林，王光月. 自拟活血通脉散治疗缺血性中风168例临床观察 [J]. 中医杂志，1999，40 (11)：667 - 670.

② 王永炎. 关于提高脑血管疾病疗效难点的思考 [J]. 中国中西医结合杂志，1997，17 (4)：195 - 196.

③ 刘毅，赵虹，李如奎. 缺血性中风从毒论治 [J]. 湖北中医杂志，2001，23 (1)：15 - 16.

④ 冯学功，刘茂才，黄培新，等. 中风病毒邪界定与治疗初探 [J]. 中国中医药信息杂志，2001，8 (6)：3 - 5.

⑤ 田立，唐可清. 中风病各期病机变化浅析 [J]. 光明中医，1997，12 (5)：2 - 4.

⑥ 刘亚敏. 刘仕昌教授治疗中风的用药经验 [J]. 新中医，1995 (6)：11 - 12.

年来，在临床实践中长期辨证应用此化痰通络法，证明对改善患者预后、加快神经功能恢复、减少致残率等方面均有较好效果。

### （三）通络法的应用

从中风病机分析，其最直接的病机是脑窍之络脉闭阻，其他临床所见之证候表现或为本病发作的诱因，或为直接病因，或为并发证候，在治疗原则与方法的制定中，必须将通络法作为最基本的治法并有效实施，当然应当就患者之辨证类型再配以相应方药，但不可因其他证候表现显著而延误或放弃通络法之应用。因此，考虑到急性脑梗死脑功能重塑，神经元再生之时间窗问题，在其发病初期，即应"急则治其标"，投用通络合剂，此举直接影响预后及最终的功能恢复极限。正如张山雷所说："惟在数日之后，其势稍息，其气稍和，而肢体之瘫痪如故，则当知经络隧道之中，已为痰浊壅塞，气机已滞，血脉不灵，脑神经之运用，至此乃失其固有之性，而真为肢节脉络之痼疾，从此治疗，殊非易言。而使尚在旬月之间，则隧道窒塞犹未太甚，或尚有疏通之望。"先贤所述强调早期"疏通"治疗之举措，即现时所述"通络"之法。

朱敏教授认为，无论中风的病因是瘀血、痰浊抑或风火，其致病之最终环节均为脑络闭阻而神机失用，故而在中医辨证分型基础上加用虫类药为主的通络法进行治疗，研制成通络合剂（蜈蚣、全蝎、地龙）应用于临床，效果显著。通络合剂也成为广州中医药大学第一附属医院急诊科中风病临床路径的重要治疗方案之一。虫类药属动物药，其特性是行走攻窜，用以通经达络，疏逐搜剔，可深入脏腑经络四肢气血痰瘀胶结之处，通闭散结。且虫类药能显著地改善异常的血液流变性，有优良且独到的消除脉络之瘀滞痰浊的功效。通络合剂所用的虫类药分别为蜈蚣、全蝎、地龙，现代药理研究证实这几种药物分别还具有以下特性：蜈蚣具有保护血管内皮细胞，防治内皮细胞增生、抗动脉粥样硬化的作用；全蝎所含蝎毒素，能够改变血小板内钙浓度，影响血小板功能，发挥其抗血栓作用，而且还具有很强的中枢镇痛作用，对躯体疼痛的作用十分明显；地龙提取物具有纤溶和抗凝作用。因此，三种药物合用能在有效保护血管内皮细胞的基础上具有纤溶、抗栓抗凝双重调节作用，并能较好地缓解患者因疼痛而引起的紧张焦虑心情。患者发生缺血性脑卒中后，在其梗死区周边带存在一个可逆的半暗带部分，早期使用虫类药可能可以有效地缩小梗死面积，保护半暗带，改善脑代谢，阻止了脑卒中后缺血性损伤的发生、发展，从而促使患者神经功能缺损明显改善。有报道指出，蝎毒提取物对大鼠下腔静脉血栓形成有抑制作用，能减轻血栓重量，使激活部分凝血活酶时间和凝血酶原时间均明显延长。其抗血栓形成机制与其具有抗凝和促纤溶作用有关。蜈蚣具有延缓衰老及抗氧自由基作用，有研究发现，蜈蚣提取物可显著降低大鼠血清中过氧化脂质及肝、脑组织中脂质含量，增强红细胞中超氧化物歧化酶和血中谷胱甘肽过氧化物酶的活性。而地龙具有溶栓、对脑缺血损伤的保护及降压作用。许多研究，都证实了地龙提取物及有效成分在体外和体内条件下，都有抗血栓作用，既能防止血栓形成，又能促进血栓溶解。此外，地龙还可以降低脑血管的紧张度，使脑血管扩张，颈动脉的血流速度加快，从而发挥保护脑缺血后损伤的作用。因此，通络合剂主要通过减轻氧自由基的损害、抑制血小板聚集、抗凝和抗血栓形成、保护脑缺血后损伤、改善脑血流、促进血肿的吸收等机理而发挥作用。

此外，对于通络法，既往多遵循叶天士"久病入络"的观点，在长期慢性疾病的患者当中应用较广，而在急性期的应用不多。朱敏教授认为，临床实际观察到，并非仅有久病才入络，新病、急病就入络者大有人在。证之于中风病则非常明显，故而完全可以在急性期即早期应用通络法，且越早应用预后越好。

根据朱敏教授的上述经验，广州中医药大学第一附属医院急诊科在临床治疗中风患者的实践中，早期即加入通络合剂配合化痰通络法的辨证方药，取得较好疗效。同时对于亚急性期或后遗症期的中风患者，应用通络合剂的时候还要注意，患者若有气虚的情况，虫类药物走窜厉害，较为耗气，故而需要结合益气之药；患者若平素阴虚，虫类药物性偏温燥，必要时减少用量或佐以养阴之剂。

### （四）通腑泻下法的应用

朱敏教授认为，在中风病急性期，不少患者容易出现大便不通的腑实内热证，此时在辨证分型遣方用药的基础上酌情配合应用通腑泻下方药，效果显著。朱敏教授加用通腑药习惯首选生大黄，且后下，热结肠腑化燥，苔黄干者加用芒硝冲服。大便日二三次为宜。应用通腑泻下法可达到祛瘀目的。因为大黄既能清热泻下，又能活血祛瘀。

1. 通腑泻下以泻浊

中风急性期中脏腑闭证的患者，治疗关键在于"启闭开窍"。经临床观察，超过50%的中脏腑患者在发病后 2～3 天出现大便秘结，其病因病机在于风、火、痰、瘀等病邪阻于中焦脾胃，化热化燥而成腑实内结。中焦失于升清降浊，气血流通失衡，脑脉被浊邪所阻，故出现神昏或神昧。中医理论认为"六腑以通为用"，因此朱敏教授习惯用大黄、芒硝通腑泻热，枳实、厚朴行气消痞，取"釜底抽薪"之意。下其燥结，邪热得泻，风火得熄，痰热、瘀血得化，借通腑泻下之力，上病下取，引风、火、痰、瘀等病邪直下，浊气则不上攻，利于神志转清，肢体偏瘫早日恢复。

2. 通腑泻下以化瘀

不论是缺血性中风或出血性中风，在急性期都必兼夹瘀，因血脉不通为瘀，离经之血亦为瘀。除了应用活血化瘀之药外，通腑泻下法也可达到祛瘀目的。大黄既能清热泻下，又能活血祛瘀。有实验证明单味大黄可降低血管通透性，使人体局部血管收缩，而达到止血作用。另外对于出血性中风急性期伴有神昏的患者，直接应用活血祛瘀药存在顾虑，而用通腑泻下药来达到祛瘀目的，并通过泻下，调节血浆渗透压，同时达到降低颅内压，减轻脑水肿的目的。

3. 通腑泻下以祛实

中风急性期的患者，部分表现为本虚标实证。本虚为肝肾阴虚或心脾气虚，标实为肝风、痰浊、瘀血。部分痰瘀阻络型或痰湿蒙窍型的患者，发病早期可见舌淡或淡黯、苔薄白，脉细或沉细，但在发病后 3～5 天，也会出现大便秘结，舌质由淡红转红，苔由白转黄，脉象变得弦滑或沉实。这即本是体虚，但痰湿、瘀血化热化燥而成为有形浊邪，阻塞中焦而致标实证。朱敏教授认为，此类本虚标实之证，在急性期除脱证外，不应过早用补益药，而应辨证分型地选用涤痰通腑、平肝通腑、开窍通腑等通泻实邪，实滞一通，六腑畅顺，气血得平，则体虚可复；补益过早过甚，反令实邪难去，耗气伤津，本虚更甚。

对于中风急性期无脱证者，朱敏教授认为均可使用通腑泻下法。患者不必悉具腑实诸症，即使无便秘，舌脉正常，只要无脱证，也可及早使用通腑泻下法。具体的通腑泻下方药应结合患者证型、体质情况而定。大实大热者，可予之大承气汤；而若津亏气虚者则可以麻子仁丸润下之法；体质壮实，舌红、苔黄者，不妨整个急性期均使用；年老体虚者则中病即止，邪去则停；体质健壮实热甚者可用生大黄，体虚者可用酒制大黄，取其活血化瘀，推陈致新，泻浊逐邪之作用。

# 三、 眩晕

眩晕在古代中医文献中有"眩冒""头眩""头风眩""旋运"等名称，自汉唐至宋，"眩晕"病名一直没有正式见于典籍，及至南宋陈言，撰写《三因极一病证方论》，卷之七有"眩晕证治"章节"方书所谓头面风者，即眩晕是也"，"眩晕"病名始正式见于中医典籍。中医文献中的记载与现代医学对眩晕的描述基本一致，如《丹溪手镜·卷之上·头弦二十八》云："跑者，目摇动也。运者，运转，世谓之头旋。冒者，世谓之昏冒。"《丹溪心法·头眩》曰："眩者，言其黑运转旋，其状目闭眼暗，身转耳聋，如立舟船之上，起则欲倒。"《全生指迷方》中述及眩晕有"发则欲呕，心下温温""目冥不能开"等症，可见古人所论述的眩晕是以头昏眼花，视物旋转，如坐舟车，甚至站立不稳，倒仆于地为主要证候的一类病症，常伴有耳鸣、疲乏无力、恶心、呕吐等症。

## （一）病因病机

清代叶天士《叶选医衡》有云："万病不出乎虚实两端，万方不越乎补泻二法。"中医认为眩晕病机也不外乎虚实两端，眩晕主要属于内伤虚损性疾病，《内经》对虚损导致的眩晕已经有非常深刻的认识。眩晕发病主要责之于风、火、痰、虚，瘀血、外邪也是不可忽视的因素。朱敏教授根据临证的经验总结出岭南地区发作的眩晕应多从风、痰、虚致眩为主立论，三者之中，又以虚为主，并多属本虚标实之证。正如《景岳全书·眩晕》所言："眩晕一证，虚者居其八九。"本虚不外肝、脾、肾，标实不外风、痰。

1. 因风致眩

眩晕常见病因是风邪，因风致眩之说源于《内经》，包括内风和外风，《素问·至真要大论》曰"诸风掉眩，皆属于肝"，《六元正纪大论》云"木郁之发，甚者耳鸣、旋转，自不识人，善暴僵仆"，揭示了肝肾亏虚、肝风内动、风阳上扰致眩的发病机理，提出眩晕与内风有关，并指出病位在肝。清代叶天士说"所患眩晕者，非外来之邪，乃肝胆之风阳上冒耳"，陈修园亦谓"风非外来之风，指厥阴风木而言"，此皆认为内风致眩。《灵枢·大惑论》云"邪中于项，因逢其身之虚……入于脑则脑转，脑转则引目系急，目系急则目眩以转矣"，提示外风致眩不仅与气候有关，还与个人的身体素质有着密切的关系，"因逢其身之虚"才能导致眩晕的发生。巢元方阐明体虚受风则风邪易入脑而成眩，《诸病源候论·风头眩候》曰："风眩，是体虚受风，风入于脑也。诸腑脏之精，皆上注于目。其血气与脉，并上属于脑。循脉引于目系，目系急，故令眩也。其眩不止，风邪甚者，变癫倒为癫疾。"沈金鳌在《杂病源流犀烛》中论述眩晕病因时说，"若病发之故，则有由外因者：曰伤风眩晕，曰火热上攻眩晕，……曰风痰闭壅眩晕，……曰风热上冲眩晕，……曰冒雨伤湿眩晕"，并提出相应的症状和治疗方剂。近代学者陈枢燮论治眩晕，主张首别内外病因：头为诸阳之会，外感眩晕乃六淫侵袭，干犯头窍，致使头脑失其清灵之用所致，其病较速，其势较急，多兼怕风、恶寒、流涕等表证。

2. 因痰致眩

痰既是脏腑病理变化的产物，也是致病因素。张仲景较早提出并重视痰饮在眩晕发病中的作用，其在《金匮要略·痰饮咳嗽病篇》多处论及因痰致眩，如"心下有支饮，其人苦冒眩，泽泻汤主之"，"卒呕吐，心下痛，隔间有水，目眩悸者，小半夏加茯苓汤主之"。《金匮要略》中治疗眩晕的方剂有10首，其中治疗痰饮的方剂占了4首（苓桂术甘汤、泽泻汤、小半夏加茯苓汤、五苓散），可见张仲景非常重视痰饮在眩晕中的作用。痰饮上犯清窍致眩理论也颇受后世医家重视，朱丹溪在《丹溪心法·头眩》提出"无痰则不作眩，痰因火动，又有湿痰，有火痰者"的名言。

3. 因虚致眩

虚证涉及肾精、气、血、阴、阳各方面。《内经》首开因虚致眩的先河，《内经》中因虚而引发眩晕的论述极为丰富，如《灵枢·海论》曰"髓海不足，则脑转耳鸣，胫酸眩冒，目无所见，懈怠安卧"，《灵枢·口问》载"上气不足，脑为之不满，耳为之苦鸣，头为之苦倾，目为之眩"，提出肾精不足，髓海空虚或气血亏虚均可导致眩冒。《素问·腹中论》曰："有病……目眩，时时前后血……病名血枯。此得年少之时，有所大脱血，若醉入房中，气竭肝伤。"《灵枢·经脉》篇曰："五阴气俱绝则目系转，转则目运。"总结起来虚证病机主要包括上气不足、髓海不足、肝血不足、阴气竭绝等。

4. 因火致眩

火邪多与风、痰等其他因素相兼为病。刘完素《素问玄机原病式·五运主病》云"所谓风气甚而头目眩运者，由风木旺，必是金衰不能制木，而木复生火。火风皆属阳，阳主忽动，两动相搏则为之旋转，故火本动也，焰得风则自然旋转也"，指出风火相煽是导致眩晕发生的关键。而何书田在《医学妙谛》中说"精液有亏，肝阴不足，血燥生热，则风阳上升，壅络阻塞，头目不清，眩晕跌仆"，指出风火是致眩之标，肝阴不足、精液亏虚才是致眩之本。清代何梦瑶论述眩晕的病因时说，"此风火上冲使然。经以掉眩属风木，风即火气之飘忽者，风从火生，火借风煽，观焰得风而旋转可见矣。外风内风，热风冷风，皆能煽火"，是刘完素风火致眩理论的进一步发挥。张游玉在《张氏医通·诸风门眩晕》主张"外感六淫，内伤七情，皆能眩晕，然无不因痰火而作"，故云，"无火不动痰，无痰不作晕。须以清火豁痰为主。而兼治六淫之邪，无不愈者"。

5. 瘀血、感受外邪致眩

瘀血虽然较少作为眩晕单一的致病因素和证候类型，但在眩晕发病中也是一个值得重视的因素。虞抟较早提出"血瘀致眩"的观点，《医学正传·眩运》云："外有因坠损而眩运者，胸中有死血迷闭心窍而然，是宜行血清经，以散其瘀结。"认识到瘀血可导致眩晕，并有外伤和内损两方面原因。王清任在《医林改错》中指出，若元气既虚，血气不畅也会发生"瞀闷"，提出用通窍活血汤治疗昏晕。近代医家林沛湘认为以瘀血眩晕这一证候还是存在的，指出形成外伤、气滞、血寒、血热、湿热、痰火阻遏等皆可导致瘀血，脉络瘀阻，清阳不展，清窍失养而致眩晕，瘀血眩晕常与其他证候相兼，治疗时可根据证候的标本缓急酌情处置。

## （二）治疗

### 1. 因风致眩者的治疗

朱敏教授提出内风致眩者主要考虑与肝肾相关，肝肾亏虚，肝风内动，风阳上扰致眩。症见：头目眩晕，脑中时常作疼发热，面色如醉，目胀耳鸣，心中烦热，时常噫气，精神短少，舌红苔黄，脉弦。治法：镇肝熄风、滋阴潜阳，方用镇肝熄风汤加减。常用方药：怀牛膝、生赭石、生龙骨、生牡蛎、生龟板、白芍、玄参、天冬、川楝子、麦芽、茵陈、甘草。

外风者常为急性发病，头部昏沉感，或伴头痛，无天旋地转感，无恶心呕吐，伴随风邪致病肺卫之证候，如鼻塞流涕、咳嗽咯痰、喷嚏等，治以祛风解表止眩，方拟川芎茶调散加减。常用方药：川芎、白芷、羌活、细辛、防风、荆芥、薄荷、甘草。临证时多见属于本虚标实的眩晕患者，如有脾气亏虚为本，风邪外袭为标的患者，治疗上应顾及标本，健脾益气为主，加用四君子汤。

### 2. 因痰致眩者的治疗

痰浊上扰是眩晕的主要证候，而痰与脾关系密切，脾为中州，主运化，脾虚运化不利，水湿停滞酿成痰浊，上扰清窍发为眩晕；脾主升清，为气机升降之枢纽，中气不足，清阳不升而致虚证眩晕。患者眩晕，视物旋转，恶心呕吐，甚者摇摇欲倒，不能坐起，兼见头胀重如裹，耳鸣耳聋，胸闷不适，纳呆多梦，痰多心悸，舌苔白腻，脉濡滑。痰浊致眩的患者治宜健脾燥湿、祛痰熄风，选用半夏白术天麻汤加减。常用方药：法半夏、天麻、茯苓、白术、泽泻、枳壳、生姜、陈皮、厚朴。若痰郁化火者，则症见心烦失眠，口苦而干，舌质红、苔黄腻，脉滑等郁热之象，痰郁化火者加用温胆汤。患者眠差多梦者，加用炙远志，其味辛、苦、微温，归心肾肺经，有祛痰开窍、安神益智之功，又无伐土之弊。

朱敏教授在药味加减中特别注意痰湿与气机和脾之运化功能的关系，习惯使用理气健脾化痰之品，如陈皮、枳壳、木香、厚朴、砂仁等，脾之运化功能正常，气机舒畅，则痰湿无以遁形。

**3. 因虚致眩者的治疗**

《素问·阴阳应象大论篇》所述："年四十，而阴气自半也，起居衰也；年五十，体重，耳目不聪明矣；年六十，阴痿，气大衰，九窍不利，下虚上实，涕泪俱出矣。"故随着年龄增长，人体阴精更易亏耗，而人身之阴难成而易亏，阴阳失衡，阴虚阳亢，亢阳上扰清窍，从而导致眩晕等疾病的发生。故因虚致眩多从肝肾阴虚论治。患者头晕耳鸣，健忘，乏力，腰膝酸软，烦热，舌红苔少，脉弦细。治以滋补肝肾，养阴填精，选用六味地黄丸与左归丸加减。常用方药：熟地黄、山茱萸、山药、枸杞子、菟丝子、鹿角霜、牛膝、泽泻、丹皮、茯苓。若阴虚生内热，表现咽干口燥，五心烦热，潮热盗汗，舌红，脉弦细数者，可加炙鳖甲、知母、青蒿等滋阴清热；心肾不交，失眠、多梦、健忘者，加阿胶、酸枣仁、柏子仁等交通心肾，养心安神；若水不涵木，肝阳上亢者，可加清肝、平肝、镇肝之品，如钩藤、柴胡、天麻、石决明等。

朱敏教授考虑到老年人眩晕反复发作者，久病多夹瘀，虚能致瘀，而瘀血不去，新血不生，瘀加重虚，虚瘀胶结，恶性循环。故在药味加减时，朱敏教授喜用行气活血祛瘀之品，如丹皮、丹参、赤芍、川芎等，特别是一味丹参，功同四物，丹参本身就兼具活血与补血的作用，而且活血作用温和，归心经，心主血脉，气血充盛，脉道通利，补中寓通，补而不滞，尤宜于以虚证为主夹瘀血的老年人。

# 四、危重症

## （一）厥脱（休克）

厥脱又称厥证，可因邪毒内陷，误食毒物，暴伤跌扑、刀枪虫兽所伤，虫积所致胆道蛔虫引起剧烈腹痛，大汗、大吐、大泻、大失血导致人体气机逆乱、津枯血耗、阴阳格拒或阴阳离决而出现面色苍白，四肢厥冷，冷汗不止，神志意识不清，谵语，或淡漠或暴不知人，脉微欲绝等一系列危重证候。医圣张仲景开创了厥脱辨证施治的先河，创立了不少著名方剂，如四逆汤、通脉四逆汤等，至今沿用不衰。厥脱的治疗可分虚实二法：虚则补之，阴脱者补阴救液、复脉固脱，阳脱者回阳救逆，气脱者益气升阳，血脱者补气养血；实者泻之，热毒炽盛者清热、解毒、凉血，湿热疫毒者清热利湿，瘀血阻滞者宜化瘀通脉，痰厥者豁痰开闭，暑厥者祛暑清心，食厥者消食和中，酒厥者解酒化滞，蛔厥者安蛔定痛，尸厥者辟秽开窍。

《素问·阴阳应象大论》谓："阴在内，阳之守也；阳在外，阴之使也。"人体之阴阳，互根互用，环抱不离，运行不已，机体才得以"阴平阳秘，精神乃治"。而厥脱为阴阳气不相顺接者，乃阴阳失衡之极也，厥者逆也，谓阴气乘于阳，阴气居于下，阳气处于上，阳虚则阴实，实则阴盛，阴盛在上乘于阳，卫气为之厥逆，失于常度，故寒从背起，手足逆冷，阴盛故也。以致四肢厥逆，面色苍白，汗出尿少，脉细而微，呈现出阴阳离决之危候。

人体之气因其运动不息从而激发机体的新陈代谢，维持物质代谢和能量转换的动态平衡，推动人体生命进程。气机逆乱，则病理产物骤生，早期易化火、生热、产毒而致疾病产生。"气为血之帅"，气可生血、行血、摄血，气机逆乱不仅影响人体之气的正常防御等功能，同时使人体之血的功能失常；反之，"血为气之母"，血之功能受损，气失血养，气之生理功能不能得以正常发挥。两者相互作用，周而复始，如此恶性循环，进而整个人体机能失调，正所谓"五藏之道，皆出于经隧，以行血气，血气不和，百病乃变化而生"。如若脏腑功能受损，严重者则可发为厥脱，即休克。如《景岳全书·厥逆》篇曰："气逆者，即为厥也。凡阴阳之气，阳从左而升，阴从右而降，……升者不升，降者不降，而逆其升降之气也。"说明厥脱之发，起于气机逆乱。

休克是临床最常见的急危重症，可以诱发多脏器功能障碍综合征而导致极其严重的后果，死亡率可高达20%～80%。休克属于中医厥脱证范畴，近年来中医药治疗厥脱证取得了很大的进步，研制了许多具有良好抗休克作用的中药针剂，如生脉注射液、参附注射液、参麦注射液等。但从临床应用上看，还存在着以辨病为主导，一药对一病的现象，这既有背于中医辨证施药的原则，也不利于提高中药针剂的临床疗效。我们遵循辨证论治的原则在中西医结合基础上，针对厥脱证不同证型选用相应的中药针剂治疗，取得了较好的疗效。

休克属于中医学"厥脱证"范畴，其主要病机是气血内乱，正气耗脱，故治疗上应以扶正为主，治以益气养阴、回阳救逆。近年来，生脉注射液、参附注射液、参麦注射液在临床上广泛的应用，证实了均具有抗休克的功效。临床药理研究表明：这3种制剂均有强心升压，改善微循环，增强机体的免疫能力，提高组织细胞对缺血缺氧的耐受性，同时还有良好的清除氧自由基，防止内源性细菌及内毒素攻击等作用。因此，对休克的治疗不但有升高血压的作用，同时能全面防止休克向多脏器功能障碍综合征（MODS）发展，提高休克的抢救成功率。许多临床报道证明，3种中药制剂对轻、中度休克疗效优良，对重度休克结合西药能发挥更好疗效，同时可减轻西药的副作用及帮助西药及早、平稳撤药。本次观察结果同样显示，中西医结合抢救治疗休克的疗效明显优于单纯西药组，提示了对休克的抢救治疗应坚持"能中不西，中西结合"的原则。

生脉注射液、参附注射液、参麦注射液均是依照经典古方利用现代工艺制成的中药制剂，具有使用方便、起效迅速的优点，它们的临床功效有相同之处，但各有侧重，因为它们有着不同的组方特点。生脉散长于益气养阴敛阴而回阳救逆作用较弱；参附汤长于回阳救逆而不专于养阴，因而对真阴衰竭者几乎无效；参麦汤介于两者之间，有益气养阴作用但敛阴作用不如生脉散，有一定的回阳救逆功效但不如参附汤明显。因此，针对厥脱证的不同证型选择相应的针剂，更能体现中医中药辨证施药的特点，提高中药疗效。

我们认为利用中医中药抢救各种危重病，都应该坚持辨证与辨病相结合，以中医理论为指导，辨证论治为原则。临床结果表明，辨证结合辨病用药，优于单纯的辨病用药，说明辨证是提高中医药抢救休克成功的关键。同时也说明了即使应用中药针剂，也不能放弃辨证论治的原则，只有将辨病与辨证有机结合起来，才能充分体现中医药的特色，提高中医药救治危重病的成功率。

### (二) 喘脱 (重症肺炎)

清代之前无"喘脱"病名，多以喘证的"死""不治""危候""多亡"等词语描述。最早描述喘脱的是《内经》，如《素问》云"大骨枯槁，大肉陷下，胸中气满，喘息不便，其气动形，期六月死……"，描述了喘证并见大骨枯槁、大肉陷下等重度营养不良症状时病情危重，易致喘脱。"喘"在古书中又称为"上气"。汉代张仲景经常描述"喘脱"的表现及伴随症状。如《金匮要略》云："上气面浮肿，肩息，其脉浮大不治，又加利尤甚。""夫吐血，咳逆上气，其脉数而有热，不得卧者，死。"明代张景岳谓"此疾其病必虚里跳动，而气喘不已……，此必情欲伤阴，以致无气无根，孤阳离绝之候也"，认为喘兼心悸者病多危重。清代之后，"喘脱"之词开始出现在众多医家著作中，特别是清人医案，如张聿青、凌晓五、王旭高、丁甘仁等人的医案。《张聿青医案》云："久咳痰多……。大节在迩，有喘脱之虞。"《丁甘仁医案》云："李左始由腹痛，误服姜醋……颇虑喘脱之险。"喘脱之词也经常出现清代的儿科、妇科专著中。如小儿喘脱多在麻疹的失治、误治后发生。《痧疹辑要》云："其一体虚之儿……，疹虽出而阳气尽拔，无阴以摄，致喘脱者多矣。"妇科喘脱，多发生在大量出血之后。清代吴谦在《妇科心法要诀》描述道"产后气喘为危候，血脱气散参附煎"。《成方切用》也认为，"治气短似喘，呼吸促急……，气脱证也，尤惟妇人血海常亏者，最多此证。"根据古代医家的描述，大致归纳喘脱的临床表现如下：喘而不休、汗出如油、烦躁、不能平卧、饮食不能入或伴大肉陷下，脉浮洪、浮大或数等。

喘脱为喘证的危候，宋代张锐认为五脏气逆，肾水乘克于心，肾不纳气，心阳逆乱，发为喘脱。日本丹波元胤认为喘脱是由正气亏虚，邪气盛行所致。《杂病广要》曰："诸有笃病，正气欲绝之时，邪气盛行，多壅逆而为喘，则喘之危恶。"明代张景岳认为喘脱的病机为元气大虚，具体可分为：阴中之阳虚及阳中之阴虚。明代徐春雨认为大病之后，营气暴竭，卫气无所依托，聚集在肺，而致喘脱。《古今医统大全》云："凡喘而卧不得，其脉浮，按之虚而涩者，为阴虚，去死不远。"清代唐容川认为："人之元气，生于肾而出于肺。肺阴不能制节，肾阳不能归根，则为喘脱之证。"清代吴仪洛认为："元气大伤，致使元海无根，肝肾亏损，气虚欲脱而发为喘脱之证。"张锡纯认为："阴阳两虚，喘逆迫促，有将脱之势。"《明医指掌》云："若肺气太虚……，喘而不休，此六阳气脱也，不治。"指出喘脱的病因是肺气太虚、六阳经之气虚脱。

重症肺炎是一类具有严重中毒症状或并发症的肺炎，易发生感染中毒休克、低氧血症、呼吸衰竭，导致以肺部损害为主的多脏器功能衰竭，多由社区获得性肺炎（community acquired pneumonia，CAP）或医院获得性肺炎（hospital acquired pneumonia，HAP）进展而来。其发病机制尚未完全明确，已知免疫失衡是其主要发病机制之一。

2007 年美国感染性疾病学会（Infectious Diseases Society of America，IDSA）/美国胸科学会（American Thoracic Society，ATS）颁布了成人 CAP 管理指南，对重症

CAP 进行了定义。主要标准：①需要有创机械通气；②需要应用升压药物的感染性休克。次要标准：①呼吸频率 >30 次/分；②氧合指数（$PaO_2/FiO_2$）< 250；③多肺叶受累；④意识障碍；⑤尿毒症（尿素 > 20 mg/dL）；⑥白细胞减少症［（白细胞计数（WBC）< $4 \times 10^9$/L］；⑦血小板减少症［血小板计数（PLT）< $100 \times 10^9$/L］；⑧体温降低（中心体温 < 36 ℃）；⑨低血压需要液体复苏。符合 1 项主要标准，或至少 3 项次要标准可诊断。

重症肺炎可由不同病原感染所致，但其机体内所发生的炎性反应和免疫应答过程基本一致。重症肺炎机体内存在炎性因子的过度表达，促炎介质与抗炎介质的失衡。若以促炎介质占主导地位，将引起肺部炎性反应过度激活，可导致急性呼吸窘迫综合征，严重者可引发多器官功能损害。若以抗炎介质为主，将导致机体免疫功能过度抑制，则对病原体的清除作用减弱。目前认为高致死率的重症肺炎与炎性介质的过度释放有关，而过度炎性反应与免疫功能失衡有关。

重症肺炎可以归为中医学伤寒、温病范畴，但中医学中并无重症肺炎的具体病名记载。《难经》提出"伤寒有五：有中风，有伤寒，有湿温，有热病，有温病"，故重症肺炎可属"广义伤寒"一类。《温热经纬》指出"温邪上受，首先犯肺"，揭示了起病时风温外邪侵袭肺卫，然后热入气分，或热入营血，热伤肺络等表现。中医学家对其发生发展机制有大致相同的阐述，多数认为由于正气不足，而复感外邪侵袭肺卫，肺失宣降，肺气郁闭而化热，热伤津液，肺失宣降，津液不能输布，而出现发热、喘息、呼吸困难、咳嗽咳痰等症状。

《伤寒论》曰："太阳病，发热而渴，不恶寒者，为温病。若发汗已，身灼热者，名为风温。""发汗后，不可更行桂枝汤，汗出而喘，无大热者，可与麻黄杏仁甘草石膏汤。"肺主气而司呼吸，邪热壅肺，而致宣降失常，肺失肃降，则见喘逆、咳嗽，脉滑数，肺合皮毛，热迫津泄，则汗出。隋代及以后的医家对重症肺炎的论述也很多。宋代杨仁斋《直指方》云："诸有病骂邪气盛行，都壅逆而为喘。"庞安时《伤寒总病论》云："病人素伤于风，因复伤于热，风热相搏，则发风温，四肢不收，头痛身热，常自汗出不解。"指出了风温的病因病机及症状。明代《诸证提纲·喘证》云："凡喘至于汗出如油，则为肺喘，而汗出发润，则为肺绝气壅上逆而喘，兼之直视谵语，脉促或伏，手足厥逆乃阴阳相背，为死证。"明代《医贯·咳嗽论》云："肺为清虚之府，一物不容，毫毛必咳，又肺为娇脏，畏热畏寒。"明代汪石山首先把风温病作为一个病种而独立于四种风温病之外，"有不因冬月伤寒而病温者"，即指风温病。叶天士在《外感温热篇》中指出"温邪上受，首先犯肺，逆传心包"。此为风温病的传变及辨证论治规律提供了理论依据。重症肺炎初起多在气分，但停留时间较短，很快逆传心包或入血分，导致耗血动血而影响神志，出现意识障碍。且重症肺炎多因邪气炽盛或正气衰绝，而出现暴喘、呼吸急促等危症。《温病合编》曰："风温为阳邪，最易伤阴，大忌辛温发散，苦寒攻下劫燥津。"《温热经纬》曰："初起咳嗽喘促，通行用薄荷（汗多不用）、连翘、象贝、牛蒡……。表解，热不清，用黄芩、连翘、桑皮……。里热不清，早上凉，晚暮热，即当清解血分，久则滋清养阴。若热陷神昏，痰升气促，急用牛黄丸、至宝丹之属。"指出重症肺炎初起以风温为病，同时指明治疗当依据卫气营血之传变、表里寒热之转化辨证用药。清代吴坤安说："肺有火邪而太阳感寒宜外散寒邪，内清肺火，兼喘者，麻杏石甘汤妙。""外症身热胸满而喘，舌苔白刺或兼微黄，脉象洪滑为阳明半表半里之症，斯时汗下两忌，惟宜吐法，以越胸中之邪，栀子豉汤主之。"

老年重症肺炎为临床常见的内科急危重症。本病以发热、恶寒、咳嗽、痰稠、气促、精神疲倦为初起症状，如治疗不及时，可导致呼吸衰竭、心力衰竭而死亡。本证多发生于有慢性阻塞性肺疾患、长期卧床及中风偏瘫患者。由于老年人脏腑本虚，多病相兼，以致病情复杂多变。如治法不当，往往导致邪盛正衰，以致出现昏迷、厥脱等各种变证。因此，临证应把握中医病机变化，标本兼顾，综合治疗，才能充分发挥中医药治疗急症的优势，降低重症肺炎患者的死亡率。朱敏教授对老年重症肺炎的辨治思路主要有下列特点。

1. 识病情危急，综合救治

老年重症肺炎多因脏腑虚弱，宿患咳逆，痰浊内蕴，外感温热邪毒，容易传变入里，热毒内攻，外邪、热毒、痰浊相互搏结，以致痰热壅盛，阻遏肺气而发病。由于正气虚弱，热毒炽盛，易致邪陷心包而见神昏；如累及心阳，可致厥脱。本病病情凶险多变，宜急则治其标，急救为先，综合治疗。临床应将中医祛邪、清热、解毒、化痰、开窍、扶正等治法，与西医控制感染、解痉平喘、祛痰排痰、补液、给氧、支持疗法等措施相结合，紧急救治，以迅速控制病情。对痰涎壅盛者，应为其翻身拍背、体位排痰，帮助患者咳出脓稠痰液；对神志不清者，可予鼻导管电动吸痰以畅通气道，适当浓度吸氧并针刺内关、合谷、丰隆等穴，帮助患者清醒，还可用鱼腥草注射液雾化吸入、氨茶碱静脉滴注，以助祛痰；有意识障碍者，可酌加呼吸兴奋剂，如治疗无效，并见气道痰液滞留、喘急昏厥者，宜行气管插管吸痰，必要时可用机械通气以辅助呼吸。临床还应积极控制感染，正确判断致病原，及早选用抗感染药物。

2. 分清主次证，随机应变

老年重症肺炎表现的证候错综复杂。有的表现为实证，但隐含着虚证的一面；同样，虚证患者也会有实证表现。另外，随着时间的推移，病情会发生变化，或多病相兼，或病邪兼挟，或邪盛正衰，出现主次证候混杂多变，给临床辨证带来一定困难。因此，临证需注意证的主次变化，辨治也要随机应变。判断主证，不是从症状的多少和明显与否来确定，而应从病因病机来分析和比较，弄清哪一个证型能反映病的本质，决定病情的变化。证属邪热炽盛者，随着病情进展，热遏阳气运行，气血不相顺接，阴阳格拒，出现厥脱之候，即"热深厥亦深"，则热毒炽盛是病的本质，即为主证。治疗应以清热解毒为主，切忌误用温阳补虚。又如热盛伤津耗液、气阴枯竭者，属虚实夹杂，应根据四诊，辨清虚实的主次。其中决定病情变化者，便是主证。只有这样才能辨清并抓住主证，进行正确的辨证论治。

3. 辨邪正虚实，权衡补泻

老年重症肺炎虽以虚实夹杂为多见，但有偏实与偏虚的不同。实者以痰热邪实为急，临证可见寒战、高热、咳嗽、痰稠、喘促、烦躁，甚则意识障碍，迅速出现昏迷、厥脱等变证，宜"急则治其标"，祛邪肃肺。临证需分析证候表现，注意舌脉，四诊合参，详辨病机，权衡虚实标本的孰轻孰重，把补泻方法与清热解毒、通腑泻下、涤痰化浊等治法结合起来，灵活变通。同时要顾及本虚，不可攻伐太过，宜中病即止。证属邪热壅肺者，治以清热解毒、宣肺化痰，以麻杏甘石汤合苇茎汤加减；腑结肺痹者，治宜通腑泻下、宣肺平喘，以宣白承气汤加减；热毒炽盛者，重用清热解毒药，以黄连解毒汤加金银花、连翘，并加服安宫牛黄丸；痰浊偏盛者，治以涤痰化浊，可用导痰汤加服至宝丹；热盛伤津耗液、气阴枯竭者，酌加生脉散或养阴润燥之品。久患宿疾、脏腑虚衰者，可见声低、神倦、呼吸短促难续、脉微弱或浮大无根，临床应辨别气虚、阴虚、阳虚、气阴两虚的不同，给予扶正补虚治疗。夹饮邪为患者，治宜温阳化饮。正衰气脱者，当救逆固脱，可在辨证方药基础上，选用黄芪注射液、参麦注射液、生脉注射液、参附注射液或高丽参注射液等静脉滴注，大剂量使用参附注射液或高丽参注射液，有益气固脱之效。

重症肺炎多发生于昏迷、中风、长期卧床、慢阻肺、年老体弱的患者。机体及呼吸道防御功能减退，口咽分泌物误吸，使细菌、病毒、支原体、衣原体等病原体进入下呼吸道，是其发病的主要因素，临床以起病突然，寒战、高热、咳嗽、痰稠、气急为主要表现，可迅速出现神昏、唇甲发黑，属于中医的风温肺热、暴喘、昏迷范畴。中医认为本病之发生，是体虚感邪，邪毒壅盛，痰阻气道，因正不胜邪，传变迅速，易致邪毒内陷，闭阻清窍，或热陷心包，甚则心阳暴脱，出现喘脱、昏迷、厥脱等各种危证。外邪、热毒、痰浊相互搏结，邪盛正虚，复杂多变，为其病机特点。

苇茎汤原治肺痈，方中苇茎清热化痰，尤善宣通肺气；冬瓜仁、苡仁淡渗湿热，滑利化痰排脓；桃仁活血祛瘀解毒。诸药合用，共奏清热化痰、行血畅气、宣通肺气之效，且药性平和，不伤胃气，更适宜年老体弱、虚实夹杂之体。临床运用，根据虚实变化，随证加减，可以达到廓清余邪、调节整体机能的作用。

现代医学研究亦证实清热解毒、活血祛瘀的中药有消炎、抑菌作用，并有降解、廓清细菌内毒素的功能。同时因其病证危急，凶险多变，治疗宜中西医并行，强调急救为先，迅速祛痰利肺，畅通气道，有助于纠正缺氧，为救治的关键。具体来说，可采用翻身拍背，体位排痰，鼻导管电动吸痰等措施，如气道内仍大量痰液滞留，宜掌握时机，及时气管插管，便于吸痰和机械通气辅助呼吸。至于控制感染，可根据经验选用适当的抗菌药物，并注意抗生素的规范使用。中药针剂穿琥宁注射液、醒脑静注射液静脉滴注，亦有较好的清热解毒、化痰开窍作用，能达到菌毒并治之效。治疗过程中，正气的存亡是关系病情预后转归的重要方面，扶正祛邪，可提高机体免疫功能，增强其抗感染能力，有利于药物作用的发挥。应根据证候及舌脉表现，区别气阴两虚、气虚、阳虚的不同，在辨证基础上进行扶正补虚，如正衰气脱者，又当救逆固脱。

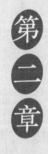

第二章 临床验案

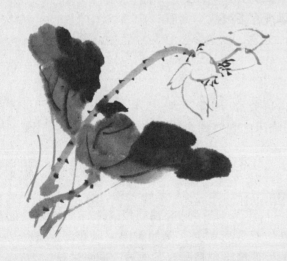

# 第一节
# 外感疾病

## 一、 外感疾病的概述

外感疾病在内科急诊的疾病谱中占有相当大的比例，是日常急诊工作中的重要内容之一。从《伤寒杂病论》到温病学，中医对于外感疾病的诊疗积累了非常丰富的经验。岭南医学流派的历代医家，在继承传统中原中医学的基础上，充分结合岭南地区地理、气候、饮食、人文等特点，对外感疾病的诊治也形成了一些鲜明的"岭南特色"。朱敏教授作为急危重症中西医结合的名医，在数十年临床工作中，对于外感疾病的治疗形成了自己鲜明的特色，主要体现在下列几个方面。

### （一）重视"湿"邪

由于岭南地区的地理和气候特点，《内经》中即谈到，"南方者……其地下，水土弱，雾露之所聚也"。历代医家也均在临床中观察到，岭南之人患病多易夹"湿"，有湿邪为患的特点。

因此，对于岭南地区的外感疾病，诊治当中应充分重视"湿"邪的处理。但是具体如何应用呢？朱敏教授提出以下思路。

第一，应该明确，仅仅湿邪一种"六淫"，是罕见能独立侵袭人体而导致外感疾病的，外感疾病之中的"湿"，多为其他邪气所兼夹，例如风湿、风寒湿、湿热、暑湿等。因此在遣方用药时，对于湿邪的处理策略应是配合其他治疗同时进行。

第二，应深入辨析"湿邪"属性。究竟是"内生痰湿"，还是"外感湿邪"？两者在治疗方法、遣方用药上必须区分开。

长居岭南地区的人群，爱吃生冷冻物、鱼蟹海鲜等滋腻碍脾的食物，且岭南地区又有煲汤、喝凉茶等民俗，因此岭南民众虽然居住在炎热地区，却多有气虚、脾虚的体质，这个与我们想象的有很大不同。《内经》中也认为，南方气候炎热，造成气机耗散，容易引起气虚。为了解岭南地区人群的体质特点，参照王琦提出的9种基本中医体质类型的分类及其诊断表述依据，广州中医药大学第一附属医院对2011年1月1日至2012年1月1日在该院体检的16～65岁健康人群进行了调查，共计54 750人。由专门培训的研究生，辨识所有调查对象体质，排除两种及两种以上兼夹体质人群后，初步结果显示，健康人群中气虚体质居首位，其次为阳虚体质，再次为湿热体质。

脾虚、气虚则运化乏力，痰湿内生，阻遏中焦气机，两者形成恶性循环，产生"内生湿邪"。治疗当中，应以运脾健脾为核心，辅以益气，稍佐温中燥湿。等到脾的运化功能恢复，内生水湿就自然化解。用药时要注意，苦寒燥湿的药物不可多用久用，一来湿为阴邪，需要温运才易于化解，二来苦寒药物败伤脾胃，会导致脾虚本质的加重。

第三，因为"同气相求"，有内湿的人，常容易招引外湿的侵入。外湿之邪在岭南地区也很常见，因为本地靠海、多雨、多山，正是所谓的"雾露之所聚也"。所以临床外感疾病当中也不少是夹杂了外感湿邪的。辨清外感湿邪要抓住气候、季节的特点。例如广州，暑热季节，常伴有多雨，一场大雨后太阳一晒，空气中都感觉到湿气蒸腾，正是典型的湿热熏蒸的情况；而冬季虽短，但没有供暖措施，湿度仍然很大，风寒湿邪侵袭引起外感的也不少见。由于靠近海边，两广地区，尤其海南，受台风影响也很大，台风可以造成较长时间的连绵降雨，特别是夏季，台风过境，大风大雨，台风一过，气温升高，湿热之气充塞天地。结合这些气候、季节特点，比较容易辨析出外来之湿邪。

对于这类外来侵袭的湿邪，治疗上则要以祛湿、渗湿为主要手段，分清寒热。寒湿之邪用温化寒湿的药物，湿热之邪则可参照温病学中湿热类疾病的治疗方法。

2003年，朱敏教授率领的广州中医药大学第一附属医院急诊科团队共收治了70例传染性非典型肺炎患者。经过辨证，认为本病属于中医学温疫范畴，病邪属湿浊疫疠之气，以中药清解法为主治疗，中药汤剂采用自拟的"银翘清解基础方"。该方组成为金银花、连翘、僵蚕、蝉蜕、桔梗、甘草、玄参、马勃、蚤休、岗梅根、柴胡、厚朴，其中挟湿者加苍术、陈皮。该治疗方案抓住了治疗的关键，及早阻断病原体所引起的病理过程，取得较好疗效。

2014年夏秋之交，登革热疫情肆虐广州。暑酷湿盛，阳热下降，水气上腾，湿热充斥，患者感受湿热疫毒，热蒸湿动，充斥内外，表现出恶寒壮热，随即但热不寒，日晡加剧，头身肌肉关节剧痛，恶心呕吐，腹痛腹泻，舌红、苔黄腻等症。此类患者属于湿热疫型，广州中医药大学第一附属医院急诊科采用甘露消毒丹加减，方中滑石利水渗湿、清热解暑，茵陈善清利湿热，黄芩清热燥湿、泻火解毒。三药相合共为君药，以石菖蒲、藿香、白豆蔻行气化湿，悦脾和中，令气畅湿行。临床观察效果很好。

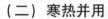

### （二）寒热并用

对于外感疾病的治疗，有以经方为代表的辛温一派，也有以温病学说为主的辛凉一派，当然也有一些汇通的医家。岭南地区气候炎热，用药似乎应该倾向寒凉，然而纵观岭南医学发展历程，历代医家中却不乏常用、善用温热药物的经方大家。

朱敏教授认为，对于外感疾病，及时在岭南地区，用药也绝不可一味寒凉，更合适更有效的方法应该是寒热并用。

那么岭南地区、岭南人群，为什么适宜采用寒热并用的方法呢？朱敏教授提出，原因可能有下列几个。

1. 阳虚气虚体质，外感湿热之邪

岭南居民多有阳虚、气虚体质，如果再外感湿热邪气，就可能形成表热里寒的错杂之证。

2. 原为火热体质，再外感寒邪，或是外感寒邪入里化热

一种情况是患者原来就是火热体质，本次外感风寒邪气；另一种情况则是外感风寒之邪入里化热，又误服寒凉之剂、贪凉阴冷或空调冷气使用过度。无论何种情况，均表现为外寒内热的"寒包火"特点。

正是由于存在上述特点，在岭南地区，外感疾病的治疗中偏执寒热一端常常不是上佳之策，而寒热并用却常可取得良好效果。

临床具体运用之时，寒热并用并不是温热药和寒凉药的拼凑堆砌，而应该是在辨清表里寒热的基础上，有条理、有侧重、有目的地进行药物配伍。

在 2009 年"甲流"期间，朱敏教授率领的急诊科团队根据多年来在外感发热急症诊疗方面积累的经验，拟定了银翘柴桂汤（柴胡桂枝汤合银翘散加减组成），治疗"甲流"的表证患者，具体组成为金银花、连翘、柴胡、桂枝、黄芩、重楼、桔梗、白芍、玄参、甘草，临床观察疗效较好。

因此，岭南地区外感疾病治疗当中，寒热错杂的证型较为多见，因此寒热并用的用药思路应该重视。

### （三）三因制宜，与时俱进

"三因制宜"就是"因人制宜、因时制宜、因地制宜"，是中医学最具有特色的特点之一。除了平时所理解和应用的内容之外，在岭南地区外感疾病的治疗上，还需要特别关注以下几点。

第一，外感疾病在岭南地区就诊，并不等同于该患者就是岭南地区居民。随着时代发展，岭南地区已经是我国对外开放的最前沿，流动人口极多，甚至包括了大量外籍人士。发病的时候，他们来到岭南地区时间可能很短，各个方面包括体质都不符合

典型的岭南本地居民特点，因此在辨证论治时也不要想当然的就按照岭南地区人群的思路进行处理。

同时，由于人口的大范围、高频次流动，越来越多地出现不少外地传入的、既往从未见过的传染病，例如中东呼吸综合征、埃博拉病毒感染等，对医生提出了新的挑战。在救治过程中，既要坚持中医辨证论治的原则和思路，也要提高警惕，善于发现，做好防护和上报，并注意观察总结，找出这些新发外感疾病的中医辨治特点和规律。

第二，岭南人，爱煲汤，爱喝凉茶，相信中医中药，这是岭南医学在本地区蓬勃发展的重要原因。但在临床上也要由此想到，民众煲的汤里面常有中药材，喝的凉茶更是直接用中药煮成，那么这些汤和凉茶的药理药效就可能会干扰医生给予的治疗。所以，对于岭南人民，尤其是道地的岭南居民，要叮嘱患者在服用医生开的中药期间，暂停自己用中药材煲汤或者喝凉茶。

以下选录了朱敏教授治疗的 14 例外感疾病医案，通过这 14 例医案，可以看出朱敏教授在临床治疗外感疾病的时候，并未拘泥于经方时方、伤寒温病之别，唯以辨证为准；在遣方用药时既考虑时令季节和地区因素，又不囿于此类因素；且朱敏教授对于每一位患者均没有忽略基本的西医查体和问诊，部分患者也根据病情需要进行西医的辅助检查，这正是为了避免误诊、漏诊一些严重疾病。

## 二、 外感发热

[案例一]

李某，男，29 岁，2015 年 11 月 20 日初诊。

主诉：发热 3 天。

现病史：伴头晕、恶心，无腹痛腹泻，稍口苦，有咳嗽，无咯痰，稍头痛。舌红、苔白，脉弦。

既往史：否认既往史。

过敏史：否认。

体格检查：咽红，双侧扁桃体正常。

辅助检查：无。

中医诊断：外感发热

证候诊断：太阳少阳合病

西医诊断：感冒

治法：解表宣肺，和解少阳

处方：柴胡 15 g　前胡 10 g　白芍 10 g　法半夏 10 g　党参 10 g　大枣 10 g　金银花 10 g　细辛 3 g　荆芥 10 g　黄芩 10 g　牛蒡子 10 g　甘草 3 g

共 3 剂，每日 1 剂，水煎服。

[按语] 小柴胡汤为基础，稍佐辛凉解表之药，寒热并用。太阳少阳合病者，柴

胡桂枝干姜汤或小柴胡汤均可治疗，稍作加减，是临床治疗外感发热的有效方剂之一。

[**案例二**]

张某，男，35岁，2015年9月14日初诊。

主诉：鼻塞、流涕1周。

现病史：一周前感冒后开始鼻塞，现仍觉鼻塞，流黄白涕，稍咳嗽，咯黄白痰。无恶寒发热，纳可，眠可。舌红、苔白稍厚，脉浮滑。

既往史：否认既往史。

过敏史：否认。

中医诊断：感冒

证候诊断：痰热犯肺

西医诊断：急性上呼吸道感染

治法：宣肺解表，祛痰通窍

处方：紫苑15g 黄芩15g 麻黄10g 苍耳子10g 百部15g 荆芥10g 杏仁10g 辛夷10g 瓜蒌皮15g 防风10g 浙贝15g 款冬花10g

共2剂，每日1剂，水煎服。

[**按语**] 患者有流涕、咳嗽，鼻为肺之窍，肺气失宣则鼻塞流涕，内有痰热故咯黄白痰，脉证合参，病程虽有一周，然仍属在表之证，以宣肺解表为重点，结合祛痰通窍之药，可收良效。

[**案例三**]

李某某，女，34岁，2016年12月25日初诊。

主诉：发热5日。

现病史：反复发热5日。现恶寒发热交替，汗出，口苦，咽干，头晕，反复恶心欲呕。二便尚调。无咽痛、咳嗽等。舌红、苔白，脉弦。

既往史：否认既往史。

过敏史：无。

经带胎产史：3日前月经来潮，目前正处经期。

辅助检查：血分析正常。

中医诊断：外感发热

证候诊断：少阳证（热入血室）

治法：和解少阳

处方：柴胡15g 白芍15g 党参20g 黄芩15g 生姜15g 法半夏10g 炙甘草10g

共2剂，每日1剂，水煎服。

[**按语**] 妇女经期外感，正合伤寒"热入血室"之证，治疗以小柴胡汤加减。辨证准确，用方得当，效如桴鼓。

[案例四]

陈某某，女，48 岁，2016 年 12 月 6 日初诊。

主诉：发热、咽痛、声嘶 4 日。

现病史：4 日来发热恶寒，咽痛，全身酸痛。近 2 日开始声音嘶哑，稍咳嗽，无痰。纳眠尚可，二便调。舌淡、苔薄白，脉浮。

既往史：否认既往史。

过敏史：否认。

体格检查：咽稍红，双侧扁桃体无肿大。

辅助检查：无。

中医诊断：外感发热

证候诊断：风寒袭肺

治法：祛风散寒，宣肺开音

处方：桂枝 15 g　白芍 15 g　桔梗 15 g　生姜 15 g　大枣 15 g　荆芥 10 g　白芷 15 g　甘草 6 g

共 2 剂，水煎服，每日 1 剂。

[按语] 桂枝汤应用得当，表邪得解，肺气得宣，声嘶之证自然可解，此即"金实不鸣"之证也。《伤寒论》第十二条曰："太阳中风，阳浮而阴弱，阳浮者，热自发，阴弱者，汗自出。啬啬恶寒，渐渐恶风，翕翕发热，鼻鸣干呕者，桂枝汤主之。"其中"鼻鸣"即是鼻塞之证，分析其病机，当为风邪袭表，肺气郁闭，与声音难出的"金实不鸣"实为同一病机，故而应用桂枝汤正为恰当。对于喑哑声嘶之证，临床有倾向于多用清热利咽药物，但是对于寒证所导致之肺气郁闭，则切不可南辕北辙，仍应坚持辨证选方。

[案例五]

叶某，男，37 岁，2017 年 3 月 13 日初诊。

主诉：发热伴咳嗽 1 日。

现病史：2 日来发热稍恶寒，咽痛，咽痒。咳嗽，少痰。纳眠可，二便调。舌淡红、苔白，脉浮数。

既往史：否认既往史。

过敏史：否认。

体格检查：咽红（＋），双侧扁桃体红肿，未见脓点，双肺无异常。

辅助检查：无。

中医诊断：外感发热

证候诊断：风热袭表

西医诊断：急性上呼吸道感染

治法：辛凉解表，祛风止咳

处方：金银花 15 g　连翘 15 g　淡竹叶 10 g　荆芥穗 10 g　牛蒡子 10 g　淡豆豉 10 g

薄荷 6 g（后下）　桔梗 10 g　细辛 5 g　瓜蒌皮 6 g　法半夏 10 g　冬瓜子 15 g

蝉蜕 5 g

共 3 剂，水煎服，每日 1 剂。

[按语] 一派风热袭表之象，银翘散正为对证之方。然患者甚为突出其咽痒之症，则可猜测此症状当较严重，令其难以忍受。外感之咽痒当责之于风，常用的祛风之品如防风、荆芥等，对咽痒往往效果不明显，虫类药中的蝉蜕经临床观察效果不错，应用时唯需注意有过敏体质的患者要警惕，因其含有西医所谓"异体蛋白"，可能诱发过敏。

[案例六]

李某某，女，42 岁，2017 年 5 月 6 日初诊。

主诉：发热 2 日。

现病史：2 日前在室外活动后立即进入空调房内，当时即觉得寒气袭人，后出现发热，现稍恶寒，头身困重，口黏腻，咽痒稍痛，汗出黏腻。舌红、苔黄腻，脉浮。

既往史：否认既往史。

过敏史：否认。

体格检查：咽红，双侧扁桃体红肿，双肺无异常。

辅助检查：无。

中医诊断：外感发热

证候诊断：暑月感寒夹湿证

西医诊断：急性上呼吸道感染

治法：解表化湿清热

处方：香薷 15 g　金银花 15 g　连翘 10 g　扁豆花 10 g　青蒿 10 g　生石膏 30 g

甘草 6 g　白芷 10 g　蝉蜕 10 g

共 3 剂，水煎服，每日 1 剂。

[按语] 广东地区 5 月已气候炎热，近日雨水较多，湿热熏蒸，外感湿热邪气后又被空调冷气所侵，寒邪闭郁体表，故而应用香薷饮为基础，解表散寒祛湿，又当兼顾体内之热，因此合用生石膏。三因制宜是中医最大的特点和优势，临床不可须臾或忘。

[案例七]

崔某，男，41 岁，2017 年 2 月 28 日初诊。

主诉：发热 1 日。

现病史：发热，伴恶寒，鼻塞流涕，头晕，稍恶心欲呕，汗出颈硬。口干，二便调。舌质红、苔薄白，脉浮。

既往史：否认既往史。

过敏史：否认。

体格检查：咽稍红，双侧扁桃体无异常，双肺无异常。

辅助检查：无。

中医诊断：外感发热

证候诊断：太阳病

西医诊断：急性上呼吸道感染

治法：解肌发表

处方：葛根 15 g　桂枝 10 g　白芍 15 g　生姜 10 g　大枣 6 g　黄芩 15 g　羌活 10 g
　　　苏叶 10 g　辛夷 10 g　炙甘草 6 g　薄荷 6 g（后下）

共 3 剂，水煎服，每日 1 剂。

[按语] 朱敏教授认为，葛根汤或桂枝加葛根汤是《伤寒论》中的名方，然而有时医家们对其关注程度不及桂枝汤或麻黄汤，其实根据临床观察，这两方在临床上是非常常用又好用的，应该加强对它们的研究和应用。两方中，葛根的用量都很大，这是要注意的第一点；第二点是对于桂枝加葛根汤中究竟是否有麻黄，自古争论颇多，其实对于非古文献专业的临床医生来说，是否应该加入麻黄，当以辨证为准则，有是证则用是药，这才符合张仲景教诲的"观其脉症，知犯何逆，随证治之"的精神。

[案例八]

马某某，女，23 岁，2017 年 10 月 19 日初诊。

主诉：发热 2 日。

现病史：寒热往来，头晕口苦，颈部酸痛感，稍咽干，无口渴，二便调，纳差欲呕。舌淡红、苔白，脉弦。

既往史：否认既往病史。

过敏史：否认。

月经史：正常。

体格检查：咽稍红，双侧扁桃体无异常。心肺无异常，腹平软，无压痛、反跳痛。

辅助检查：无。

中医诊断：外感发热

证候诊断：少阳证

西医诊断：急性上呼吸道感染

治法：和解少阳

处方：柴胡 15 g　黄芩 15 g　法半夏 10 g　葛根 15 g　菊花 10 g　炙甘草 10 g　黑枣 15 g　薄荷 6 g（后下）　荆芥穗 10 g

共 3 剂，水煎服，每日 1 剂。

[按语] 寒热往来、口苦、恶心欲呕，正为邪在少阳经之证。少阳之为病，汗、吐、下均不宜，唯有和解一法。添入葛根，乃为对其颈部酸痛感之症。葛根有升阳生津之功，诸多医家均善用其治疗颈硬、颈痛之症，使用时用量可大，效果方好。

[案例九]

蔡某某，女，72 岁，2017 年 12 月 13 日初诊。

主诉：发热 2 日。

现病史：发热稍恶寒，咽痛，鼻塞流涕，稍口渴。纳眠尚可，小便调，大便烂。舌淡、苔薄白，脉浮稍数。

既往史：既往高血压病史，服药控制。

过敏史：否认。

体格检查：BP（血压）144/88 mmHg，HR（心率）98 次/分。咽红，双侧扁桃体Ⅰ度肿大，无脓点。心肺听诊无异常。

辅助检查：无。

中医诊断：外感发热

证候诊断：风热犯卫

西医诊断：急性上呼吸道感染

治法：祛风解表

处方：金银花 15 g　连翘 15 g　黄芩 10 g　防风 10 g　荆芥 10 g　细辛 3 g　淡豆豉 10 g　炙甘草 10 g

共 2 剂，水煎服，每日 1 剂。

[按语] 风热袭表，当及时在卫分解之。风热表证，不可与风寒混为一谈，虽冬季仍然当用银翘之属。然其大便溏薄，牛蒡子有滑泻之虑，故而去之。

[案例十]

孙某某，男，60 岁，2017 年 9 月 17 日初诊。

主诉：发热、咽痛 2 日。

现病史：伴干咳少痰，口干渴，鼻塞，头项硬痛。二便尚调，纳可。舌淡红、苔薄黄，脉浮数。

既往史：既往糖尿病病史，服药控制。

过敏史：否认。

体格检查：HR 98 次/分。咽稍红，双侧扁桃体无脓点。心肺无异常。

辅助检查：无。

中医诊断：外感发热

证候诊断：风热犯肺

西医诊断：1. 急性上呼吸道感染　2. 2 型糖尿病

治法：辛凉解表，止咳宣肺

处方：连翘 15 g　荆芥 10 g　淡豆豉 10 g　薄荷 10 g　前胡 15 g　菊花 10 g　黄芩 15 g　板蓝根 30 g　天花粉 15 g　杏仁 15 g　枇杷叶 15 g　栀子 15 g　柴胡 15 g　桔梗 15 g　葛根 20 g

共 3 剂，水煎服，每日 1 剂。

[按语] 风热袭表，肺气不宣，发为咽痛口渴，热邪已部分入里。患者既往有糖尿病病史，此次复感外邪，内有阴虚之本，外感风热之邪，故而又有干咳少痰的表现。在疏风解表药物基础上，略加养阴之品，葛根为升阳生津之物，且可兼治其头项之强痛，可谓一举两得。

[案例十一]

周某，女，31岁，2017年11月20日初诊。

主诉：发热2日。

现病史：伴咽痛，口渴口黏，稍恶寒，头痛位于两侧，头晕恶心欲呕。舌红、苔薄黄稍厚腻，脉弦。

既往史：否认既往病史。

过敏史：否认。

体格检查：咽红（＋＋），双侧扁桃体无脓点。心肺无异常。

辅助检查：无。

中医诊断：外感发热

证候诊断：风热袭表，湿遏少阳

西医诊断：急性上呼吸道感染

治法：解表化湿

处方：金银花15 g　连翘15 g　淡竹叶10 g　荆芥10 g　佩兰10 g　藿香10 g　柴
　　　胡15 g　黄芩10 g　葛根15 g　炙甘草10 g

共3剂，水煎服，每日一剂。

[按语] 方取银翘散和小柴胡汤两者之方意，加入化湿解表的佩兰、藿香，以治疗患者之湿。此患者当为平素即有"内生之湿"，此次复感风热之外邪，故而表现为风热犯表，内有湿热之证。本方服用三剂后表邪当解，后续则可以健脾化湿之方调摄，亦需嘱咐患者不可再盲目喝凉茶、冷饮等伤脾之物。

[案例十二]

陈某，女，49岁，2015年7月14日初诊。

主诉：发热、恶寒2日。

现病史：3日前患者于海边旅游时游泳后受凉，当时未予在意，回家后渐觉恶寒，后发热。现发热，稍恶寒，鼻塞，流清涕，身上汗出不彻，咳嗽咯白痰，声嘶难出。纳眠可，二便调。

既往史：否认既往病史。

过敏史：否认。

体格检查：咽不红，双侧扁桃体不大。心肺无异常。

辅助检查：无。

中医诊断：感冒病

证候诊断：风寒袭表，肺气不宣

西医诊断：急性上呼吸道感染

治法：祛风解表，宣肺开音

处方：桂枝12 g　白芍12 g　生姜9 g　大枣 10 g　炙甘草9 g　桑白皮10 g　厚朴10 g　北杏仁15 g

共3剂，水煎服，每日1剂，服后啜热稀粥1碗，温服。

复诊：服药后遍身微汗出，鼻塞流涕消失，声嘶改善，尚有咳嗽咯白痰。表证已解，改止咳化痰之剂。

处方：桔梗10 g　桑白皮15 g　北杏仁15 g　法半夏10 g　陈皮10 g　金银花12 g　甘草6 g

共2剂，水煎服，每日1剂。

2剂后诸症消失。

[**按语**] 本患在长夏时节发病，且地处岭南地区，往往容易采用清热或辛凉解表之法，但患者实际仍为风寒所伤，各种表现均符合桂枝汤证，果断采用桂枝汤加厚朴、北杏仁，果然取得佳效。由此可见，伤寒之方并非在南方和暑天必不可用，关键仍在辨证准确。

无知之人妄分温病伤寒，或偏执南北差异，导致南方不敢用桂枝、麻黄，一律采用金银花、连翘等药，其实只要辨证准确，经方运用往往能效如桴鼓。从此案更体现出了辨证论治的精髓之一，即"三因制宜"——因时、因地、因人制宜。

[案例十三]

何某，女，24岁，2015年4月27日初诊。

主诉：发热、畏寒4天。

现病史：患者于4天前接触活禽后，突然发热、畏寒，伴寒颤、头痛、恶心欲吐，偶有咳嗽咳痰，痰少色白，无咽痛，无腹痛腹泻，广州中医药大学第一附属医院急诊查血分析未见明显异常，予对症处理未见明显缓解，并出现胸闷、咳嗽咯痰，痰少色白，咳嗽时胸骨下段疼痛，伴恶心欲吐。今为进一步诊治再至广州中医药大学第一附属医院急诊就医，查胸片示：考虑右肺上叶肺炎，急诊拟"肺炎"收入院。入院症见：神清，精神一般，发热、恶寒，双侧头痛，胸闷、咽痒、咳嗽，咳嗽时胸骨下段疼痛，伴呕吐胃内容物，痰少色白，难咯出，无咽痛，无气喘气促，无心慌心悸，无腹痛腹泻，无尿频尿急尿痛，纳差，眠一般，小便正常，大便4天未解。舌红、苔黄腻，脉浮细数。

既往史：既往体健。

过敏史：自诉对头孢类药过敏，具体表现不详。

体格检查：T（体温）37.8℃，P（脉搏）100次/分。咽充血（－），右侧扁桃体Ⅱ度肿大，未见脓性分泌物。语颤未见异常。双肺呼吸音粗，右侧肺可闻及呼气相湿啰音，无胸膜摩擦音。

辅助检查：急诊胸片考虑右肺上叶肺炎。

中医诊断：外感热病

证候诊断：痰热壅肺

西医诊断：右肺肺炎

治法：疏风解肌，清热化痰

处方：桑白皮 15 g　地骨皮 15 g　枇杷叶 15 g　紫菀 15 g　前胡 15 g　防风 10 g　川芎 10 g　枳壳 10 g　桔梗 10 g　黄芩 10 g　白芍 15 g　柴胡 10 g

共 3 剂，水煎服，每日 1 剂。

复诊：服药后患者近 3 日无发热，咳嗽咳痰症状较前好转，上方基础上调整方药。

处方：桑白皮 15 g　地骨皮 15 g　枇杷叶 15 g　紫菀 15 g　前胡 15 g　防风 10 g　川芎 10 g　枳壳 10 g　黄芩 10 g　白芍 15 g　淡竹叶 10 g

共 5 剂，带药出院。

[按语] 本患者急起发热，伴恶寒、头痛、咳嗽，正是一派外感发热、痰热壅肺的表现，治以疏风止咳、解表清热之剂，取得良效。此方并未如一般医家那样纯以清热苦寒之药，而是寒温并用，清透结合。

外感发热为急诊内科常见病、多发病，也是中医优势病种之一。临床辨治时要注意，不要偏执伤寒、温病一端，解表发汗之剂，若纯以辛凉苦寒之品，往往效果甚微，稍佐辛温药物，才可取得良效。经典名方银翘散里运用荆芥、淡豆豉正体现了这个道理。

复诊之时发热已退，咳嗽咳痰症状好转，故而去柴胡、桔梗，加淡竹叶 10 g，余药不变，收拾残局即可。

[案例十四]

刘某某，男，60 岁，2018 年 8 月 7 日查房。

主诉：发热、恶寒 5 天，加重 1 天。

现病史：患者入院 7 天前无明显诱因下出现恶寒发热，具体体温未测，伴口干口苦。入院当晚 9 时于广州中医药大学第一附属医院急诊就诊，测得 T 39.6 ℃，HR 103 次/分，BP 126/75 mmHg，$SpO_2$ 98%，血糖 HIGH，予抗感染、降血糖等治疗后由急诊拟"发热查因"收入院。已入院 2 日。现见神清，精神一般，昨日夜间高热，最高体温 42 ℃，发热时寒颤明显，今晨体温 36.8 ℃，无咳嗽咳痰，无鼻塞流涕，无腹痛腹泻，无头晕头痛，纳差，睡眠可，大小便正常。舌红干、苔黄，脉弦滑。

既往史：2 型糖尿病，糖尿病肾病。

过敏史：否认。

体格检查：R（呼吸）20 次/分，P 74 次/分，T 36.4 ℃，BP 113/78 mmHg，空腹血糖 20 mmol/L。查体：双肺叩诊清音，呼吸规整，双肺呼吸音清晰，双侧肺未闻及干、湿性啰音，无胸膜摩擦音。心前区无隆起，心尖搏动未见异常，心浊音界未见异常，心律齐，各瓣膜听诊区未闻及病理性杂音，无心包摩擦音。腹平坦，无腹壁静脉曲张，腹部柔软，剑突下稍压痛，无反跳痛，腹部无包块。肝脏、脾脏肋下未触及，Murphy 氏征阴性，肝区叩击痛，肾区无叩击痛，无移动性浊音。肠鸣音未见异常，4 次/分。

辅助检查：急诊查血分析示，WBC 15.33 × 10$^9$/L，NEU% 95.8%，LYM% 2.6%，PCT 0.69 ng/L；生化八项＋心酶五项＋β羟基丁酸，AST 211 U/L，LDH 524 U/L，Na 125.5 mmol/L，Glu 25.36 mmol/L。入院心电图未见明显异常。肥达氏反应＋外斐氏试验未见明显异常。细菌感染二项：中性粒细胞 CD64 指数检测 15.12，单核细胞 HLA－DR 活性检测 95.8%，单核细胞比例 1.80%。

中医诊断：外感发热

证型诊断：湿热阻遏

西医诊断：1. 发热查因（急性上呼吸道感染？泌尿系感染？）　2. 2 型糖尿病

治法：清热化痰利湿

处方：柴胡 15 g　法半夏 10 g　熟党参 15 g　黄芩 15 g　青蒿 15 g　茵陈 15 g　赤芍 30 g　甘草 6 g　栀子 10 g

共 2 剂，水煎服，每日一剂。

2018 年 8 月 9 日复诊：

今日查房，患者神清，精神可，无发热恶寒，无腹痛腹泻，无头晕头痛，无咳嗽咳痰，纳差，睡眠可，大小便正常。体格检查：HR 77 次/分，T 36.5 ℃，R 28 次/分，BP 125/81 mmHg。右侧肝区留置引流管固定在位，引流通畅，至今晨引流出脓液约 120 mL。腹平坦，无腹壁静脉曲张，腹部柔软，剑突下轻度压痛，无反跳痛，腹部无包块。肝脏肋下未触及，脾脏肋下未触及，Murphy 氏征阴性，肝区轻度叩击痛，肾区无叩击痛，无移动性浊音。肠鸣音未见异常，4 次/分。舌红、苔黄、脉弦滑。辅助检查：24 小时尿蛋白定量，微量总蛋白 198 mg/L，24 小时尿量 2.0 L，24 小时尿蛋白总量 0.396 g。

处方：柴胡 15 g　法半夏 10 g　黄芩 15 g　茵陈 15 g　赤芍 30 g　甘草片 6 g　栀子 10 g　姜厚朴 10 g　薏苡仁 30 g

共 4 剂，水煎服，每日 1 剂。

2018 年 8 月 16 日三诊：

今日查房，患者神志清楚，精神较好明显好转，无发热恶寒，无恶心呕吐，无异常汗出，纳食物可，睡眠可，大小便正常。舌红、苔薄黄，脉弦。体格检查：R 20 次/分，T 36.3 ℃，P 76 次/分，BP 150/83 mmHg。右侧肝区留置引流管固定在位，引流通畅，引流出淡红色脓液约 10 mL。腹平坦，无腹壁静脉曲张，腹部柔软，剑突下无压痛、反跳痛，腹部无包块。肝脏、脾脏肋下未触及，Murphy 氏征阴性，肝区无叩击痛，无移动性浊音。肠鸣音未见异常，4 次/分。

处方：柴胡 15 g　法半夏 10 g　黄芩 10 g　茵陈 5 g　赤芍 30 g　甘草片 6 g　栀子 10 g　厚朴 10 g　薏苡仁 30 g　芦根 30 g

共 2 剂，水煎服，每日 1 剂。

[按语] 朱敏教授首次查房后指导：①患者入院后反复发热，体温最高达 42 ℃，发热未明显控制，予调整抗生素方案。现患者感染部位不明确，未排除肺部感染、泌

尿系统感染、肝胆系统感染等可能，应尽快完善肝胆胰脾彩超、双肾输尿管膀胱彩超、上腹加胸部增强 CT 以明确感染部位。②患者目前血糖控制差，有加重感染可能，予积极控制血糖，稳定血糖水平。③患者病情较重，昨日发热时抽血培养提示革兰氏阴性菌感染，随时有症状加重出现感染性休克可能，要告知患者及家属目前病情，以取得积极配合治疗。

中药内服清热化痰利湿为法，方中黄芩、茵陈、栀子清热利湿，法半夏燥湿化痰，青蒿、柴胡清透半表半里之热，赤芍凉血活血化瘀，熟党参益气生津，甘草调和诸药。

复诊时患者经过前期检查，已明确为肝脓肿形成，并由外科行经皮穿刺脓肿引流术。查房时患者已无发热，病情较前明显好转。中药内服清热化痰利湿为法，中药以前方去党参、青蒿，加姜厚朴行气，栀子清热利湿。

第三次查房时患者无发热，引流管引流出很少脓液，再次复查的肝脏彩超提示：未见明显液化区，已拔除引流管。患者病情较前明显好转，中药内服以清热化痰利湿为法，方中黄芩、茵陈、栀子清热利湿，法半夏燥湿化痰，柴胡疏散透邪，赤芍凉血活血化瘀，厚朴行气，薏苡仁健脾利湿，芦根养阴生津，甘草片调和诸药。

此患者初诊时发热病灶并未明确，在中医进行辨证施治的同时，朱敏教授反复强调必须尽快明确感染灶，尤其对于糖尿病患者，常常容易出现各种隐蔽危重的感染，造成生命危险。事实证明，朱敏教授的指导非常关键，查明了患者有肝脓肿，在进行外科穿刺引流后病情得到很快缓解并治愈，如果没有查出肝脓肿，后果不堪设想。

# 三、咳嗽

咳嗽是指外感或内伤等因素，导致肺失宣肃，肺气上逆，冲击气道，发出咳声或伴咯痰为临床特征的一种病证。历代将有声无痰称为咳，有痰无声称为嗽，有痰有声谓之咳嗽。临床上多为痰声并见，很难截然分开，故以咳嗽并称。

《内经》对咳嗽的成因、症状及证候分类、证候转归及治疗等问题已做了较系统的论述，如《素问·宣明五气》说："五气所病……肺为咳。"《素问·咳论》更是一篇论述咳嗽的专篇，指出"五脏六腑皆令人咳，非独肺也"。强调了肺脏受邪以及脏腑功能失调均能导致咳嗽的发生。对咳嗽的症状按脏腑进行分类，分为肺咳、心咳、胃咳、膀胱咳等，并指出了证候转归和治疗原则。汉代张仲景所著《伤寒杂病论》不仅拟出了不少治疗咳嗽行之有效的方剂，还体现了对咳嗽进行辨证论治的思想。

隋代巢元方《诸病源候论·咳嗽候》在《内经》脏腑咳的基础上，又论述了风咳、寒咳等不同咳嗽的临床证候。唐宋时期，《千金要方》《外台秘要》《太平惠民和剂局方》等收集了许多治疗咳嗽的方剂。至明代，张景岳的《景岳全书》将咳嗽分为外感、内伤两类，《明医杂著》指出咳嗽"治法须分新久虚实"，至此咳嗽的理论渐趋完善，切合临床实际。

临床一般将咳嗽分为外感咳嗽与内伤咳嗽。外感咳嗽病因为外感六淫之邪；内伤咳嗽病因为饮食、情志等内伤因素致脏腑功能失调，内生病邪，但无论外感咳嗽或内伤咳嗽，最终病邪均引起肺气不清，失于宣肃，迫气上逆而作咳。

外感咳嗽常以风为先导，或挟寒，或挟热，或挟燥，其中尤以风邪挟寒者居多。《景岳全书·咳嗽》说："外感之嗽，必因风寒。"内伤咳嗽的病因则包括饮食、情志及肺脏自病。饮食不当，嗜烟好酒，内生火热，熏灼肺胃，灼津生痰；或生冷不节，肥甘厚味，损伤脾胃，致痰浊内生，上干于肺，阻塞气道，致肺气上逆而作咳。情志刺激，肝失调达，气郁化火，气火循经上逆犯肺，致肺失肃降而作咳。肺脏自病者，常由肺系疾病日久，迁延不愈，耗气伤阴，肺不能主气，肃降无权而肺气上逆作咳；或肺气虚不能布津而成痰，肺阴虚而虚火灼津为痰，痰浊阻滞，肺气不降而上逆作咳。

外感咳嗽与内伤咳嗽可相互影响为病，病久则由邪实转为正虚。外感咳嗽如迁延失治，邪伤肺气，更易反复感邪，而致咳嗽屡作，转为内伤咳嗽；肺脏有病，卫外不固，易受外邪引发或加重，在气候变化时尤为明显。久则从实转虚，肺脏虚弱，阴伤气耗。由此可知，咳嗽虽有外感、内伤之分，但有时两者又可互为因果。

朱敏教授临床治疗咳嗽患者时，继承古代医家的经验，详细辨析咳声轻清重浊、发作加剧时间、痰量多少、痰液颜色、伴随症状等，以指导遣方用药，同时他也反复向年轻医生们强调，咳嗽的病程长短是一个很关键的问题，不可等闲视之。表现为咳嗽的疾病种类很多，从西医角度来说既有普通的上呼吸道感染、急性支气管炎等，也有传染病中的肺结核，还有肺癌、肺炎、心衰等较为危重的疾病，从中医角度来说，既有外感咳嗽，也可能是肺痨、肺萎、肺癌等，因此医生对于持续较长时间，尤其是经过反复治疗效果不佳的咳嗽，一定要提高警惕，绝不可不进行进一步检查而耽误治疗时机。

[案例一]

林某，女，49 岁，2015 年 9 月 16 日初诊。

主诉：反复咳嗽一周。

现病史：伴咯痰，色白，痰多。喉中痒，有气上冲感。无发热恶寒，纳可，眠可，二便调。舌红、苔白腻，脉滑。

既往史：否认既往病史。

过敏史：否认。

体格检查：双肺呼吸音清，未闻及干湿啰音。

辅助检查：无。

中医诊断：咳嗽

证候诊断：痰湿蕴肺

西医诊断：咳嗽查因（急性支气管炎？）

治法：化湿祛痰，降气止咳

处方：党参 20 g　白术 15 g　茯苓 15 g　陈皮 10 g　法半夏 10 g　白芥子 15 g　苏子 10 g　厚朴 10 g　前胡 10 g　炙甘草 10 g

4剂，水煎服，每日一剂。

[**按语**] 患者痰湿蕴肺，处以六君子汤和三子养亲汤，运用切合病机。患者诉喉中痒，有气上冲感，故加入下气的厚朴、前胡，增强降逆之功，待湿痰化去，则咳嗽可痊。

[**案例二**]

王某某，男，41岁，2018年1月26日初诊。

主诉：咳嗽一周。

现病史：痰多，疲乏，口黏，纳眠可，大便稍烂小便可。舌暗红、苔白腻，脉滑。

既往史：否认既往病史。

过敏史：否认。

体格检查：咽稍红，双侧扁桃体无脓点。心肺无异常。

辅助检查：外院胸部X光片未见异常。

中医诊断：咳嗽

证候诊断：脾虚湿困，痰湿蕴肺

西医诊断：急性支气管炎

治法：祛痰化湿，宣肺止咳

处方：法半夏10g 白术15g 苏子10g 百部10g 百合10g 陈皮10g 茯苓15g 苏叶15g 薏苡仁10g 防风10g 党参15g 甘草6g 毛冬青15g 山药20g

共5剂，水煎服，每日1剂。

[**按语**] 疲乏、口黏、大便烂，均为脾虚之象，脾虚则内生痰湿。脾为生痰之源，肺为储痰之器，湿痰蕴结于肺，肺失宣肃，其气上逆则发而为咳，故治疗之时当在补脾基础上兼顾化痰。患者舌色暗红，添入一味毛冬青以活血清热，更利于肺气宣发。

# 四、 重症肺炎

重症肺炎患者以起病突然，寒战、高热、咳嗽、有痰、气促为主要表现，老年和体弱患者可迅速出现神昏、唇甲发黑。归属于中医"风温肺热""暴喘""昏迷"的范畴，其发病由于外感温热邪毒，由表传里，邪热犯肺，炼津成痰，以致痰热壅盛，阻遏肺气则喘；热毒炽盛，正不胜邪，热陷心包，扰乱神明，而见神昏。亦可由脏腑虚损，宿患咳逆，痰浊内蕴，复感外邪导致本病发生。可见外邪、热毒、痰浊相互搏结，邪盛正虚，虚实夹杂为其病机特点。由于病机错综复杂，容易产生各种变证，如累及心阳，可致厥脱，病情凶险多变，预后不良，治宜中西医并行，急救为先，综合治疗。

朱敏教授强调，在辨治重症肺炎患者时要细致分析邪正盛虚之间的关系，尤其对于老年和基础疾病多的患者，更是要动态观察与分析。邪与正是在患者身上的一对矛盾体，贯穿于疾病始终，二者存在此进彼退的拮抗关系，正所谓扶正方可祛邪，祛邪易于扶正。西医的抗生素、祛痰药，从作用上来说即是祛邪之物，但在临床上可以发现很多患者，抗生素的使用不断升级却未见效果，祛痰药天天使用甚至用纤支镜反复吸痰，痰却越吸越多，这正是说明了仅仅关注祛邪而忽略扶正，很多时候是事倍功半的。中医也一样，清热化痰、降气宣肺等治法也是属于祛邪的方面，但若一味着力于此，有时候也不见效果。对于重症肺炎患者，正邪的矛盾关系表现得尤为突出与明显，高明的医生，应该善于细致辨析，不要拘泥于病程处于早期还是后期，也不要主观地认为扶正其效必然缓慢，不适于救治重症肺炎此类危重患者。

在下列三个医案中，可以看出案例一中以清化痰热为法，案例二则以益气养阴组方，案例三中养阴清热、降气化痰的治疗均有兼顾，但用药较前两个案例明显要轻。细致分析三则验案，可以体会出朱敏教授辨治重症肺炎的思路。

[案例一]

陈某，男，84岁，2016年1月19日查房。

因重症肺炎入院5日。现精神差，呼之能应，气促明显，喉中痰鸣明显，无力咳痰，昨日体温达37.9℃，大便5日未解。留置胃管、尿管，无法伸舌查看舌象，脉滑数。

既往史：既往高血压病史，冠心病、心功能不全病史，脑梗死长期卧床。

过敏史：否认。

体格检查：明显气促，心电监护示 HR 92次/分，律不齐，BP 113/49 mmHg，R 40次/分，$SPO_2$ 95%（高流量面罩吸氧）。嗜睡，喉间痰鸣，双肺呼吸音粗，双下肺闻及明显湿啰音。心律不齐，第五肋间隙腋前线可闻及收缩期3/6级吹风样杂音。腹软，无明显压痛反跳痛，双下肢无水肿。

辅助检查：①血分析示，WBC 14.67×$10^9$/L，中性粒细胞百分数（NEU%）97%，中性粒细胞呈核左移改变及中毒性现象；②血细菌培养阴性；③动脉血气分析示，$PO_2$ 79.1 mmHg，$PCO_2$ 29.1 mmHg，pH 7.502，乳酸2.2 mmol/L；④肝功能示，白蛋白21.9 g/L；⑤胸片示，A. 双下肺渗出灶，考虑肺部感染，渗出灶较前增多，右侧胸腔少量积液；B. 左心室增大，主动脉硬化，右膈面抬高。

中医诊断：喘证

证候诊断：痰热蕴肺

西医诊断：1. 重症肺炎，Ⅰ型呼吸衰竭 2. 冠心病，慢性心功能不全 3. 高血压病3级，很高危组 4. 脑梗死（后遗症期）

治法：清肺化痰，泄热通腑

处方：石菖蒲15 g　大黄10 g　芒硝10 g　枳实15 g　厚朴15 g　瓜蒌仁10 g　瓜蒌皮15 g　柏子仁10 g　鱼腥草20 g　甘草6 g

共3剂，水煎服，每日1剂。

[按语] 患者年老体弱，痰热蕴结于肺，目前西医方面已经应用广谱抗生素近一周，但效果不佳。从中医角度来说，患者5日未解大便，热邪结于阳明之腑，上攻于

肺，此时治疗可从这个角度入手，以通腑泄热为法，正因"肺与大肠相表里"，稍配合鱼腥草、石菖蒲以清肺开窍，考虑患者年老津亏，略加柏子仁以润滑肠道。

[案例二]

曾某某，男，80岁，2016年8月9日查房。

现病史：因发热伴咳嗽咯痰2天入院20日。入院后考虑重症肺炎，给予治疗后体温降至正常，但复查CT示感染较前进展。现见神清，精神较前好转，呼吸较促，偶有咳嗽咳痰，痰少色黄易咳，睡眠可，食欲好转，大小便正常。舌光红、无苔，脉细数。

既往史：糖尿病病史，冠心病病史。

过敏史：否认。

体格检查：双肺散在哮鸣音，闻及湿啰音。

辅助检查：7月28日广州中医药大学第一附属医院血分析示：WBC $12.17 \times 10^9/L$，NEU% 93.8%，PCT 2.51 ng/mL。复查胸部CT示：1. 右肺下叶实变，化脓性肺炎可能性大，鉴别肺腺癌合并感染，并右肺门及纵隔多发淋巴结肿大，双侧胸腔积液，右上肺及左肺下叶盘状肺不张；2. 重度动脉硬化，冠心病可能性大；3. 胆囊多发结石并胆囊炎。

中医诊断：咳嗽——外感咳嗽

证候诊断：阴虚肺热

西医诊断：1. 重症肺炎 2. 肺癌待排 3. 2型糖尿病 4. 胆囊炎并胆囊结石 5. 冠心病

治法：益气养阴止咳

处方：柴胡10 g 黄芩10 g 白术15 g 熟党参10 g 麦冬15 g 五味子10 g 山药10 g 白芍10 g 前胡10 g 紫菀10 g 麦芽10 g 生地15 g

共2剂，水煎服，每日1剂。

[按语] 患者临床症状较前好转，胸部影像学表现为较前进展，不排除炎性病灶吸收较慢，由于患者及其家属拒绝进一步检查，故而无法明确是否有肺部恶性肿瘤。中医辨证为气阴两虚之证，方取小柴胡与生脉散之意，参以止咳降气之药。《明医杂著·咳嗽》中有曰："治法须分新久虚实。新病风寒则散之，火热则清之，湿热则泻之，久病变属虚属郁，气虚则补气，血虚则补血，兼郁则开郁，滋之，润之，敛之，则治虚之法也。"

[案例三]

陈某某，男，58岁，2017年7月4日查房。

现病史：因发热咳嗽气促3天入院5日。入院后考虑重症肺炎，给予治疗后体温降至正常。现见神清，精神一般，呼吸稍促，活动后明显，偶有咳嗽咳痰，痰少，无头晕头痛，时有呃逆，无腹胀腹痛，纳眠可，大小便正常。舌暗红、苔黄腻，脉滑。

既往史：否认既往病史。

过敏史：否认。

体格检查：双下肺闻及湿啰音。

辅助检查：入院时，胸部 CT 示双下肺大片模糊影；动脉血气分析示 I 型呼吸衰竭。

中医诊断：风温肺热

证候诊断：气阴不足，肺气上逆

西医诊断：重症肺炎，I 型呼吸衰竭

治法：清热化痰，肃肺止咳

处方：黄芩 15 g　瓜蒌皮 15 g　前胡 10 g　麸炒枳壳 15 g　丹参 15 g　陈皮 6 g　桔梗 10 g　桑叶 15 g　枇杷叶 15 g　麦冬 10 g　天冬 10 g　甘草 6 g

共 2 剂，水煎服，每日 1 剂。

[按语] 患者诊断明确，西医为重症肺炎，中医为风温肺热，经过治疗后好转，目前治疗可继续以清热肃肺为法，患者的呃逆考虑为气机上逆之表现，与肺的肃降无力有关，故而加入枳壳、前胡等降逆止咳药物。风温肺热之证，经过治疗好转后，在后期阶段，常表现为气阴两虚，中医的治疗应该进行调整，《伤寒论》中竹叶石膏汤、麦门冬汤等正是治疗热病后期气阴两虚的代表方，对于此类情况较为适用，可以参考。

[案例四]

胡某某，女，53 岁，2018 年 7 月 12 日查房。

主诉：高热 7 天，伴寒战 4 天。

现病史：患者 2018 年 6 月 25 日出现发热，伴咳嗽咳痰，痰量少、色黄、易咳出，最高体温 38.8℃，自行服用感冒药后发热无明显好转，6 月 28 日出现寒颤，最高体温 40.2℃，经外院治疗后，发热仍反复，我院急诊拟"肺部感染"收入院。已入院 2 日。今日查房见：患者神清，精神疲惫，仍反复发热寒战，昨晚最高体温达 39.3℃，咳嗽咳痰，痰量少、色黄，易咳出，口干口苦，偶有气促，自觉乏力，腹胀，偶有恶心感，无胸闷心悸、头晕头痛、腹痛腹泻等不适，纳差，眠一般，二便调。舌红、苔黄稍燥，脉浮数。

既往史：1. 脂肪肝（轻度）；2. 胆囊结石。

过敏史：否认。

体格检查：P 90 次/分，T 37.2℃，R 17 次/分。双肺呼吸音增粗，可闻及湿啰音，心脏听诊大致正常，腹部触诊柔软，肝区轻度压痛，无反跳痛。

辅助检查：东莞市大朗医院检查结果示 WBC $17.35 \times 10^9$/L，NEU% 82.1%，PLT $180 \times 10^9$/L，胸片示右肺感染；腹部 B 超示肝左内叶异常回声，考虑钙化灶，轻度脂肪肝，胆囊结石，脾大。胸部 CT 示两肺感染，纵隔内多个大小不等淋巴结。广州中医药大学第一附属医院动脉血气分析示：酸碱度（pH）7.453，二氧化碳分压（$PCO_2$）34.0 mmHg，氧分压（$PO_2$）131.2 mmHg，氧合血红蛋白分数 98.1%；$(1-3)-\beta-D$ 葡聚糖 < 37.5 pg/mL。胸部 CT 示：1. 右肺及左上肺多发多形性病变，考虑感染性病变，建议结合实验室检查及治疗后复查。纵隔多发淋巴结肿大。2. 左下

肺钙化灶。右侧胸膜增厚。心脏彩超：左房、左室稍大，主动脉瓣关闭不全（轻微），肺动脉高压（轻度），左室收缩功能正常。

中医诊断：风温肺热

证型诊断：痰热壅肺

西医诊断：1. 肺部感染（双肺） 2. 脂肪肝（轻度） 3. 胆囊结石

治法：清热养阴，豁痰行气

处方：麻黄 5 g　苦杏仁 10 g　生石膏 20 g　知母 15 g　瓜蒌皮 10 g　瓜蒌仁 10 g
　　　麸炒枳壳 15 g　前胡 10 g　黄芩 15 g　浙贝母 15 g　甘草 6 g　天花粉 10 g

共 2 剂，水煎服，每日 1 剂。

2018 年 7 月 14 日复诊：

今日查房，患者神清，精神疲倦，诉仍乏力，无发热，咳嗽咳痰较前明显减少，以夜间为主，痰白、质黏、量少，口干喜饮，无胸闷气促、腹胀、恶心呕吐、头晕头痛、腹痛腹泻等不适，纳差，眠一般，小便正常，大便 1～2 次/日。舌红、苔薄黄，脉细。

体格检查：R 18 次/分，T 36.3 ℃，P 68 次/分。双肺呼吸音稍粗，双下肺可闻及少许细湿性啰音，双肺呼吸音稍弱，心脏听诊大致正常，腹部触诊柔软，肝区无压痛，反跳痛。

辅助检查：细菌培养＋鉴定培养 3 天阴性，标本将延长培养至 6 天，如为阴性不重复报告。血分析：WBC 8.55×10⁹/L，NEU% 67.4%，血红蛋白量（HGB）117 g/L，PLT 416×10⁹/L，血小板比积 0.352；氯 95.6 mmol/L，肌酐（Cr）78 μmol/L；降钙素原 < 0.05 ng/mL。

处方：连翘 15 g　芦根 30 g　薏苡仁 30 g　石菖蒲 10 g　法半夏 10 g　白扁豆 30 g
　　　党参 30 g　麸炒枳实 10 g　姜厚朴 10 g　竹茹 15 g　瓜蒌皮 15 g　黄芩 10 g
　　　滑石 10 g

共 4 剂，水煎服，每日 1 剂。

[按语] 首次查房时患者仍存在反复发热情况，结合胸部 CT 结果及患者病例特点，考虑为肺部感染，以细菌感染可能性大，目前西医仍以抗感染治疗为主，并加强支持治疗的力度。中药内服以清热养阴、豁痰行气为法，方以麻杏甘石汤加减，方中麻黄开宣肺气，苦杏仁润肺止咳，生石膏、黄芩清泻肺热，天花粉、知母清热养阴，瓜蒌皮、瓜蒌仁豁痰开肺，麸炒枳壳宽胸行气，前胡降气化痰，浙贝母化痰止咳，甘草调和诸药。

复诊时，患者咳嗽咳痰情况较前明显好转，但夜间仍咳嗽、自觉烦热，故治疗上继续予抗感染巩固治疗，并预约胸部螺旋平扫三维成像以判断抗感染疗效及肺部炎症吸收程度。中药内服以清热生津、化痰利湿为法，方拟竹叶石膏汤加减，方中芦根清热生津，连翘解毒解表，薏苡仁、石菖蒲、白扁豆化湿利浊，法半夏降逆化痰，党参补气，麸炒枳实通便导滞，姜厚朴理气消胀，竹茹、瓜蒌皮清热化痰，黄芩清热利湿，滑石清利湿浊。复诊之时，咳嗽咳痰已明显好转，但纳差、乏力之象突出，故而方中添入党参、白扁豆、薏苡仁等健脾益气之药，且用量均较大。从此方可以看出朱敏教授在辨治重症肺炎患者的过程中根据病情不同时期标本虚实的变化，细致调整治疗方向。

## 五、 斑疹

斑疹多是因邪热波及营血而致肌肤出现红色皮疹。斑多点大成片，色红或紫，抚之不碍手，压之不褪色；疹形如粟米，高出于皮肤之上，抚之碍手，疹消退后常有皮屑脱落。早在《金匮要略》就载有"阳毒之为病，面赤斑斑如锦纹"，即指斑疹。在其后的《诸病源候论·温病发斑侯》中说："夫人冬月触冒寒毒者，至春始发病，病初在表，或已发汗吐下，而表证未罢，毒气不散，故发斑疮。"清代叶天士所著《温热论》对斑疹的论述较为详尽，尤其是病因、证候、传变及治则的论述有独特见解，如"斑疹皆是邪气外露之象"，"点大而在皮肤之上者为斑，或云头隐隐，或琐碎小粒者为疹"。

历代医家对斑疹均有涉及，至清代温病学说蓬勃发展，众多医家对于斑疹的病因病机、辨证及用药宜忌提出了丰富的观点。

叶天士《温热论》曰"春夏之间，湿病俱发疹为甚"，"若斑色紫小点者，心包热也"，"营分受热，则血液受劫，心神不宁，夜甚无寐，成斑点隐隐"，"斑属血者恒多，疹属气者不少"，"如淡红色，四肢清，口不甚渴，脉不洪数，非虚斑即阴斑。或胸微见数点，面赤足冷，或下利清谷，此阴盛格阳于上而见"，认为斑疹的病位多位于营血分，且提出了鉴别"阴斑"的重要性。程钟龄《医学心悟》认为："凡发斑有四证，一曰伤寒，二曰温毒，三曰时气，四曰阴证。"章楠《伤寒论本旨》曰"然邪由膜原入胃者多，或兼风热入于经络，则有疹矣"，"疹从血络而出属胃经"，"热闭营中，故多成斑疹"，"火不郁不成斑疹"，认为斑疹多属火热之邪从营血分而出，疹属胃经，也强调"斑疹亦有虚实，虚实不明，举手杀人"，"斑疹不独温疫所有，且有虚实之迥别也"。陆子贤《六因条辨》则指出"疹为太阴风热"，清代医家邵仙根亦说"疹因肺受风温而出"，二者均认为疹当归属肺经之证。吴坤安所著的《伤寒指掌》则认为"疹属脾家湿热"。余师愚《疫疹一得》专论疫毒所致发热伴出疹症，对斑疹的论述较为细致，其曰"瘟既曰毒，其为火也明矣"，"疹出于胃……非胃虚受毒已深，即发表攻里过当。胃为十二经之海，十二经都朝宗于胃，胃能敷布于十二经，荣养百骸……毒既入胃，势必亦敷布于十二经，戕害百骸"，"热毒未入于胃而下之，热乘虚入胃，故发斑；热毒已入于胃，不即下之，热不得泄，亦发斑"，"火者疹之根，疹者火之苗也。如欲其苗之外透，非滋润其根，何能畅茂"。

现代认为，斑疹之因多与邪热波及营血有关。疹的发生多是由于气分邪热内窜营分，损伤血络，发于皮肤所致。其邪热仍在气分，仅为波及营分而已。其中肺经郁热不解而致发疹较为多见。斑多为热郁阳明，胃热炽盛，内逼营血，损伤血脉，迫血妄行，血从肌肉外渍所致。当邪热进一步炽盛，疹亦可转斑，病机重点则从气分而转为营血分。有时疹与斑不能截然区分，疹能转斑，也可在疹中夹斑，即"夹斑带疹"。

临证时，第一，要辨清"斑"和"疹"。两者可同时并见，但形态不同，病机各异。斑形呈大片，不高出皮肤，抚之不碍手，压之不褪色，斑出无一定顺序，以胸腹四肢多见；疹形如粟米，高出皮肤，扪之碍手，压之多褪色，出疹常有一定顺序，疹退有脱屑。

第二，要审慎审机。总体来说是斑重而疹轻。斑深，多自胃中发出，属营血分病变；疹浅，多自肺中发出，属营气分病变。叶天士曰："斑属血者恒多，疹属气者不少。"章虚谷曰："热闭营中故易成斑疹，斑疹从肌肉而出属胃，疹从血络而出属肺。"

第三，要辨析其色泽、形态、分布和出现顺序。红活荣润表示邪气不盛，正气不衰，为顺证；色红不深为热毒轻浅；深红紫赤为热毒炽盛；色黑则热毒极甚；光亮为气血未衰；色泽晦暗是气血衰败。《备急千金要方》谓斑疹黑色者，九死一生。形态松浮，洒于皮面者为热毒外达，是顺证吉象；斑疹紧束，色深有根为热毒痼结，是逆证之象。斑疹分布的稀疏与稠密可以反映邪毒的轻重。稀疏朗润表示热毒轻浅为顺证；稠密色深融合成片表示热毒深重为逆证。斑出顺序一般无固定，疹出顺序先以头面、耳后、项、胸腹背、四肢，最后手足心为顺证；若乍出乍没，不按顺序而出均为逆证。

治斑常以清气凉血化斑之药，治疹则以凉营透疹药物。两者治疗均可酌情加用清热解毒、养阴生津之品。

西医学中，发热伴随皮疹可见于多种疾病的病程当中，既包括传染性疾病和感染性疾病，也包括血液系统、风湿免疫系统疾病等，其疾病谱宽泛，既有很轻的风疹，也有非常危重的致命性疾病，还包括很多具备较强传染性的疾病如麻疹、水痘，甚至HIV 等。西医强调对于出疹性疾病必须找到原发病因，针对原发病因进行治疗，而不以单纯消退皮疹为治疗目的。

朱敏教授教导后辈，在急诊临床工作中，出疹性疾病也是比较常见的一类疾病。第一，最常见的应该是过敏反应导致的皮疹，此类患者一般来诊较急，多有比较明显的某些致敏物质接触或服用史；第二，是发热伴皮疹的一些病毒感染性疾病，这类疾病就要注意警惕传染病的鉴别了，在治疗上很多病毒感染性疾病西医并无特异性的抗病毒药物，中医中药效果很好；第三，是要注意血液系统疾病、风湿免疫系统疾病等，这类患者多伴有其他的系统表现，要注意综合分析。

中医对于急性发热伴皮疹的病毒疹性疾病，治疗上还是应该以清、透为主，但是如果发现有热入营血的征兆，则应该配合应用清营凉血的药物。治疗过程中必须注意细致观察皮疹的颜色变化、皮疹透发的情况，以判断病势之顺逆。

下列两个医案中，案例一之病程已长达一周且已经过外院诊疗，效果不佳；案例二则病程较短、病史简单，因此患者一收入院即进行详细的检查，防止遗漏复杂疑难疾病。

[案例一]

艾某某，女，31 岁，2016 年 4 月 12 日查房。

主诉：发热伴皮疹 1 周。

现病史：因发热伴皮疹 1 周入院。1 周前至户外活动，第二天出现发热恶寒，偶有咳嗽咳痰，痰色白、质黏，伴双颊皮疹，色红，高出皮面，咽干口渴，全身肌肉酸痛，当地医院就诊后热退。入院前 1 日再次发热，伴腹痛，双颊部、双下肢可见散在皮疹，无恶心呕吐，无腹泻。现见：神清，精神可，咳嗽咳痰较前好转，无气促，中上腹痛明显改善，腹部见少许红色皮疹，双颊部、双下肢皮疹较前减退，色暗，无发热恶寒，无鼻塞流涕，纳眠可，二便调。舌红、苔黄厚腻，脉细。

既往史：否认既往病史。

过敏史：否认。

月经史：正常。

体格检查：咽红，右下肺呼吸音稍减弱，未闻及干湿啰音。腹软，剑突下及左上腹压痛，无反跳痛，Murphy 氏征阴性，肠鸣音 4 次/分。

辅助检查：4 月 7 日广州中医药大学第一附属医院血分析示，WBC $2.40 \times 10^9$/L，NEU% 80.7%，PLT $80 \times 10^9$/L；肝功能示，AST 708 U/L，LDH 607 U/L；抗 ENA 抗体谱 + 自免五项示，抗核抗体阳性（核颗粒型 1∶3200）；全腹 CT 示，考虑胆囊结石，胰腺未见明显异常，考虑右附件炎。

中医诊断：发热皮疹查因

证候诊断：风热袭表

西医诊断：发热皮疹查因（麻疹？）

治法：清泻肺热，透疹解毒

处方：生石膏30 g　麻黄6 g　甘草6 g　苦杏仁10 g　金银花15 g　葶苈子15 g
　　　射干10 g　紫草10 g　广升麻6 g　粉葛15 g　浙贝15 g　赤芍15 g

共 3 剂，水煎服，每日 1 剂。

[按语] 患者目前发热皮疹原因尚未完全明确，登革热、出血热等检查均正常，相关免疫学检查未见明显异常，结合多次血分析和 PCT 结果分析，病毒性感染引起发热皮疹的可能性最大。西医方面仍需继续观察，避免漏诊风湿免疫类疾病。中医治疗应以清肺热、透毒邪为法，麻杏石甘汤为底，结合广升麻、粉葛解表透疹，紫草、赤芍凉血解毒。

[案例二]

冒某，男，38 岁，2016 年 12 月 13 日初诊。

主诉：发热 4 日。

现病史：发热伴乏力，咽痛，无头晕头痛，无恶心呕吐。胸背部、双颊部、头颈部散在片状红色皮疹，不痛不痒，抚之不碍手。舌红、苔黄腻，脉滑。

既往史：否认既往史。

过敏史：否认。

体格检查：咽红，双侧扁桃体不大，心肺无异常。

辅助检查：血分析无异常。

中医诊断：外感发热

证候诊断：卫气同病，湿热内蕴

西医诊断：发热皮疹查因（急性病毒感染？）

治法：清热利湿解表

处方：豆蔻仁10g　僵蚕10g　木通3g　滑石15g　石菖蒲15g　黄芩15g　连翘10g　浙贝10g　薄荷5g（后下）　甘草6g

共3剂，水煎服，每日1剂。

[按语] 患者发热伴发皮疹，舌红、苔黄腻，均提示湿热内蕴，治疗不可单独清热，当利湿于下，清热于上，故以木通、滑石利湿，豆蔻仁燥湿。岭南地区地卑土湿，冬季也不乏湿热之邪为患，临床时不可一味拘泥于冬季而忽略湿热。从西医角度分析，发热伴皮疹见于多种疾病，既可能是某些病毒如风疹、手足口病等感染引起，也可能是某些较重的传染病，例如麻疹、水痘、登革热、猩红热等，还可能是某些风湿免疫系统疾病的表现，因此对于此类患者，需要提高警惕，必要时进行西医的一些辅助检查，动态观察，必要时收入院进行观察治疗。

## 六、 淋证

淋证是指因饮食劳倦、湿热侵袭而致的以肾虚、膀胱湿热、气化失司为主要病机，以小便频急、滴沥不尽、尿道涩痛、小腹拘急、痛引腰腹为主要临床表现的一类病证。

"淋"之名称，始见于《内经》，《素问·六元正纪大论篇》称为"淋闷"，并有"甚则淋""其病淋"等的记载。《金匮要略·五脏风寒积聚病脉证并治》称"淋秘"，并指出其为"热在下焦"。《金匮要略·消渴小便不利淋病脉证并治》描述了淋证的症状："淋之为病，小便如粟状，小腹弦急，痛引脐中。"隋代巢元方《诸病源候论·淋病诸候》对本病的病机做了详细的论述，并将本病的病位及发病机理做了高度明确的概括："诸淋者，由肾虚而膀胱热故也。"巢元方这种以肾虚为本、以膀胱热为标的病机理论，已为后世所继承。金元时期朱丹溪的《丹溪心法·淋》强调淋证主要由热邪所致："淋有五，皆属乎热。"明代张景岳《景岳全书·淋浊》在认同"淋之初病，则无不由乎热剧"的同时，提出"久服寒凉"，"淋久不止"有"中气下陷和命门不固之证"，并提出治疗时"凡热者宜清，涩者宜利，下陷者宜升提，虚者宜补，阳气不固者温补命门"，对淋证病因病机的认识更为全面，治疗方法也较为完善。历代医家对淋证的分类进行了探索，《中藏经》首先将淋证分为冷、热、气、劳、膏、砂、虚、实八种，为淋证临床分类的雏形。《诸病源候论·淋病诸候》把淋证分为石、劳、气、血、膏、寒、热七种，而以"诸淋"统之。《备急千金要方·淋闭》提出"五淋"之名，《外台秘要·淋并大小便难病》具体指出五淋的内容："《集验》论五淋者，石淋、气淋、膏淋、劳淋、热淋也。"

淋证初起多属实证，治疗以祛邪为主，常用清利湿热、凉血止血、理气疏导、排石通淋等方法；日久则虚象呈现，需结合补益脾肾；虚实夹杂者，则当清利与补虚并用。

朱敏教授认为，既往多认为淋家不宜发汗，这种观点有一定的局限性，不应该拘泥于此。临床上对于淋证初起，表证明显者，当汗则汗，而且配合现代医学的补液扩容等治疗手段，更不必担心津液不足等并发症的出现。

[案例]

关某，女，80岁，2017年3月14日初诊。

主诉：发热4日。

现病史：发热，腹痛，乏力，无腹泻，无咳嗽，伴尿频尿急，纳差，眠可，大便2次/天。舌淡红、苔黄腻，脉滑。

既往史：既往高血压病史，服药控制。

过敏史：否认。

体格检查：BP 155/95 mmHg，HR 89次/分。咽不红，心肺无异常，腹平软，无压痛。双肾区无叩击痛。

辅助检查：无。

中医诊断：淋证—热淋

证候诊断：湿热下注

治法：清热利湿通淋

处方：木通6 g　车前子15 g　萹蓄15 g　滑石15 g　泽泻15 g　栀子10 g　黄芩15 g　茵陈15 g　茯苓15 g　甘草6 g

共3剂，水煎服，每日1剂。

[按语] 热淋是女性常见的发热原因之一，其与外感发热中的膀胱湿热证有类似之处，主要区别在于是热重还是淋重。热重则应注重清热，淋重则应注重利湿。

对于木通的应用，目前认为该药有一定的肾毒性，朱敏教授建议临床应用时要注意几点，首先是辨证需准确，其次用量不宜大，最后是用的时间不宜长。

朱敏教授也提醒我们，此类患者年纪大，有基础高血压疾病，由于机体功能衰退，免疫系统功能下降，应激反应迟钝，导致症状表现较年轻体健者要轻微，然而若早期没有发现并给予及时有力的救治，往往迅速进展，甚至短时间内出现感染性休克等危重症，到那时则回天乏术。门诊诊疗此类患者时需要注意，基本的西医体格检查不可略过。这是一名负责任的医生应该做到的，无论中医还是西医都一样。

# 第二节
# 内伤杂病

## 一、心衰

心衰是以心悸、气喘、肢体水肿为主证的疾病，多继发于胸痹心痛、心悸、心痹等病证之后，常是各种心脏疾病的最终转归，也见于其他脏腑疾病的危重阶段。

《内经》无心衰病名，但有相关症状和病机的论述。《素问·逆调论》云："夫不得卧，卧则喘者，是水气之客也。"《素问·水热穴论》云："其本在肾，其末在肺，皆积水也。"张仲景《金匮要略·水气病脉证并治》曰："心水者，其身重而少气，不得卧，烦而躁，其人阴肿。"在治疗上，《金匮要略》提出"以温药和之"的原则，辨证使用温阳益气、泻肺、利小便、逐下等治法，其创制的真武汤、苓桂术甘汤、葶苈大枣泻肺汤、十枣汤等，至今仍是临床常用的有效方剂。晋代王叔和在《脉经·卷第三》中首先提出"心衰"病名，并提出治疗方法："固转孔穴，利其溲便，遂通水道，甘液下流，亭其阴阳，喘息则微，汗出正流。肝着其根，心气因起，阳行四肢，肺气亭亭，喘息则安。"清代程文囿《医述·卷一》有"心主脉，爪甲不华，则心衰矣"的记载。总之，在古代医籍中虽无心衰病，但其相关内容散见于心悸、喘证、水肿、痰饮等病门下，对这些病证的论述部分反映了心衰的病因病机特点与证治规律，其经验对现代防治心衰仍有参考价值。

多年来中医内科学中均未正式提出此病名，而多归并于"喘证"中进行诊疗，也有归于"心悸""胸痹"或"水肿"的范畴进行探讨。至1997年10月，国家技术监督局发布的国家标准《中医临床诊疗术语·心系病类》进一步规范了"心衰"的病名。中医的"心衰"多见于西医学中左心功能衰竭或全心功能衰竭。

随着我国人口老龄化的趋势，各类慢性病的生存期不断延长，心衰患者也越来越多，部分患者因为心衰的急性发作反复至急诊抢救。此类心衰患者来诊时多表现为严重喘憋，张口抬肩，无法平卧，苍白肢冷，大汗淋漓，烦躁惊恐；更严重者则面色唇甲紫绀，神志不清，呼吸断续；最严重者可猝死。

心衰一病，其病因病机特点是内外相因，本虚标实，多脏相关。本虚为气血阴阳亏虚，标实则有水饮、痰浊、瘀血、气滞等。朱敏教授认为，从急危重病诊疗角度来说，在进行中医辨证分型之初，心衰的救治更要首先辨清轻重、缓急。心衰一病，常表现为缓解与急性加重期的交替出现，与之对应的就是病情的时轻时重。急性期出现水饮凌心射肺，泡沫血痰喷涌而出，甚则阴竭阳脱；缓解期则休息时可无症状，活动时发作气喘胸闷。对于急性期病情危重者，必须中西医结合进行抢救，方可争取一线生机；而对于缓解期患者，中医的治疗则可多着眼于固本补虚方面。

以下案例一、二为朱敏教授门诊患者，处于心衰病的缓解期，辨证不同，故而一用益气养阴之法，二用温阳利水之剂。然而二者除了证型各异，其病情轻重亦有区别。案例二病情较重，已有水饮上凌心肺之危，故而需要加强利水之力，希图立即阻断其继续加重。

案例三、四、五、六均为病区住院患者。四者之辨证选方粗看无甚差异，都是温阳益气，利水活血，然而仔细分析，实则各有不同。案例四中之患者，心衰之急性加重尚未完全缓解，仍无法平卧，故而加入红参；案例三与案例五最为相似，然案例五之患者严重水肿，故而加入泽泻以加强利水之功；案例六的患者病情复杂危重，气血阴阳俱虚，朱敏教授查房时正处急性加重期向缓解期过渡期间，因此用药时本虚标实均需兼顾。

[案例一]

林某某，男，84 岁，2017 年 1 月 26 日查房。

主诉：反复胸闷、气促 10 年，加重伴汗多 1 周。

现病史：神志清，精神一般，心慌，胸闷，气促，伴周身汗出，咳白痰，无咽痛，无咳嗽，无发热恶寒，无鼻塞流涕，无头晕头痛，纳眠可，大便稍干，小便可。舌暗红、苔薄，脉沉细。

既往史：既往冠心病、心功能不全病史，高血压病史，服药控制。

过敏史：否认。

体格检查：双下肢轻度水肿，HR 80 次/分，律齐，BP 150/90 mmHg。

辅助检查：既往心脏彩超示左室扩大，室壁运动节段性异常，EF 40%。

中医诊断：心衰病

证候诊断：气阴两虚

西医诊断：1. 冠心病，心功能不全　2. 高血压病 3 级，很高危组

治法：益气养阴，收敛止汗

处方：太子参 30 g　麦冬 10 g　五味子 10 g　牡蛎 30 g（先煎）　浮小麦 15 g　桑
　　　叶 15 g　黄芪 30 g　酒萸肉 15 g　石斛 30 g　山药 30 g　盐牛膝 30 g　沉
　　　香 3 g　白术 10 g　砂仁 10 g（后下）

共 2 剂，水煎服，每日 1 剂。

　　[按语] 以生脉散合牡蛎散为主方加减，方中生脉散益气养阴，浮小麦、牡蛎收敛止汗，黄芪益气固表止汗，石斛、山药、盐牛膝养阴，沉香纳气平喘，白术健脾，以助生化之源，砂仁行气以防滋阴药碍脾胃，辨病加入桑叶止汗。

　　患者年事已高，久病体虚，五脏之功能渐衰，人体气血化生之源不足，心主血脉，推动血液运行于百脉，心气虚则无力推动血行，致血液瘀阻于脉络；肾乃人体先天之本，肾虚则阴液不足，水不济火，心肾不交，而致心肾阴虚。脾乃后天之本，脾虚无力运化水湿，湿聚成痰，肺失宣降可见胸闷气促。舌暗红、苔薄，脉沉细亦为佐证。汗为心之液也，全身汗出乃是气虚不摄而成，汗出不停则耗伤心气，因此治疗之时必须针对汗出这一症状用药。

　　朱敏教授指导我们，中医对于"汗"这个症状的认识非常深刻丰富，在危重疾病患者中，要高度重视"出汗"这个表现，因为危重患者不断出汗常常提示病情进一步加剧，而当病情经过抢救治疗后，出汗则会首先停止。

　　[案例二]

　　朱某，女，83岁，2017年2月14日初诊。

　　主诉：胸闷气促2年，加重3天。

　　现病史：稍气促，神清，精神差，全身水肿。无腹痛，纳差，畏寒，尿少。舌淡暗、苔黄腻，脉沉细涩。

　　既往史：既往缺血性心脏病史、甲状腺功能减退史、心脏瓣膜病史，心功能不全。

　　过敏史：否认。

　　体格检查：呼吸稍快，表情淡漠，双下肢高度水肿，双下肢皮肤变黑，HR 60次/分，律齐，BP 90/50 mmHg。

　　辅助检查：无。

　　中医诊断：水肿病—阴水

　　证候诊断：脾肾阳虚水泛

　　西医诊断：1. 冠心病，心脏瓣膜病，慢性心功能不全　2. 原发性甲状腺功能减退症

　　治法：温阳利水

　　处方：熟附子10 g（先煎）　茯苓15 g　白术10 g　赤芍15 g　干姜15 g　泽泻10 g
　　　　　车前子15 g　炙甘草10 g

　　共3剂，水煎服，每日1剂。

　　[按语] 临床常见的心衰患者，表现为水肿、畏寒，本患者更兼有甲减病史，一派虚寒表现，典型的脾肾阳虚、水湿泛滥之象。真武汤是对症良方。

　　此类水肿患者，临床用药时需要注意，不宜用大方，宜药少力专。另外，本患者虽舌苔黄腻，然其本质仍是阳虚水泛，黄腻之苔乃是湿邪日久略有化热之趋势，不可误认为热证而用清热之药。

　　甲状腺功能异常性疾病在临床上不是少见病，甲亢或甲减不及时恰当地治疗均会

引起心功能衰竭，甚至出现危象。甲减由于起病较为隐蔽，且常表现为整体代谢水平的下降，易被误认为是老年人年纪增大的正常现象而漏诊。其低代谢综合征的临床表现与中医的阳虚、气虚之证非常类似，治疗也多采取温阳益气的方药，西医则采取补充甲状腺素的替代疗法。中西医二者在治疗上也有类似之处，就是不可急于求成，必须缓慢加量，徐徐图之。

[案例三]

刘某某，女，81 岁，2016 年 11 月 15 日查房。

主诉：咳嗽咳痰 1 周，加重伴呼吸困难 2 小时。

现病史：入院后经检查发现重度贫血，双下肺感染合并右侧胸腔积液，心功能不全。给予治疗后现症状好转，目前无发热，精神一般，稍嗜睡，平卧位时无明显气促，纳一般，眠可，小便色黄，昨日大便一次，色黄。舌淡红、苔白，脉滑数。

既往史：冠心病病史。

过敏史：否认。

体格检查：T 36.3 ℃，HR 100 次/分，R 18 次/分，BP 139/71 mmHg，双肺呼吸音粗，左下肺闻及湿啰音，右下肺呼吸音减弱。心前区无隆起，HR 100 次/分，律齐，二尖瓣听诊区可闻及收缩期吹风样杂音。腹部检查未见异常，双下肢轻度浮肿。

辅助检查：血分析示 WBC $5.32 \times 10^9$/L，NEU% 87.5%，PLT $341 \times 10^9$/L，HGB 69 g/L。溶血检查、地贫检查、大便潜血均正常。

中医诊断：心衰病

证候诊断：脾肾亏虚，水湿浸渍

西医诊断：1. 贫血查因  2. 双肺炎  3. 冠心病，心功能不全

治法：补脾温阳，利水消肿

处方：茯苓 15 g  白术 10 g  赤芍 15 g  淡附片 10 g  干姜 10 g  车前子 15 g  当归 10 g  炙甘草 10 g

共 2 剂，水煎服，每日 1 剂。

[按语] 患者入院后经过治疗，肺炎症状较前好转，现暂无危重情况需要急救，中医可针对其本虚施治。患者一派脾肾阳虚，水湿积聚的表现，治疗上可以真武汤为底，稍佐利水的车前子。

朱敏教授认为，本患者之贫血原因未明，目前经输血治疗后暂时缓解，但要追查原因，争取明确诊断。贫血尤其是重度贫血，时间长了是会引起心衰的，不找到病因，单纯依靠输血治疗绝不是上策。中医可以在缓解期采取养血补血的治法，但是对于高龄之人，气血生化之力已经衰退，常是杯水车薪。

[案例四]

李某某，女，82 岁，2016 年 12 月 27 日查房。

主诉：反复发作呼吸困难 2 年，加重 2 小时。

现病史：入院后经利尿、控制血压、抗凝等处理后气促症状好转。目前神清，精

神可，胸闷心悸气促等症状较前好转，有耳鸣，偶有咳嗽，无咳痰，偶有反酸嗳气，四肢末端麻木，双下肢乏力。无发热，无腹痛腹泻，纳眠可，夜间不能平卧入睡。舌淡胖、苔白厚腻，脉代。

既往史：冠心病、心功能不全病史，高血压病史。

过敏史：否认。

体格检查：T 36.2 ℃，P 68 次/分，R 18 次/分，BP 152/78 mmHg，双肺呼吸音粗，左肺底闻及少许湿啰音。全心扩大，可见明显心尖搏动，HR 88 次/分，呈房颤律，第一心音强弱不等。腹部膨隆，下腹部轻压痛，无反跳痛。双下肢浮肿。

辅助检查：BNP 855 pg/mL。

中医诊断：心衰病

证候诊断：脾肾阳虚，水湿浸渍

西医诊断：1. 冠心病，心房颤动，心功能衰竭 2. 高血压病 3 级，很高危组

治法：温补脾肾，利水行气

处方：红参片 10 g 干姜 6 g 茯苓 15 g 白术 15 g 白芍 20 g 猪苓 15 g 桂枝 10 g 姜厚朴 15 g 麸炒枳实 15 g 炙甘草 6 g 泽泻 10 g

共 2 剂，水煎服，每日 1 剂。

[按语] 此患者目前处于左心衰急性发作期，西医的标准治疗方案即利尿、扩血管、强心等，目前应用效果尚可，当患者可口服药物之时，中医辨证用药，常常可以起到更好的效果。此方以苓桂术甘汤合五苓散加减而成。对于此类明显气虚表现的心衰患者，红参效果是其他药物不能替代的，最好是浓煎久煎。朱敏教授认为，临床曾见过有更为危重的患者，"心衰""呼衰""肾衰"，依赖呼吸机和西药的血管活性药物维持生命体征，家人每日坚持以上好的红参浓煎成一小碗，经胃管注入，患者最后完全脱离了血管活性药物和呼吸机。

[案例五]

梁某某，女，78 岁，2017 年 2 月 14 日查房。

主诉：腹痛 4 小时。

现病史：20 日前因腹痛 4 小时来诊，当时全腹 CT 见气腹，考虑上消化道穿孔，经外科会诊认为穿孔面积小，已自行闭合，可保守治疗，予内科抗感染、抑酸治疗后腹痛缓解。现已正常进食两周。现见神清，精神差，无腹痛，全身高度凹陷性水肿，少尿。舌淡暗、苔黄腻，脉沉细涩。

既往史：1. 缺血性心脏病、心脏瓣膜病、心功能不全；2. 甲状腺功能减退症。

过敏史：否认。

体格检查：腹软，无明显压痛、反跳痛，全身高度水肿。

辅助检查：心脏彩超示 EF 33%，24 小时尿蛋白定量 31 g，血清白蛋白 17 g/L。

中医诊断：心衰病

证候诊断：脾肾阳虚，水湿浸淫

西医诊断：1. 冠心病、心脏瓣膜病、心功能衰竭　2. 原发性甲状腺功能减退症
3. 消化道穿孔

治法：温补脾肾，利水行气

处方：熟附子 10 g（先煎）　茯苓 15 g　白术 10 g　赤芍 15 g　干姜 5 g　泽泻 15 g
　　　车前子 15 g　炙甘草 10 g

共 3 剂，水煎服，每日 1 剂。

[按语] 朱敏教授认为，患者此次腹痛为上消化道穿孔引起，目前经过保守治疗，考虑已闭合，但患者既往有心衰、甲减，且甲减没有规范治疗，导致目前心功能很差，伴有严重低蛋白血症，造成全身高度水肿。甲减药物对于此类患者只能逐步缓慢加量。患者一派阳虚水泛之象，伴有一定的血瘀表现，以茯苓四逆汤加活血利水之药，正合此证。治疗时不可操之过急，以为必以大剂量熟附子、干姜方可见效，实则谬矣！其实患者基础疾病多，病情重，再经历本次胃肠道穿孔的严重打击，已近油尽灯枯之态。此时若予之大剂熟附子、干姜等温燥暴烈的温阳药物，则等同于将将枯之油一次烧尽，虽灯烛得以暂时大亮，但必定是一闪即灭，接下来就难以为继。《内经》有云，少火生气，壮火食气。正确的做法应该是稍稍予其温热的姜附之物，续其灯焰，待阴霾稍散，以补益脾胃添其灯油。

另外，患者起病之初为急性腹痛，而目前主要矛盾已转化，因此作为医生，要学会牢牢抓主要矛盾，辨清楚病程不同阶段需要解决的主要问题，这是急危重病医生的一个基本功。

[案例六]

黄某，男，85 岁，2017 年 12 月 19 日查房。

主诉：突发呼吸困难 2 小时。

现病史：10 日前因呼吸困难来诊，诊断为心衰，慢性支气管炎并肺气肿，双下肺炎。经治疗呼吸困难症状已较前明显好转。入院第 5 日出现左腋下、左胸背部皮肤灼痛，见红色疱疹，不越过体表中线，确诊为带状疱疹。现见神清，精神疲倦，辗转反侧后气促加重，咳嗽咳痰较前好转，言语清晰，无头晕胸闷，左腋下、前胸及后背灼痛较前缓解，无腹胀腹痛，纳差，眠一般，大便正常，留置尿管，尿量可。舌淡暗、苔黄腻，脉沉细涩。

既往史：1. 缺血性心脏病、心功能不全；2. 慢支肺气肿；3. 高血压病 3 级，很高危组；4. 慢性肾脏病 3 期。

过敏史：否认。

体格检查：T 36.0 ℃，HR 65 次/分，律齐，BP 168/57 mmHg，R 22 次/分。双侧肺底可闻及少许湿啰音，腹部查体无异常。左腋下、左胸背部可见红斑及簇状水疱好转结痂，无渗液。

辅助检查：胸部 X 光示，考虑慢支肺气肿，双下肺感染较前稍进展，双肺间质轻度增厚并散在纤维硬结灶；心影增大，主动脉硬化，心衰合并肺瘀血和双侧胸腔少量

积液未排。血生化示 CR 388 μmol/L，BUN 22.5 mmol/L。

中医诊断：心衰病

证候诊断：脾肾阳虚，水气射肺

西医诊断：1. 缺血性心脏病，心功能衰竭　2. 慢性支气管炎并肺气肿，双下肺炎　3. 带状疱疹　4. 慢性肾脏病 4 期

治法：益气温阳，健脾利水

处方：熟附子 10 g（先煎）　茯苓 15 g　白术 10 g　赤芍 15 g　干姜 10 g　泽泻 15 g　车前子 15 g　炙甘草 6 g　党参 15 g　麦冬 15 g　五味子 10 g　当归 10 g

共 3 剂，水煎服，每日 1 剂。

[按语] 朱敏教授认为，患者根据病史、查体和检查结果，本次急性呼吸困难发作，西医诊断明确为慢性心力衰竭急性发作，同时合并双下肺炎，经过治疗已经基本缓解，但病程中由于全身免疫功能下降，出现了带状疱疹，经治疗现在也效果尚可，但是患者心、肺、肾三大脏器功能均受损，预后是不好的，这个需要有正确的心理预期。

中医辨病为心衰病，证型属于脾肾阳虚、水气射肺，现阶段可以真武汤合生脉散为方，继续加强温阳利水，同时注意扶正，待急性期完全缓解，可过渡到扶正为主的治法。此患者的治疗过程也体现了急危重症患者的一个特点，就是在救治过程中，患者会出现各种并发症，处理好了并发症，原发病又再度成为治疗重点，因此标本之间的动态演变、观察并调整治疗，需要医生细致把握。

[案例七]

郑某某，男，59 岁，2019 年 8 月 20 日查房。

主诉：气促 1 周。

现病史：因气促 1 周入院，入院后诊断为急性心力衰竭、肺炎，治疗后稍好转。现入院第 4 日。现见神志清，精神一般，稍气促，端坐呼吸，时有咳嗽，口干口苦，双下肢水肿基本消退，无胸闷心悸，无恶寒发热，无恶心呕吐，无咳痰，纳眠欠佳，大便昨日 1 次，小便可。舌暗红、苔黄厚腻，脉沉细。

既往史：糖尿病病史，未规律服药，平素未监测血糖；高血压病史 10 年，最高收缩压 180 mmHg，平素不规律口服苯磺酸氨氯地平片控制血压，未监测血压；肾动脉狭窄（左侧）病史。

过敏史：否认。

体格检查：BP 128/75 mmHg，R 25 次/分，T 37.0 ℃，HR 82 次/分，肺部叩诊清音，呼吸稍快，双侧肺底可闻及少量湿啰音，无胸膜摩擦音。心前区无隆起，心尖搏动未见异常，心浊音界未见异常，律齐，各瓣膜听诊区未闻及病理性杂音，无心包摩擦音。腹平，无腹壁静脉曲张，腹部柔软，有压痛，无反跳痛，腹部无包块。

辅助检查：2017 年广州中医药大学第一附属医院双侧颈动脉彩超示，双侧颈动脉内—中膜不均匀增厚伴斑块（多发），右侧颈内动脉接近闭塞可能，请结合临床。腹

主动脉上段＋下段＋髂动脉 CT 平扫加增强示：1. 考虑左肾下盏结石，脾脏小钙化灶，慢性胆囊炎可能，请结合临床。2. 腹主动脉硬化；左侧肾动脉近段多发混合斑块形成，管腔重度狭窄；右侧肾动脉近段、肠系膜上动脉近段多发混合斑块，管腔轻度狭窄，请结合临床。3. $L_5$ 双侧椎弓峡部裂。腰椎 MR 示：腰椎退行性变，$L_2$－$L_3$ 椎间盘膨出，$L_3$－$L_4$ 椎间盘膨出并轻度右侧后型突出，$L_4$－$L_5$ 椎间盘右后型突出，$L_5$－$S_1$ 椎间盘膨出；$L_5$ 椎弓峡部裂并 I°前滑脱，椎体终板炎。2019 年 8 月 11 日广州中医药大学第一附属医院急诊生化分析：Glu 11.63 mmol/L，CREA 128 μmol/L，尿素 12.36 μmol/L，LDH 252 U/L，HBDH 184 U/L，超敏肌钙蛋白 1.366 ng/mL，BNP 3 551.1 pg/mL，血液分析、血气组合未见明显异常。胸片示：考虑双下肺散在炎症，并少许肺不张可能，双侧胸腔少量积液，心影略增大，主动脉硬化，建议结合临床及治疗后复查。2019 年 8 月 16 日广州中医药大学第一附属医院急诊生化分析：Glu 16.34 mmol/L，CREA 142 μmol/L，尿素 8.02 μmol/L，LDH 285 U/L，HBDH 213 U/L，$TCO_2$ 19.2 mmol/L，超敏肌钙蛋白 0.772 ng/mL，BNP 3 101.6 pg/mL，血液分析未见明显异常。昨日风湿五项：磷酸葡萄糖异构酶 0.00 mg/L，类风湿因子 < 20.0 IU/mL，C－反应蛋白 20.2 mg/L，抗环瓜氨酸肽抗体 < 0.5 U/mL；血液培养，细菌培养无细菌生长。心脏彩超：左房、左室增大，主动脉瓣关闭不全（轻微），二尖瓣关闭不全（中度），三尖瓣关闭不全（中～重度），肺动脉高压（中度），左室收缩功能减低。

中医诊断：心衰

证型诊断：气阴虚衰，血瘀水停

西医诊断：1. 急性心力衰竭 2. 肺部感染 3. 冠状动脉粥样硬化性心脏病未排 4. 2 型糖尿病、2 型糖尿病性肾病Ⅲ期、2 型糖尿病性周围神经病 5. 高血压病 3 级，很高危组 6. 肾动脉狭窄（左侧） 7. 颈动脉闭塞和狭窄（左侧） 8. 下肢动脉狭窄（左足背） 9. 下肢动脉硬化并斑块形成 10. 慢性萎缩性胃炎伴糜烂 11. 十二指肠球炎 12. 食管白斑 13. 慢性食管炎 14. 腰椎间盘突出症 15. 脂肪肝（中度）

治法：益气养阴，宽胸利水

处方：瓜蒌皮 15 g　丹参 15 g　白术 10 g　茯苓 15 g　泽泻 15 g　麸炒枳壳 15 g　熟党参 15 g　五味子 10 g　麦冬 15 g　甘草片 6 g

共 3 剂，水煎服，每日 1 剂。

2019 年 8 月 23 日复诊：

今日查房，患者神志清，精神一般，气促较前减轻，床头抬高 60°左右，偶有咳嗽，口干口苦有所好转，双下肢水肿消退，无胸闷心悸，无恶寒发热，无恶心呕吐，无咳痰，纳眠一般，大便昨日 1 次，小便可。出量 2 900 mL，入量 750 mL，BP 144/97 mmHg。查体：肺部叩诊清音，呼吸规整，双侧肺底可闻及少量湿啰音及喘鸣音，无胸膜摩擦音。心前区无隆起，心尖搏动未见异常，心浊音界未见异常，律齐，各瓣膜听诊区未闻及病理性杂音，无心包摩擦音。腹平坦，无腹壁静脉曲张，腹部柔软，无压痛、反跳痛，腹部无包块。舌暗、苔微黄腻，脉弦细。

处方：麦冬 20 g　五味子 10 g　丹参 30 g　葶苈子 30 g　黑枣 15 g　猪苓 30 g　茯苓 30 g　白术 15 g　泽泻 15 g　毛冬青 30 g

共 3 剂，水煎服，每日 1 剂。

[按语] 首次查房之时，患者仍稍有气促，时有咳嗽，口干口苦，双下肢水肿基本消退，舌暗红、苔黄厚腻，脉沉细，辨证为气阴亏虚，中药以生脉散加减，其中熟党参补气生津，五味子止咳生津敛肺气，麦冬滋阴，瓜蒌皮、麸炒枳壳宽胸利气，丹参活血化瘀，白术、茯苓健脾益气，泽泻利尿消肿，甘草片调和诸药。

复诊中药继续以益气养阴，兼以泄肺平喘、活血利水为法，方拟生脉散合葶苈大枣泻肺汤加减，其中五味子止咳生津敛肺气，葶苈子、黑枣泄肺平喘，麦冬滋阴，丹参活血化瘀，毛冬青清热活血，白术、茯苓健脾益气，猪苓、泽泻利尿消肿。

## 二、　胸痹心痛

胸痹心痛是以胸部闷痛，甚则胸痛彻背，喘息不得卧为主证的疾病。轻者仅感胸闷如窒，历时数分钟，呈反复发作性；重者胸痛彻背，背痛彻胸，持续不能缓解。

"心痛"病名最早见于马王堆古汉墓出土的《五十二病方》。"胸痹"病名最早见于《内经》，其对本病的病因、一般症状均有记载。《素问·脏气法时论》曰："心病者，胸中痛，胁支满，胁下痛，膺背肩胛间痛，两臂内痛。"《灵枢·厥病》云："真心痛，手足青至节，心痛甚，旦发夕死，夕发旦死。"汉代张仲景的《金匮要略·胸痹心痛短气病脉证治》正式提出"胸痹心痛"病名，将病因病机归纳为阳微阴弦，以辛温通阳或温补阳气为治疗大法，创制的代表方剂如瓜蒌薤白半夏汤、瓜蒌薤白白酒汤等十首方剂，体现了辨证论治的特点。后世医家丰富了本病的治法，如元代危亦林《世医得效方》用苏合香丸芳香温通治卒暴心痛。明代王肯堂《证治准绳》明确指出心痛、胸痛、胃脘痛的区别，对胸痹心痛的诊断是一大突破，其用失笑散及大剂量红花、桃仁、降香等治疗死血心痛。清代陈念祖《时方歌括》用丹参饮治疗心腹诸痛，清代王清任《医林改错》用血府逐瘀汤活血化瘀通络治胸痹心痛等，对本病均有较好疗效。

朱敏教授认为，临床上对于胸痹心痛病因病机的认识多关注于阳虚、血瘀两个方面，但近年来随着生活方式改变，饮食结构不同，可以发现越来越多患者表现为痰浊之邪阻滞心脉，因此在强调活血化瘀、益气通阳的同时，必须高度重视化痰通络。国医大师邓铁涛教授善用温胆汤治疗胸痹心痛病，这是非常值得学习借鉴的。同时，也有部分患者表现出热象，这个既可能与其本身体质偏于阳热有关，也可能是痰瘀闭阻之后而生内热。治疗上适当兼顾其火热之症，也是符合临床实际的。刘河间是金元四大家中清热派的代表人物，其学术思想来源于《内经》中著名的"病机十九条"。在"病机十九条"中有云"诸痛痒疮，皆属于火"，故而其认为治疗痛症当注意清热去火。我们虽不必全盘接受他的学术观点，但对于胸痹心痛患者，表现有热象者运用清热药物，是既有理论基础，也有临床效果的。

下列两个案例，案例一采用血府逐瘀汤，案例二采用冠心Ⅱ号方，但均在二者基础上添入化痰药物如瓜蒌皮、瓜蒌仁、胆南星，正是朱敏教授重视痰浊阻滞心脉的表现。

朱敏教授长期从事急危重症的临床工作，他一再向后辈学生们强调，时代在进步，西医的诊疗技术在进步，昔日《内经》中所谓"旦发夕死，夕发旦死"的"真心痛"，在今日如果得到及时恰当的再灌注治疗，是可能存活的，我们要与时俱进，不可故步自封。对于西医的技术，了解它，学习它，客观评价它，从而为患者选择最佳的救治方案，这才符合"大医精诚"的精神。

［案例一］

秦某，男，62岁，2017年9月28日初诊。

主诉：反复胸闷心悸10年，加重3天。

现病史：外院冠脉造影提示冠心病，未放支架。3天前胸闷再发，压榨感，无头晕头痛，纳可，眠差，小便黄，大便溏薄。舌红、苔黄腻，脉弦滑。

既往史：既往高血压病史20余年，长期服药控制。

过敏史：否认。

体格检查：BP 125/80 mmHg，HR 90次/分，律齐。双肺无异常。

辅助检查：心电图示窦性心律，左室高电压。

中医诊断：胸痹心痛

证候诊断：痰瘀互结

西医诊断：1. 冠心病，不稳定型心绞痛 2. 高血压病3级，很高危组

治法：化痰祛瘀，活血通络

处方：桃仁15 g 红花8 g 生地15 g 当归20 g 川芎10 g 柴胡15 g 枳实10 g
　　　桔梗15 g 牛膝10 g 法半夏10 g 胆南星10 g 瓜蒌皮10 g 白芍20 g

共3剂，水煎服，每日1剂。

［按语］血府逐瘀汤是活血通络的经典方剂，王清任以之治疗胸痹心痛病，疗效较好。但此患者在血瘀同时，兼见痰热之象，因此加瓜蒌皮、胆南星以增强清热祛痰之力。痰热与血瘀两者常相需为患，痰阻脉络则血行不畅，血行瘀滞则瘀血更生，故而治疗时当二者同时着力。另外尚需注意，胸痹心痛多为虚实夹杂，活血祛痰之法可取短时之功，后期仍需适当参以益气补脾等方法。

［案例二］

高某某，女，73岁，2018年8月14日查房。

主诉：胸闷痛半天。

现病史：已入院2日。现见神清，精神疲倦，胸闷痛稍缓解，颈部肩部疼痛缓解，口干多饮，无心悸气促，无腹痛腹胀。纳眠差，昨日未解大便，夜尿频。舌淡红、苔

薄白，脉滑。

既往史：既往冠心病病史。

过敏史：否认。

体格检查：BP 127/71 mmHg，T 36.0 ℃，R 17 次/分，HR 67 次/分。心前区无隆起，心尖搏动未见异常，心浊音界正常。

辅助检查：超敏肌钙蛋白 I 0.879 ng/mL，心酶五项、乙肝两对半未见异常。

中医诊断：真心痛

证候诊断：气虚痰瘀阻络

西医诊断：1. 冠心病、急性心肌梗死　2. 高血压病 2 级，很高危组

治法：益气活血，除痰通络

处方：丹参 15 g　川芎 10 g　瓜蒌皮 15 g　瓜蒌仁 15 g　麸炒枳壳 15 g　熟党
　　　参 15 g　黄芪 20 g　甘草 6 g　桃仁 10 g

共 2 剂，水煎服，每日 1 剂。

[按语] 根据患者心电图动态演变、超敏肌钙蛋白水平与胸痛性质，目前诊断仍考虑急性心肌梗死可能性大，中药内服以益气活血化瘀为法，用冠心 II 号方加减。此患者气虚的表现尤为突出，气虚则无力推动血行，因此治疗上加强黄芪、熟党参等益气之药，配以活血药物，则效果要优于单纯活血。

## 三、 血证

### （一）呕血、便血

血证的呕血、便血是指由多种原因引起血液不循常道，破出脉外，向上呕吐而出或向下排出黑便的一类出血性病证。

对于呕血、便血，中医的病因病机一般认为包括三类：胃热壅盛，迫血妄行；肝火犯胃，内灼血络；脾胃虚衰，血失统摄。另外于重病之时，机体骤虚，或久病、热病之后，机体未能尽快复常，可因后遗之阴津耗伤，阴虚火旺，虚火内灼胃络，迫血妄行而发病；或因气虚为主，脾气虚而失于摄血而致。

以上各种原因均可导致血不循经，血随胃气上逆而成呕血，血下渗肠道则成便血。其病理变化归结为火热熏灼，迫血妄行，以及气虚不摄，血溢脉外两类。血溢脉外，成为离经之血，表现为有形之邪瘀血。瘀血可阻滞血络，而致血不循经导致出血。此时瘀血已由病理产物，转变为继发之病因。

本病从病理性质来分，火热亢盛所致者属于实证，实火中以胃热为主，肝火次之。由阴虚火旺及气虚所致者属于虚证，亦有虚实夹杂之证。在病程发展过程中，又常发生由实证向虚证的转化。如开始为火盛气逆，迫血妄行，在反复出血之后，会导致阴血亏损，虚火内生，或因血去气伤，气虚阳衰，不能摄血。若出血过多，会导致气血

衰亡，阴阳离决，而表现厥证、脱证之危候。

古代医家对呕血、便血的治疗提出了很多很有价值的理论，明代张景岳在《景岳全书·血证》中曰："血动之由，惟火惟气耳。"高度概括了血证的病因病机之关键；清代唐荣川的《血证论》是研究血证的集大成者，其提出的"治血四法"，时至今日仍被认为是经典而指导临床实践。

朱敏教授在临床上诊疗呕血、便血患者时，在继承前贤理论的同时，更结合西医学急性上消化道出血的治疗原则和方法，总结了中西医结合治疗呕血、便血的经验。他提出，中医学里"急则治其标"的原则，在呕血、便血患者的治疗中需要更为强调一点，就是这里的"标"除了我们常说的"本虚标实"之中的"标"之外，更为首要的是血容量的问题。古人谓"有形之血不能速生，无形之气所当急固"，强调的就是这一点，必须首先保住患者性命，再去谈辨证分型的问题。为了解决血容量这个"标"的问题，就必须中西医结合，这才是最好的路径。西医在快速补充血容量这个问题上，确实具备目前中医所没有的优势。西医可以静脉输液，甚至深静脉穿刺输液、静脉切开输液，补充途径较中医为优；西医补充血容量有晶体液、胶体液和输血技术，这个也是中医所欠缺的，因此在解决血容量这个"标"的问题时，我们也要充分掌握和运用西医的优势技术。

[案例一]

线某，女，90 岁，2016 年 2 月 2 日查房。

主诉：呕血 2 次。

现病史：已入院 3 日。现见神清，精神可，全身乏力症状明显好转，无恶心呕吐，无嗳气反酸，无腹胀腹泻，纳眠可，二便调，舌淡、苔薄白，脉细。

既往史：既往高血压病史。

过敏史：否认。

体格检查：贫血貌，心电监护示 HR 62 次/分，律不齐，BP 134/49 mmHg，R 14 次/分。腹软，无明显压痛反跳痛，双下肢无水肿。

辅助检查：昨日血分析示 HGB 93 g/L；肾脏 B 超示双肾萎缩，血肌酐正常；动态心电图示频发室性早搏。

中医诊断：血证—呕血

证候诊断：脾不统血

西医诊断：1. 急性上消化道大出血　2. 心律失常（频发室性早搏）　3. 高血压病 3 级，很高危组　4. 双肾萎缩查因

治法：健脾统血

处方：熟党参 20 g　茯苓 15 g　炒白扁豆 15 g　莲子 15 g　砂仁 6 g（后下）　山药 20 g　桔梗 10 g　桑白皮 15 g　陈皮 5 g　炙甘草 6 g　木香 10 g（后下）

共 3 剂，水煎服，每日 1 剂。

[按语] 患者年事已高，体质虚衰，加上长期多种慢性疾病消耗，导致严重气虚，

此次呕血正是气虚无法摄血造成。经过前期治疗，目前观察来看，出血已经止住，治疗重点应该在于"补虚"，通过补益脾气，既可防止再次出血，又可加强脾胃运化之功，逐步化生气血。但患者年老，各脏器均已衰退，用药不宜过急过猛，需要缓缓收功。

朱敏教授指出，西医方面，患者发现"双肾萎缩"，但是我们从中医角度来说，中医体系当中的"肾"与西医所说的"肾"是有区别也有联系的。西医认为，肾功能衰竭会引起"肾性贫血"，需要补充促红素；中医认为"肾为先天之本，脾为后天之本"，肾的气血阴阳不足也会造成全身的气血不足，但是通过加强脾的运化功能，只要气血生化仍然有力，仍是可以起到补气生血之效的。

同时，这个患者在入院时已呕血 2 次，说明出血量大且速度较快，这样的患者在早期抢救时，若仅仅以中药煎煮服用，且不说速度是否来得及，患者服用之后是很有可能又立即将中药呕出的，那么中药能取得多少效果就很有可疑之处了。作为掌握一定西医知识和技术的现代中医医生，我们应该取长补短，中西优势互补。

[案例二]

刘某某，女，74 岁，2016 年 8 月 2 日查房。

主诉：黑便 2 天。

现病史：已入院 17 日。入院当时广州中医药大学第一附属医院急诊查 HGB 54 g/L，PT > 180 s，INR > 12，APTT 223.8 s，当时见双下肢散在瘀斑。入院后考虑口服华法林引起的凝血功能障碍，造成上消化道出血和双下肢瘀斑，给予拮抗华法林、止血等处理，近 5 日未见解黑便，复查血色素已升至 84 g/L。现见神清，精神疲倦，发热，咳嗽咳痰，稍气促，偶有左侧胸部隐痛不适，纳一般，小便量多，大便正常。舌红、苔少，脉细数。

既往史：1. 甲状腺功能亢进，甲亢性心脏病，心房颤动；2. 冠心病。

过敏史：否认。

体格检查：T 37.7 ℃，心电监护示 HR 120 次/分，律齐，BP 121/58 mmHg，R 25 次/分。双下肺呼吸音稍弱，未闻及明显干湿啰音。

辅助检查：昨日血分析示 WBC $2.94 \times 10^9$/L，HGB 88 g/L，PLT $65 \times 10^9$/L；甲功五项示 TSH < 0.01 mIU/L；胸部 CT 示左下肺及左上肺炎症，右侧胸腔少量积液，心脏明显增大，支气管淀粉样变，肝脏多发囊肿。

中医诊断：血证—便血

证候诊断：阴虚内热

西医诊断：1. 急性上消化道出血 2. 凝血功能异常（药源性） 3. 甲状腺功能亢进，甲亢性心脏病，心房颤动 4. 双侧肺炎 5. 冠心病 6. 肝囊肿

治法：养阴补虚

处方：太子参 15 g 五味子 10 g 茯苓 15 g 熟地 15 g 生地 15 g 麦冬 15 g 天冬 15 g 玄参 15 g 酸枣仁 20 g 酒萸肉 15 g 丹皮 15 g 炙甘草 10 g

共 2 剂, 水煎服, 每日 1 剂。

[按语] 患者年事已高, 基础疾病多, 病情复杂, 本次入院时是因为服用抗凝药物引起凝血功能障碍, 造成消化道出血和皮下出血, 经过治疗, 目前这方面问题已经解决。但患者出现发热, 咳嗽, 神疲, 心悸感, 结合舌脉, 一派阴虚内热之象, 考虑为心肝血虚而生内热之证, 中医治疗目前可针对此问题着力。这个患者对我们有一定的提示意义, 首先是在现代社会, 药源性疾病比以前多了很多, 类似此类患者, 是完全由于药物引起的, 治疗上必须针对过往, 完全不懂西医, 不理会西医, 那是与社会实际脱节的, 是没办法成为一个好医生的。其次, 虽然是西药引起的疾病, 中医对于此类患者究竟该如何切入? 朱敏教授认为在具体辨证遣方用药时, 还是应该抓主要矛盾, 抓现证, 用中医思维来辨证治疗, 才能发挥中医特长, 避免被西医思维引导。

[案例三]

叶某, 男, 58 岁, 2015 年 3 月 5 日初诊。

主诉: 黑便 1 天。

现病史: 1 天前出现上腹部胀痛感, 遂解柏油样黑便 3 次, 大便后腹胀稍缓解, 无嗳气反酸, 无呕吐。今日凌晨呕吐 1 次, 为胃内容物夹杂咖啡色物, 量约 200 mL。由急诊拟急性上消化道出血收入院。睡眠情况较差, 小便可。舌淡红、苔薄黄, 脉滑数。

既往史: 2007 年发现慢性乙型肝炎, 1 年前曾因消化道出血在广州中医药大学第一附属医院住院, 3 年糖尿病史, 平时规律服用降糖药。

过敏史: 否认。

体格检查: HR 100 次/分, 律齐, BP 115/80 mmHg。贫血面容, 自动体位, 神志清楚, 疲倦乏力, 颈部及前胸可见数个蜘蛛痣。巩膜稍黄染, 肝颈静脉回流征阳性。全腹膨隆, 上腹部腹壁静脉曲张, 腹肌稍紧张, 无压痛、反跳痛。肝脏肋下约 4 cm, 表面光滑。肠鸣音活跃, 8 次/分。

辅助检查: 血分析示 HGB 64 g/L。

中医诊断: 血证—便血

证候诊断: 胃热炽盛

西医诊断: 1. 急性上消化道出血  2. 慢性乙型肝炎, 肝炎后肝硬化待排  3. 2 型糖尿病

治法: 清热泻火止血

处方: 黄芩 10 g  黄连 3 g  侧柏叶 10 g  白及 10 g  仙鹤草 10 g  桑白皮 10 g  党参 10 g  生地 10 g  山药 10 g  炙甘草 6 g

共 6 剂, 水煎服, 每日 1 剂。

复诊: 近 2 日未见黑便呕血, 精神转好, 纳可, 眠可。带药 5 剂出院。

[按语] 本患为中医血证—便血。便血之证当分清虚实寒热, 气随血脱者当首在益气固脱, 热迫血行者则当凉血止血。本患者舌脉均一派热象, 予三黄泻心汤和侧柏叶、仙鹤草等凉血止血之剂, 佐以白及收涩止血, 故而取得良效。后续当注意患者之

慢性肝病的治疗。西医有慢性肝病，例如肝炎、肝硬化等疾病的患者，上消化道出血是比较常见的并发症，且常常反复出血，临床治疗时要辨清是肝火犯胃、迫血妄行，还是肝阴不足、虚火伤络，又或者是气虚不摄、血溢脉外。这三种病机均可能出现，不要固执于其中某一种。本患者有慢性肝病，辨治时不可受其影响而盲目辨为肝火犯胃，仍应仔细辨证，尊重实际临床表现。

治疗血证之时，唐容川所提出的"止血四法"，即"止血、消瘀、宁血、补虚"为临床所提倡与常用，但也不可偏执。若气随血脱，则补虚和止血当同时进行，且有时补虚更重要过止血。从西医角度来说也一样，快速补液扩容，维持重要器官组织的基本灌注与寻找出血原因并积极止血是同等重要的。

[案例四]

叶某，女，61 岁，2016 年 10 月 11 日初诊。

主诉：黑便 1 天。

现病史：1 天前出现上腹部胀痛，后解柏油样烂便 3 次，共约 450 mL。无嗳气反酸，自觉神疲乏力，有头晕，无呕吐。舌淡、苔薄黄，脉滑数。

既往史：否认既往病史。

过敏史：否认。

体格检查：贫血貌，上腹部轻压不适感，无明显压痛反跳痛，肠鸣音活跃。HR 99 次/分，律齐。BP 100/70 mmHg。

辅助检查：血分析示 HGB 82 g/L。

中医诊断：血证—便血

证候诊断：胃热壅盛

西医诊断：急性上消化道出血

治法：清热凉血，止血益气

处方：黄芩 10 g　黄连 8 g　侧柏叶 10 g　白及 10 g　桑白皮 10 g　党参 10 g　生地 10 g　炙甘草 6 g　山药 10 g

共 3 剂，水煎服，每日 1 剂。

[按语] 侧柏叶性味苦寒，具备凉血止血、化痰止咳的功效，在古方四生丸当中即有应用。《本草从新》认为："最清血分湿热，止吐衄崩淋……"

临床需注意血证的虚实夹杂。部分患者由于出血，引起神疲乏力表现，但舌苔脉却表现出实热之征，如舌苔黄厚腻，口气臭秽等，这其实恰恰是导致其出血的根本病因。辨证处方时要辨清虚实，治病求本。中医一般认为，舌象中的舌体表现反映病证之本，可以之查探正气，而舌苔反映病邪之性，但是对于血证患者要注意，由于失血尤其是失血量较大时，其舌色均较淡，此时就不要仍然认为其本质是阳气虚衰了。

山药，亦称淮山，平、甘、无毒，入肺、脾、肾、胃经，在《神农本草经》中被列为上品。《神农本草经》里记载："山药味甘温，补虚羸，除寒热邪气；补中，益气力，长肌肉；久服耳目聪明，轻身，不饥，延年。"山药既是一味中药，又是一种常见的食物，在历代医家之中，将其作为治疗大病重症的主要药物的很少，直至清末民初的中医大家张锡纯。张锡纯十分推崇山药，其所著的《医学衷中参西录》中，在治疗内科病症的141个方剂中应用生山药的就有49个。他善用山药粥治疗多种疾病。张氏积数十年经验，用山药救急拯危。他认为，山药能滋阴又利湿，既滑润又收涩，健脾补肺，固肾益精。在滋补药中属"无上之品"，"宜多服常服"。现代医学对山药也进行了分析，认为山药里确实含有很多营养成分，对人体有益。朱敏教授认为此患者有明显的气虚之象，但又兼有苔薄黄，脉滑数的热象，在应用益气药物之时，需要考虑不可过于温燥，而山药药性平和，不寒不热，补益之功却并不小，这是选用山药的第一个原因。第二，大家平时食用山药的时候都有体会，它烹煮之后有一层黏液，这一层黏液对于呕血、便血的患者来说是可以起到保护黏膜而促进止血的作用的，这是选用山药的第二个原因。

[案例五]

黄某某，男，59岁，2018年2月15日查房。

主诉：上腹不适伴黑便1天。

现病史：患者4天前晨起开始无明显诱因解黑便2次，呈柏油样便，质软成形，上腹部胀痛不适，无恶心、呕血，无发热，遂至广州中医药大学第一附属医院急诊就诊。予查血分析示HGB 98 g/L。大便隐血：（＋）。生化八项：尿素 10.21 mmol/L。凝血四项未见明显异常。予注射用奥美拉唑钠等对症处理后，拟"上消化道出血？"收入我科。入院后予抑酸止血、扩容补液等治疗。现见：患者神清，精神一般，无呕血，稍头晕，无头痛，上腹部胀痛不适，伴背部酸痛麻胀感，偶有反酸，无嗳气打嗝，右侧腰骶部酸痛，牵引至右侧大腿，无恶寒发热，无咳嗽咳痰，无胸闷胸痛，纳眠一般，大便未解。舌淡红、苔薄黄腻，脉细。

既往史：4年前有胃出血病史，2017年12月15日再次出现消化道出血。胃镜示十二指肠球部溃疡（A2期，Forrest Ⅲ期）。高血压病史4年，最高血压160/110 mmHg，规律口服硝苯地平控释片1片，每天1次，血压控制情况不详。自诉肺结核病史30年，经规范抗痨治疗后，现已痊愈。

过敏史：否认。

体格检查：生命体征 T 36.2 ℃，R 15 次/分，HR 70 次/分，BP 130/67 mmHg。查体：双肺呼吸音清晰，双侧肺未闻及干、湿性啰音，无胸膜摩擦音。心前区无隆起，心尖搏动未见异常，心浊音界未见异常，HR 心率70次/分，律齐，各瓣膜听诊区未闻及病理性杂音，无心包摩擦音。腹平坦，无腹壁静脉曲张，腹部柔软，腹部无压痛、反跳痛。双下肢无水肿。

辅助检查：血分析示 NEU% 72.9%，红细胞总数（RBC）$2.75 \times 10^{12}$/L，HGB 74 g/L，PLT $112 \times 10^9$/L。

中医诊断：血证—便血

证候诊断：气不摄血

西医诊断：1. 急性上消化道出血　2. 消化性溃疡　3. 高血压病3级，很高危组

治法：温阳健脾，养血止血

处方：党参15 g　白术10 g　生地黄15 g　阿胶6 g　黄芩15 g　炙甘草10 g　白及15 g　大黄10 g　荷叶15 g

共3剂，水煎服，每日1剂。

[按语] 中药内服以温阳健脾、养血止血为法，方仿黄土汤之意加减而成。当今，城市医院中无法取得灶心黄土，故而以党参、白术替代以健脾益气摄血，生地黄清热凉血，阿胶补血活血，黄芩、大黄、荷叶凉血止血，白及收敛止血，炙甘草调和诸药。

方中应用了大黄，既是因为患者大便不通，败血死血积于阳明之腑，用之以通下，同时也因为大黄也是一味止血的良药。朱敏教授指出，大黄用于止血，已有悠久的历史，历代医家对其止血效用多有应用发挥。近年来发现应用大黄治疗消化道出血疗效确切。各种动物实验均证明大黄可明显缩短出血和凝血时间，其止血有效成分是大黄酚、大黄素甲醚等。它们降低血管的通透性，改善脆性，兴奋胃肠道的局部血管，抑制胃蛋白酶的活性，显著增加纤维蛋白原活性，降低抗凝血因子Ⅲ的活性，竞争性地抑制纤溶酶和纤溶酶原活力。此外，大黄还可增加血小板的黏附性和聚集能力，使出血和凝血时间明显缩短。

## （二）紫癜（杀鼠药中毒）

[案例]

刘某某，女，44岁，2016年7月5日查房。

主诉：全身散在瘀斑1天。

现病史：昨日入院。有明确服用抗凝血类杀鼠药病史。入院与补充维生素K$_1$、输入血浆等治疗，复查凝血时间已恢复正常。现全身见散在瘀斑，色黑，右手前臂皮肤肿胀疼痛，无呕血便血尿血，纳眠可。舌红绛、苔薄白，脉滑数。

既往史：否认既往病史。

过敏史：否认。

月经史：正常。

体格检查：心肺查体无异常，腹软，无压痛、反跳痛。全身可见散在皮下瘀斑，右前臂肿胀疼痛，皮肤张力稍高，无明显局部发热。神经系统查体无异常。

辅助检查：急诊查凝血功能示PT > 180 s，APTT > 300 s。

中医诊断：血证—紫癜

证候诊断：毒入营血

西医诊断：急性抗凝血类杀鼠药口服中毒

治法：清营解毒，活血止血

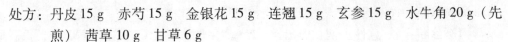

处方：丹皮15 g　赤芍15 g　金银花15 g　连翘15 g　玄参15 g　水牛角20 g（先煎）　茜草10 g　甘草6 g

共3剂，水煎服，每日1剂。

[按语] 本患者西医诊断明确，治疗方案清晰，疗效确切，通过及时补充维生素 K₁，输入血浆等纠正凝血功能的处理措施，可以很快逆转患者的凝血功能障碍。中医来说，古代并无此类药物毒物，临床必须辨证遣方用药。紫癜的治疗原则与其他血证无异，不外乎清热解毒和益气摄血两端，即张景岳所言"惟火惟气"也。此患者舌脉均表现出热象，故而选用犀角地黄汤加清热解毒的金银花、连翘治疗。同时要注意，由于瘀血阻滞，患者右前臂肿胀疼痛，必须适当结合活血，尽快促进败血消散，否则局部瘀血留滞，肢体有坏死的危险。

朱敏教授教导学生们，中医理论认为，血证在治疗时既要注意止血，又必须注意活血，所谓"止血而不留瘀"，强调对离经之血的祛除，现在看来是非常先进和正确的。西医学在出血性疾病中的研究中也发现，无论是DIC还是其他血栓栓塞性疾病，体内大量微小血栓的形成和持续存在，导致凝血因子的不断消耗，从而引起出血的难以控制，因此西医治疗此类疾病史也存在既要止血又要抗凝的矛盾。中药里面的不少活血化瘀药，经过验证具有止血和活血的双向调节作用，是更好的选择。例如丹参，中医认为"一味丹参，功同四物"，其实就是对丹参既能止血又可活血的高度概括。

## （三）咯血

[案例一]

李某某，男，85岁，2018年1月30日查房。

主诉：咯血痰5天，加重1天。

现病史：已入院3日。现见神清，精神一般，咳嗽咳痰减轻，痰中偶有血丝，无发热恶寒，无胸闷气促，无心慌心悸，自觉口苦咽干，喜饮凉开水，纳眠可，小便可，大便不通。舌红苔、偏黄腻，脉弦细。

既往史：高血压病史，服药控制。

过敏史：否认。

体格检查：T 36.2 ℃，R 20次/分，P 88次/分，BP 145/90 mmHg。咽部黏膜未见异常，扁桃体未见肿大。桶状胸，肋间隙增宽，双肺呼吸音稍粗，未闻及干湿啰音，无胸膜摩擦音。右上腹腹肌稍紧张，有压痛，无反跳痛，Murphy 氏征阳性。

辅助检查：呼吸道病原体 IgM 八联检正常，（1−3）−β−D 葡聚糖 < 37.5 pg/mL，结核杆菌抗体阴性，细菌培养＋鉴定3天阴性。

中医诊断：血证—咯血

证候诊断：阴虚火旺，灼伤肺络

西医诊断：1. 咯血查因　2. 腹痛查因（急性胆囊炎？）　3. 高血压病3级，很高危组

治法：滋阴清肺，宁络止血

处方：桑白皮15g　桑叶15g　枇杷叶15g　生石膏15g　麦冬10g　火麻仁10g　仙鹤草15g　白及10g　生地15g　三七10g　黄芩10g　甘草6g

共3剂，水煎服，每日1剂。

[按语] 朱敏教授教导我们，咯血属于临床急症之一，尤其是大咯血，是可以在短时间内危及生命的。患者在发现咯血的时候，往往非常紧张，害怕因为失血过多而死亡，然而我们作为急诊医生应该明白，咯血引起死亡的原因更多的是窒息而非失血性休克。因此抢救咯血患者时，气道的通畅和氧合与通气的保证才是我们最应该优先关注的。

咯血的病因从西医角度来说，最常见的是肺结核、支气管扩张、肺癌，其他疾病例如肺炎、心衰和全身性疾病也时有遇到。鉴别诊断时可以结合咯血的性状、伴随症状等进行，胸部影像学和痰液标本的检查也非常重要。对于咯血病因的追查，是非常关键的，不要仅满足于止血成功而忽略了原发病因的探究。

从中医角度来说，白及、仙鹤草是治疗咯血常用之药，加入清热降气之方中，可加强止血效果。此患者有腹痛，大便不通，查体有右上腹压痛，故而治疗时必须兼顾此点，若腑气不通则热邪上攻，咯血势必难治。中医强调整体观念，在气机的调畅方面表现得也非常明显，肺主宣发肃降，肺气肃降无力，则腑气难以下行，腑气无法下行，又上递于肺，加剧咯血，因此治疗时要从整体观念角度来进行辨析。

[案例二]

卓某某，男，26岁，2019年3月19日查房。

主诉：咯血2天。

现病史：患者在3月10日凌晨1点无明显诱因下出现咳嗽，血液随咳痰咯出，量约150 mL，色鲜红，无血块，伴有胸闷，无胸痛，无头晕心慌，无呼吸困难等不适，未行诊治。3月11日上午10点左右来广州中医药大学第一附属医院急诊就诊。急诊给予止血、抗感染等治疗后收入院。入院后予止血、抗感染治疗，并于昨日行介入治疗。现见：神清，精神可，咯暗黑色血块，无胸闷胸痛，无头晕乏力、心慌心悸等不适，纳可，眠稍差，难入睡，二便正常。舌红、苔黄腻，脉沉细。

既往史：否认既往病史。

过敏史：否认。

体格检查：生命体征平稳。双肺呼吸音粗，右下肺呼吸音减弱明显，叩诊呈浊音，右上肺及左肺听诊未闻及明显干湿啰音。右侧股动脉出血点未见明显渗血。心腹查体未见明显异常。

辅助检查：血分析示 WBC 11.14 × 10$^9$/L，NEU% 82%，RBC 4.96 × 10$^{12}$/L，HGB 160 g/L、PLT 148 × 10$^9$/L。血型A，Rh（+）。凝血四项：APTT 21 s。感染八

项：anti – HBs（＋），anti – HBc（＋），其余各项阴性。生化：UREA 8.59 mmol/L，CREA 55 μmol/L，GLU 6.37 mmol/L。胸部 CT：右肺中叶、下叶多发渗出、实变，结合病史，考虑炎性渗出实变伴肺出血血液倒灌可能，建议复查或增强扫描进一步检查；右肺上叶前段、左下肺后基底段少许渗出；肝实质密度稍欠均匀，伪影干扰（？），必要时腹部扫描。动脉血气分析示：pH 7.460，$PCO_2$ 36.6 mmHg，$PO_2$ 90.4 mmHg，钾 3.23 mmol/L，乳酸 0.99 mmol/L，实际碳酸氢根浓度 25.4 mmol/L，实际碱剩余 1.9 mmol/L。肺动脉 CTA 示：1. 结合临床考虑双肺感染性病变并肺出血，较前加重，建议排查真菌感染。2. 双侧肺动脉 CTA 成像未见明显异常。

中医诊断：血证—咯血

证型诊断：痰热壅肺

西医诊断：咯血查因（双肺感染？）

治法：凉血止血，清热燥湿

处方：黄芩 15 g　栀子 10 g　瓜蒌皮 15 g　仙鹤草 15 g　大叶紫珠 15 g　藕节 15 g　侧柏叶 15 g　牡丹皮 15 g　麦冬 15 g　玄参 15 g　甘草片 6 g

共 2 剂，水煎服，每日 1 剂。

[按语] ①目前患者诊断仍不明确，CT 提示病灶进一步扩大，较前加重，但目前患者血象较前改善，且患者介入造影未发现出血灶，考虑出血已止，目前抗感染应考虑覆盖不典型致病菌。②复查血管炎及过敏源继续排查，同时予以风湿病科会诊。③继续加强药物止血治疗。患者钾低，给予枸橼酸钾颗粒口服补钾。

中医方面，以凉血止血、清热燥湿为法，方中黄芩、栀子清热燥湿，玄参清热养阴，瓜蒌皮清热化痰，仙鹤草、藕节、大叶紫珠收敛止血，牡丹皮活血化瘀，麦冬益气养阴，甘草片调和诸药。

侧柏叶，别名扁柏、香柏，味苦、涩，性寒，具有凉血止血、化痰止咳、生发乌发的功效。以其治疗血证，最早见于《金匮要略》中的柏叶汤。后世医家在不少治疗血证的方中均有应用，例如《本草图经》曰："治蛊痢，大腹下黑血，茶脚色，或脓血如靛色：柏叶（焙干为末）、黄连。二味同煎为汁服之。"《百一选方》云："治痔、肠风、脏毒、下血不止：柏叶烧灰调服。"现代研究发现，用小鼠测定出血时间及用兔毛细血管法进行凝血试验，证明侧柏叶煎剂对小鼠出血时间及兔凝血时间均有明显缩短，显示有一定止血作用。但侧柏炭的凝血作用则比生品略差，因此某些古方中习用其炒炭来止血，是以中医类比取象的思维推导而来，实际并不一定正确，我们仅用生侧柏叶的止血效果更好。

# 四、 一氧化碳中毒

[案例]

杨某某，女，33 岁，2016 年 2 月 16 日查房。

主诉：洗澡时被人发现意识丧失半小时。

现病史：已入院 2 日。入院时确诊为急性一氧化碳中毒，经高压氧治疗后神志转清。现神清，精神一般，诉头晕，肢体乏力，较入院时好转，无天旋地转感，无恶寒发热，无胸闷心悸，无恶心呕吐，纳眠可，二便调。舌淡红、苔黄白，脉弦细。

既往史：否认既往病史。

过敏史：否认。

体格检查：心电监护示 HR 77 次/分，律齐，BP 122/62 mmHg，R 16 次/分。心肺腹部查体无异常，神经系统查体无异常。

辅助检查：动脉血气分析示 $PO_2$ 202 mmHg，COHb% 1.8%。

中医诊断：眩晕

证候诊断：痰毒闭窍

西医诊断：急性一氧化碳中毒

治法：化痰活血开窍

处方：黑枣 15 g　生姜 15 g　甘草 6 g　茯苓 15 g　陈皮 6 g　天麻 15 g　白术 15 g
法半夏 10 g　丹参 10 g　川芎 10 g　石菖蒲 15 g

共 2 剂，水煎服，每日 1 剂。

[按语] 患者诊断明确，为急性一氧化碳中毒。对于一氧化碳中毒，抢救当时最重要的手段即是氧疗，尤其是高压氧治疗，可以防止脑水肿、神经脱髓鞘病变，并可防止发生迟发性脑病。

早在宋朝宋慈的《洗冤集录》中就有记载："中煤炭毒，土坑漏火气而臭秽者，人受熏蒸，不觉自毙。"煤气乃秽浊之毒气，若侵入人体则致气血失和，气机逆乱，清阳不升，浊阴不降，脑络痹阻，清窍失养，出现神昏发热，甚至抽搐。重症可发展为阴阳气血相失，阴阳离决。

患者经过前期治疗，目前各项指标已正常，但仍诉头晕，中医辨证可以半夏白术天麻汤为主方，稍加活血开窍药物。

急性中毒是临床常见急症，中医自古有大量的典籍、文献对其进行研究和论述，但是随着人类社会工业化，各类化学物质层出不穷，早已远远超出中医既往经验的范围。我们在临床实践中，既要承认中医传统经验对这些新出现毒物的空白，又不需自我否定，因为中医强调的是"辨证论治"，毒物千变万化，证型却终有一定。我们应该在实践中不断摸索、总结，去完善和发展中医治疗急性中毒的理论。

## 五、 腹痛

腹痛是指胃脘以下、耻骨毛际以上的部位发生疼痛为主症的病证。急诊临床实践中，腹痛包含了内、外、妇科等各科的大量疾病，其疾病谱从完全没有生命危险的功能性腹痛到立即死亡的致命性疾病，一直以来都是对急诊科医生最大的挑战。

《内经》最早提出腹痛的病名，并指出可由寒、热、湿所致。如《素问·举痛论》曰："寒气客于肠胃之间，膜原之下，血不得散，小络急引，故痛。""热气留于小肠，肠中痛，瘅热焦渴，则坚干不得出，故痛而闭不通矣。"汉代张仲景《金匮要略·腹满寒疝宿食病脉证治》对腹痛的病因病机和症状论述颇详，并提出了虚证和实证的辨证要点，如谓"病者腹满，按之不痛为虚，痛者为实，可下之"，"腹满时减，复如故，此为寒，当与温药"；还创立了许多行之有效的治法方剂，如厚朴三物汤、附子粳米汤、大建中汤等。隋代巢元方《诸病源候论·腹痛病诸候》首次将腹痛作为独立病证进行论述，并有急慢腹痛之论。元代李东垣在其《医学发明·泻可去闭葶苈大黄之属》篇，明确提出了"痛则不通"的病理学说，并在治疗上确立了"痛随利减，当通其经络，则疼痛去矣"的治疗大法，对后世产生很大影响。清代王清任提出瘀血在中焦，可用血府逐瘀汤；瘀血在下焦，应以膈下逐瘀汤治疗。

中医认为，腹痛的病因多为感受外邪、饮食不节、情志失调、跌仆手术和阳气虚衰几种。病变脏腑主要在脾、胃、肝、大小肠，并与足少阳，足三阴，手足阳明，冲、任、带脉等相关。基本病机为气机郁滞，脉络痹阻，不通则痛；或经脉失养，不荣而痛。腹痛的病理性质有虚实寒热之分。

腹痛的治疗以"通"为基本大法，实则泻之，虚则补之，热者寒之，寒者热之，滞者通之，瘀者散之。但通常所说的治疗腹痛的"通"法，属广义的"通"，并非单指攻下通利，而是在辨明寒热虚实而辨证用药的基础上适当辅以理气、活血、通阳等疏导之法，标本兼治。如《景岳全书·心腹痛》曰："凡治心腹痛证，古云痛随利减，又曰通则不痛，此以闭结坚实者为言。若腹无坚满，痛无结聚，则此说不可用也。其有因虚而作痛者，则此说更如冰炭。"《医学真传·腹痛》谓："夫通则不痛，理也。但通之之法，各有不同，调气以和血，调血以和气，通也；下逆者使之上行，中结者使之旁达，亦通也；虚者助之使通，寒者温之使通，无非通之之法也。若必以下泄为通，则安矣。"

作为从事急诊危重病工作多年的名医，朱敏教授在门诊和病房诊疗了大量腹痛患者，他常常告诫后辈学生和年轻医生，腹痛一病，颇为棘手，不可等闲视之。尤其在急诊临床，腹痛作为一个症状，涉及多脏器的病变，如胸腔内脏器、盆腔内脏器、脊柱的病变均可以表现为腹痛，中医虽然强调辨证论治，但是也一样强调辨病。对于腹痛之症，辨病需要得到高度重视。腹痛的不同疾病当中可能表现为同一个证型，其治疗虽相似，然而其后续发展、预后等却可能迥然而异，急诊医生必须具备辨病意识，密切观察，方能不掉入陷阱。

[案例一]

闫某某，男，42岁，2016年5月17日查房。

主诉：间断腹痛5年余，再发半天。

现病史：已入院1日。5年前患者于外院确诊为"急性胰腺炎"，治疗后好转。后5年间反复发作间断腹痛，每次均在饮食油腻食物或饮酒后发作，外院行腹部CT均提示"慢性胰腺炎急性发作"。昨日再次发作腹痛后由急诊收入院。现见：中腹部隐隐作痛，放射至后腰部，无口干口苦，无嗳气反酸，无恶心呕吐，两日未解大便，小便色黄，量正常，眠欠佳。舌淡红、苔白，脉沉。

既往史：血脂异常、高尿酸血症、脂肪肝病史。

过敏史：否认。

体格检查：T 36.4 ℃，心电监护示HR 80次/分，律齐，BP 110/80 mmHg，R 20次/分。腹平软，无腹壁静脉曲张，中上腹部轻压痛，剑突下压痛及反跳痛，腹部未触及包块，肝脾肋下未触及，Murphy氏征阴性。

辅助检查：血淀粉酶132 U/L，尿淀粉酶386 U/L，总胆固醇5.53 mmol/L，甘油三酯3.77 mmol/L；入院后腹部CT示胰腺炎较前进展。

中医诊断：腹痛

证候诊断：少阳阳明郁热

西医诊断：1. 慢性胰腺炎急性发作 2. 血脂异常 3. 高尿酸血症

治法：和解少阳，清泻阳明，消积化食

处方：柴胡10 g 枳壳15 g 砂仁6 g（后下） 陈皮10 g 稻芽15 g 神曲15 g
茯苓15 g 白术10 g 山药15 g 当归10 g 甘草6 g

共2剂，水煎服，每日1剂。

[按语] 患者西医诊断明确，为慢性胰腺炎急性发作。急性胰腺炎是临床常见的急危重病，治疗不及时死亡率较高，尤其重症和危重症者，常伴发多器官功能衰竭。慢性胰腺炎则多表现为反复发作的腹痛，消化不良，体重下降，胰腺的内外分泌功能均可能受损。

中医角度来说，急性胰腺炎多表现为少阳阳明热盛之证，常用大柴胡汤或由其衍生而来的清胰汤治疗，临床观察疗效也确实较好。然而此患者略有不同，其反复多次发作类似之证，且舌脉表现为存在气虚之象，若纯以大柴胡汤通腑泄热，虽可得一时之快，然后续恐仍反复发作，因此虽仍坚持"六腑以通为用"的原则，着力于少阳阳明之证用药，但需加强行气化积之力，且配合补益脾胃。方中未用大黄，而加入砂仁、陈皮、稻芽、神曲的用意即在于此。

[案例二]

林某某，男，28岁，2018年1月2日查房。

主诉：腹胀腹痛半天。

现病史：已入院2日。2天前患者因"腹胀腹痛半天"来诊，急诊诊断为急性胰腺炎后收入院，入院后检查发现患者血脂严重升高，经治疗后好转。现见：神清，精神一般，腹部胀满较前缓解，无明显腹痛，无明显恶心呕吐，伴口干口苦，无恶寒发热、头晕胸闷等不适，暂禁食，眠一般，大便未解，小便量色正常。舌红、苔白腻，脉滑数。

既往史：否认既往病史。

过敏史：否认。

体格检查：T 36.6 ℃，心电监护示 HR 105 次/分，律齐，BP 154/83 mmHg，R 28次/分。心肺查体未见明显异常。全腹平软，无腹壁静脉曲张，左侧腹部压痛，无反跳痛，肝区可疑叩击痛。

辅助检查：血钙 2.01 mmol/L，甘油三酯 14.21 mmol/L，超敏 C 反应蛋白 264.82 mg/L。

中医诊断：腹痛

证候诊断：少阳阳明实热证

西医诊断：1. 急性脂源性胰腺炎　2. 血脂异常

治法：清热通腑泄浊

处方：柴胡15 g　赤芍15 g　黄芩15 g　黄连10 g　大黄10 g　延胡索15 g　木香6 g（后下）　败酱草30 g　麸炒枳壳15 g　厚朴10 g　甘草6 g

共2剂，水煎服，每日1剂。

[按语]　急性胰腺炎是常见的急危重症之一，我国既往流行病学统计发现国内最多见的为胆源性胰腺炎和酒精性胰腺炎，其中胆源性者为最多，然而近年广州中医药大学第一附属医院急诊科已经确诊收治多例脂源性胰腺炎，而且均为中青年人，病情都较为危重。这是有提示意义的，不良生活方式和饮食习惯，已经在改变我们的疾病谱，大家要警惕。

朱敏教授在应用大柴胡汤治疗此患者时，针对其血脂异常升高的特点，专门加入了一味败酱草。败酱草，其性凉，味辛、苦，具有清热解毒、祛瘀排脓之功，临床多用于治疗肠痈、肺痈、痢疾、产后瘀血腹痛、痈肿疔疮等证，成脓前和成脓后都可以用。《本草纲目》曰："败酱，善排脓破血，故仲景治痈，及古方妇人科皆用之。乃易得之物，而后人不知用，盖未遇识者耳。"唐代甄权所著《药性论》则云其："治毒风顽痹，主破多年瘀血，能化脓为水。及产后诸病。止腹痛余疹、烦渴。"观察此类脂源性胰腺炎患者之血，白腻如脓，一层油脂漂浮其上，实与脓之性状极似也。

[案例三]

刘某某，男，16 岁，2018 年 10 月 30 日查房。

主诉：上腹痛半天。

现病史：已入院 1 日。入院考虑急性胰腺炎待排，予治疗后现上腹部疼痛稍缓解，有发热恶寒，无恶心呕吐，无咳嗽咳痰，无头晕头痛，无胸闷胸痛，有口干，无口苦，眠一般，小便可，大便已解。舌红、苔黄腻，脉弦数。

既往史：否认既往病史。

过敏史：否认。

体格检查：T 39.0 ℃，R 22 次/分，HR 110 次/分。心肺查体无异常，腹软，左上腹压痛、反跳痛。

辅助检查：血分析示 WBC $22.03 \times 10^9$/L，NEU $18.02 \times 10^9$/L，HGB 114 g/L；急诊腹部 CT 考虑胰腺炎可能性大。

中医诊断：腹痛

证候诊断：气分热证

西医诊断：腹痛查因（急性胰腺炎待排）

治法：清热行气

处方：生石膏 20 g（先煎）　大黄 10 g　延胡索 15 g　木香 6 g（后下）　赤芍 15 g
　　　金银花 15 g　柴胡 15 g　麸炒枳壳 10 g　粳米 15 g　白芍 10 g　川楝子 10 g

共 3 剂，水煎服，每日 1 剂。

[**按语**] 此患者左上腹压痛、反跳痛明显，血清淀粉酶、尿淀粉酶升高，结合急诊 CT 结果，急性胰腺炎可能性大，但患者持续高热，血象明显升高，虽急诊 CT 提示胆囊、胆管未见异常，仍不排除胆道系统和腹腔内感染的可能，腹腔内较严重的感染均可能引起淀粉酶的增高，不能大意，要进一步进行腹部增强 CT 以明确诊断。

中医方面可予清胰汤加减治疗，以清热解毒、理气通下为法。清胰汤组方来源于大柴胡汤，增强了行气之力，添入赤芍以活血，赤芍、白芍同用之法也是临床常见的一种搭配，一取其活血，一取其柔肝，并无阻碍。同时，此患者热象突出，因而加入生石膏、金银花以清其内热。

[**案例四**]

李某，女，47 岁，2019 年 4 月 23 日查房。

主诉：上腹疼痛 1 天。

现病史：患者于 8 天前无明显诱因出现上腹部隐痛，恶心欲呕，发冷，未予重视，未行特殊处理，疼痛呈进行性加重，遂至广州中医药大学第一附属医院急诊就诊，查 T 38.1 ℃，淀粉酶 300 U/L，急诊拟"急性胰腺炎"收入院。经治疗后病情好转。现见：神清，精神一般，上腹部及右下腹疼痛较前进一步减轻，压痛，无反跳痛，无头晕头痛，无恶心呕吐，无心慌心悸，无发热恶寒，纳一般，眠尚可，小便调，大便 3 日未解。舌红、苔黄腻，脉细滑。

既往史：否认。

过敏史：否认。

月经史：正常。

体格检查：T 37.0 ℃，R 20 次/分，P 89 次/分，BP 140/101 mmHg。心肺查体未见明显异常。腹平坦，无腹壁静脉曲张，腹软，无压痛、反跳痛，腹部无包块。肝脏肋下未触及，脾脏肋下未触及，Murphy 氏征阴性，肝区无叩击痛，肾区无叩击痛，无移动性浊音。肠鸣音正常，4 次/分。

辅助检查：动脉血气分析示 pH 7.464，$PCO_2$ 31.6 mmHg，$PO_2$ 81.5 mmHg，乳酸 0.71 mmol/L，吸氧浓度 21.0%，标准碳酸氢根浓度 23.6 mmol/L，标准碱剩余 −1.6 mmol/L。血分析示 WBC $15.17×10^9$/L，中性粒细胞总数（NEU）$12.08×10^9$/L，HGB 99 g/L，PLT $332×10^9$/L。BNP 未见明显异常。全腹增强 CT 示：1. 考虑急性坏死胰腺炎，并腹膜后及腹腔大片水肿及少量积液，肝炎性水肿与脂肪肝相鉴别；2. 余腹部及盆腔未见明显异常；3. 右肺下叶炎症。

中医诊断：腹痛

证型诊断：脾虚湿热

西医诊断：1. 急性胰腺炎（轻症，脂源性）　2. 高血压病 3 级，很高危组　3. 高脂血症　4. 脂肪肝　5. 高尿酸血症

治法：清热通腑，内泄热结

处方：柴胡 20 g　黄芩 10 g　白芍 20 g　大黄 15 g（后下）　麸炒枳实 30 g　厚朴 30 g　醋延胡索 15 g　川楝子 10 g　法半夏 10 g　竹茹 30 g　木香 10 g（后下）　芒硝 10 g（冲服）　丹参 20 g　瓜蒌皮 30 g

共 3 剂，水煎服，每日 1 剂。

2019 年 4 月 25 日复诊：查房见患者神清，精神可，上腹部稍胀闷不适，无压痛、反跳痛，无头晕头痛，无恶心呕吐，无心慌心悸，无发热恶寒，平素纳可，眠较差，小便调，昨日大便 5 次呈水样。舌淡红、苔黄稍腻，脉滑。

处方：柴胡 20 g　黄芩 10 g　白芍 20 g　麸炒枳实 30 g　姜厚朴 10 g　川楝子 10 g　法半夏 10 g　竹茹 30 g　木香 10 g（后下）　丹参 20 g　瓜蒌皮 30 g

共 3 剂，水煎服，每日 1 剂。

[按语] 首次查房以"清热通腑，内泄热结"为法，方用大柴胡汤合大承气汤加减，方中柴胡疏肝解郁，黄芩清热燥湿，白芍柔肝止痛，大黄、芒硝泻热通腑，麸炒枳实行气消滞，厚朴下气除满，醋延胡索、川楝子、木香行气止痛，法半夏燥湿化痰，竹茹清热止呕，丹参活血化瘀，瓜蒌皮清热化痰。

复诊时，患者腹胀腹痛之症已较前缓解，而前日解 5 次水样大便，故而去掉前方之大黄、芒硝、醋延胡索，改为行气通腑之方。

[案例五]

秦某，男，29 岁，2017 年 3 月 2 日初诊。

主诉：反复上腹胀闷 2 月余。

现病史：偶有两胁肋部游走性疼痛，嗳气，无泛酸，无呕吐，痰涎多，多梦寐差，纳可。小便正常，大便不尽感，肛门不适。舌淡红、苔薄白，脉弦缓。

既往史：否认既往病史。

过敏史：否认。

体格检查：腹平软，无压痛，Murphy 氏征阴性。双肾区无叩击痛。

辅助检查：无。

中医诊断：腹痛

证候诊断：心脾两虚，肝气郁结

西医诊断：腹痛查因

治法：补益心脾，疏肝理气

处方：柴胡 10 g　枳壳 10 g　陈皮 5 g　白芍 15 g　砂仁 6 g（后下）　当归 10 g
　　　白术 10 g　玄胡 15 g　茯苓 15 g　远志 10 g　酸枣仁 15 g　木香 6 g（后下）
　　　炙甘草 10 g

共 3 剂，水煎服，每日 1 剂。

[按语] 本患者表现为中焦气机紊乱不畅，既有上腹胀闷感，又有阵发性的胁痛，还有大便不尽伴肛门不适感，治疗时该从阳明腑气着手还是从少阳气机着手，是需要仔细考量的。朱敏教授认为，本患者之证，从少阳肝经着手调整更为合适，肝为少阳，少阳为枢机，主开合升降，肝气无法调畅，则气机之上升下降均不正常，排便不畅、上腹胀闷，均可归结到肝郁气滞。睡眠不佳亦是肝病之表现。此病还需细辨在气在血，在气者又需细辨虚实。例如本患者，当为在气，气不虚而滞，故而行气为主，且不必担忧行气过度而致虚。

[案例六]

江某，女，43 岁，2017 年 9 月 12 日初诊。

主诉：腹部胀痛 2 日。

现病史：脐周胀痛感，嗳气则舒，伴口中黏腻感，涎多，小便正常，大便烂。纳稍差，自觉乏力，神疲，眠可。舌淡红、苔薄白，边有齿印，脉缓。

既往史：否认既往病史。

过敏史：否认。

体格检查：心肺无异常，腹平软，无压痛、反跳痛。

辅助检查：无。

中医诊断：腹痛

证候诊断：脾虚气滞

西医诊断：腹痛查因

治法：补脾行气

处方：党参 30 g　白术 10 g　茯苓 15 g　陈皮 10 g　法半夏 10 g　薏苡仁 30 g　白
　　　豆蔻 10 g　青皮 10 g　炙甘草 6 g　麦芽 30 g　干姜 10 g

共 4 剂，水煎服，每日 1 剂。

[按语] 此患者与案例五之表现粗看非常类似，但仔细分析，本案患者脾虚气虚之征非常明显，而并无肝气不舒的表现，脾虚导致气滞，痰湿内生而口中黏腻，气不下行则腹胀痛，"涎"为脾之液，脾虚则涎多，因此治疗当侧重于补脾，又恐补益过多加重气滞，故略加行气药物。

[案例七]

赵某，男，72岁，2015年10月15日初诊。

主诉：少腹不适1年余。

现病史：排便前腹痛，偶有解胶冻样大便。舌淡红、苔白，脉缓。

既往史：高血压病史1年余，平时服药控制。

过敏史：否认。

体格检查：全腹软，无压痛、反跳痛，未触及包块。

辅助检查：肠镜未见明显异常。

中医诊断：腹痛

证候诊断：气滞湿阻证

西医诊断：1. 腹痛查因　2. 高血压病3级，很高危组

治法：行气燥湿健脾

处方：白芍15 g　当归15 g　木香10 g（后下）　薏苡仁20 g　黄芩10 g　黄连10 g　大黄10 g　槟榔10 g　茯苓15 g　白术15 g　白扁豆10 g　桂枝10 g　延胡索10 g　甘草10 g

共5剂，水煎服，每日1剂。

[按语] 患者年老气虚，无力推行，故便前腹痛。胶冻样大便，类似于痢疾患者的大便情况，其根本病机仍为脾气虚而湿邪内阻，故组方参考芍药汤之思路，行气燥湿，寒温并用，气血并治，加入数味补脾益气之药，乃考虑患者年事已高，过于行气而不益气，恐其气愈虚。

# 六、中风

中风是以猝然昏仆，不省人事，伴半身不遂，口舌歪斜，言语謇涩为主症的病证，病情轻者可无昏仆而仅见口舌歪斜或半身不遂等症状。中风病严重危害着人类健康，死亡率高，致残率高。在本病的预防、治疗和康复方面，中医药具有较为显著的疗效和优势。

《内经》虽没有明确提出中风病名，但所记述的"大厥""薄厥""仆击""偏枯""风痱"等病证，与中风病在卒中昏迷期和后遗症期的一些临床表现相似。对本病的病因病机也有一定认识，如《灵枢·刺节真邪》云："虚邪偏客于身半，其入深，内居营卫，营卫稍衰，则真气去，邪气独留，发为偏枯。"此外，还认识到本病的发生与个人的体质、饮食、精神刺激等有关，如《素问·通评虚实论》明确指出："仆击、偏枯……肥贵人则膏粱之疾也。"还明确指出中风的病变部位在头部，是由气血逆而不降所致，如《素问·调经论》说："血之与气，并走于上，则为大厥，厥则暴死。"

对中风病的病因病机及其治法，历代医家论述颇多，从病因学的发展来看，大体分为两个阶段。唐宋以前多以"内虚邪中"立论，治疗上一般多采用疏风祛邪、补益

正气的方药。如《金匮要略》正式把本病命名为中风，认为中风病之病因为络脉空虚，风邪中人，其创立的分证方法对中风病的诊断、治疗、判断病情轻重和估计预后很有帮助。唐宋以后，特别是金元时代，许多医家以"内风"立论，可谓中风病因学说上的一大转折。其中刘河间力主"肾水不足，心火暴甚"；李东垣认为"形盛气衰，本气自病"；朱丹溪主张"湿痰化热生风"；元代王履从病因学角度将中风病分为"真中""类中"。明代张景岳提出"非风"之说，提出"内伤积损"是导致本病的根本原因；明代李中梓又将中风病明确分为"闭""脱"二证，仍为现在临床所应用。清代医家叶天士、沈金鳌、尤在泾、王清任等丰富了中风病的治法和方药，形成了比较完整的中风病治疗法则。晚清及近代医家张伯龙、张山雷、张锡纯进一步认识到本病的发生主要是阴阳失调，气血逆乱，直冲犯脑，至此对中风病因病机的认识及其治疗日臻完善。近年来对中风病的预防、诊断、治疗、康复、护理等方面逐步形成了较为统一的标准和规范，治疗方法多样化，疗效也有了较大提高。

[案例一]

徐某某，女，51岁，2016年7月19日查房。

主诉：右侧肢体乏力3小时。

现病史：已入院1日。现感觉右侧肢体乏力伴麻木感，无头晕头痛，无恶心呕吐，无意识丧失，无言语不清，无吞咽困难，无饮水呛咳。舌暗红、苔白腻，脉滑。

既往史：左乳乳腺癌切除史。

过敏史：否认。

体格检查：T 36.2℃，HR 72次/分，律齐，BP 150/100 mmHg，R 16次/分。伸舌居中，四肢无不自主运动，四肢肌张力正常，右上肢及左下肢痛觉稍减退，双侧触觉对称，锥体束征阴性。

辅助检查：血分析示 WBC $6.57 \times 10^9$/L，HGB 104 g/L，PLT $207 \times 10^9$/L。生化示尿酸385 μmol/L，白蛋白35.7 g/L。胸片示左心室稍增大，左乳术后改变。

中医诊断：中风—中经络

证候诊断：气滞血瘀夹痰湿

西医诊断：1. 急性缺血性卒中（腔隙性脑梗死） 2. 左乳恶性肿瘤术后 3. 高尿酸血症

治法：益气活血，除痰通络

处方：赤芍10 g 川芎10 g 当归10 g 甘草泡地龙10 g 黄芪15 g 茯苓15 g
白术10 g 法半夏10 g 炙甘草10 g

共5剂，水煎服，每日1剂。

[按语] 朱敏教授指导，患者既往有乳腺恶性肿瘤病史，体质较弱，且痰湿内盛，气虚无力推动血行，痰湿阻滞脉络，发为本次中风。治疗时选用补阳还五汤合二陈汤益气活血，除痰通络。这里要注意的是补阳还五汤并非仅能应用于中风后遗症期，只要辨证为气虚血瘀之证，急性期应用一样效果很好。另外，由于患者体质较差，虫类

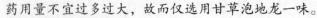

药用量不宜过多过大，故而仅选用甘草泡地龙一味。

[案例二]

林某某，男，53岁，2017年7月18日查房。

主诉：右侧肢体乏力13小时。

现病史：已入院3日。8日前当地医院头颅CT示左侧丘脑腔隙性脑梗死，当地医院治疗后于前日出现胸闷胸痛，当地医院转来。广州中医药大学第一附属医院入院时查心电图示广泛前壁心肌梗死，头颅MRI示左侧颞枕叶大片脑梗死伴内部散在渗血，左侧丘脑、胼胝体压部左侧亚急性腔梗灶。现见：神清，精神可，右侧肢体乏力麻木感，饮水稍呛咳，无头晕头痛，无恶心呕吐，无言语不清，无吞咽困难，无胸闷胸痛，纳眠可，二便调。舌暗红、苔白，脉弦滑。

既往史：高血压、糖尿病病史。

过敏史：否认。

体格检查：T 36.3℃，HR 78次/分，律齐，BP 120/80 mmHg，R 16次/分。双肺呼吸音清晰，右下肺闻及少量湿啰音，右侧颜面麻木，右上下肢肌力4级，余肢体肌力正常，四肢无不自主运动，四肢肌张力正常，生理反射减弱，病理反射未引出。

辅助检查：入院查超敏肌钙蛋白I 8.886 ng/mL，BNP 1 061.5 pg/mL。晨间指尖血糖10.6 mmol/L。

中医诊断：1. 中风—中经络　2. 猝心痛

证候诊断：气阴两虚，痰瘀阻络

西医诊断：1. 急性大面积脑梗死伴梗死后出血　2. 急性广泛前壁ST段抬高型心肌梗死，泵功能2级　3. 高血压病　4. 2型糖尿病

治法：益气养阴，祛痰通络

处方：太子参15 g　麦冬10 g　五味子10 g　茯苓15 g　白术10 g　炒白扁豆15 g
　　　薏苡仁15 g　藿香10 g　炙甘草6 g　枳壳15 g　瓜蒌皮15 g　瓜蒌仁15 g

共3剂，水煎服，每日1剂。

[按语] 本患者病情复杂，治疗矛盾多。既有大面积的急性缺血性卒中，又继而出现了梗死灶内的出血，这类梗死后出血在大面积脑梗死中容易出现，接着又出现了大面积的心肌梗死，故而介入、溶栓等各种心脑再灌注的治疗手段都存在非常高的风险，无法进行。造成这种局面的原因可能与其长期高血压、糖尿病，心脑血管情况很差有关。西医治疗方面目前只可给予所谓的中性治疗。中医方面，患者目前病情为本虚标实，气阴两虚为本，痰湿血瘀为标，目前激进的活血化瘀除痰通络方法有所顾虑，不如徐徐图之，改以益气养阴，行气豁痰为法。生脉散为底方，加以健脾化痰行气的药物，对于这类病情危重复杂者是稳妥的方案。

[案例三]

许某某，女，83岁，2017年8月8日查房。

主诉：一过性意识丧失半小时。

现病史：已入院 4 日。因急性脑梗死入院，入院治疗后现见嗜睡，呼之可应，时有咳嗽气促，喉间闻及痰鸣音，有发热，无呕吐，纳少，小便可，大便调。不能配合伸舌，脉滑。

既往史：高血压病史、陈旧性脑梗死病史。

过敏史：否认。

体格检查：T 38.4 ℃，HR 160 次/分，律不齐，BP 129/53 mmHg，R 24 次/分。心律绝对不齐，第一心音强弱不等。双下肺闻及细湿啰音，双侧瞳孔等大等圆，对光反射稍迟钝，定向力、记忆力及计算力下降，判断力下降，左上肢肌力 2 级，右上肢及双下肢肌力正常，四肢肌张力正常。

辅助检查：急诊头颅 CT 示，1. 考虑右侧小脑半球、右侧额顶叶、岛叶及左侧枕叶多发陈旧性脑梗死，部分软化灶形成；2. 右额顶叶脑组织水肿可能性大，未能完全排除新发脑梗死可能。床边胸片示双肺瘀血、肺静脉高压待排，肺气肿，心影明显增大，主动脉硬化。

中医诊断：中风—中脏腑

证候诊断：痰热蒙窍

西医诊断：1. 急性缺血性卒中　2. 高血压病 3 级，很高危组　3. 陈旧性脑梗死 4. 快室率型心房纤颤

治法：清热化痰，开窍醒神

处方：法半夏 10 g　陈皮 6 g　薏苡仁 15 g　茯苓 15 g　竹茹 10 g　枳壳 15 g　黄芩 15 g　胆南星 10 g　石菖蒲 15 g　郁金 10 g　甘草 6 g

共 3 剂，水煎服，每日 1 剂。

[**按语**] 患者年老体衰，脑髓失养，痰湿内生，上蒙神窍，蕴结肺腑，故而神志昏昧，咳嗽咯痰，中药以温胆汤为基础，加强清热除痰和醒脑开窍的力度，但总体预后不佳。此患者可配合中成药和中药注射液治疗，中成药当中的至宝丹或安宫牛黄丸均可应用，中药注射液的醒脑静或者清开灵也有一定效果。早期配合开始针刺治疗，效果会更好。

[**案例四**]

赵某某，男，64 岁，2017 年 12 月 12 日查房。

主诉：头晕 1 天。

现病史：已入院 3 日。入院时确诊为急性小脑梗死，现见神清，精神可，头晕明显减轻，无天旋地转感，无耳鸣耳聋，无头痛，无恶心呕吐，无发热恶寒，纳一般，眠可，大便两日 1 次，小便调。舌暗红、苔白腻，脉弦滑。

既往史：高血压病史，服药控制。

过敏史：否认。

体格检查：HR 89 次/分，律齐，BP 141/88 mmHg，R 16 次/分。可诱发出水平眼震，左侧指鼻试验欠稳准，左侧轮替试验欠灵敏，左侧跟膝胫试验欠稳准，闭目难

立征阳性。四肢肌力肌张力正常，病理反射未引出。

辅助检查：头颅＋颈椎 MRI＋MRA 示，1. 左侧小脑半球多发脑梗死（亚急性早期），脑桥左侧、双侧颞枕叶、丘脑及右侧放射冠、半卵圆中心、基底节区多发陈旧腔隙性梗死灶；2. 脑动脉硬化，左侧大脑后动脉 P2 段狭窄，右侧大脑中动脉 M1 段局限狭窄；3. 颈椎及椎间盘退行性变，C5/6 椎间盘左侧后型突出，左侧神经根受压，C4/5、C6/7 椎间盘轻度中央型突出；4. 颈部血管 MRA 见右侧椎动脉硬化、纤细；5. 双侧上颌窦、筛窦炎症并少许小囊肿。

中医诊断：中风—中经络

证候诊断：风痰瘀血，闭阻脉络

西医诊断：1. 急性小脑梗死　2. 颈椎间盘突出症　3. 高血压病 3 级，很高危组

治法：益气化痰，活血通络

处方：法半夏 10 g　陈皮 6 g　薏苡仁 15 g　茯苓 15 g　竹茹 10 g　枳壳 15 g　丹
　　　参 15 g　泽泻 15 g　白术 10 g　甘草 6 g

共 2 剂，水煎服，每日 1 剂。

[按语] 患者以眩晕为主诉来诊，经影像学检查，确诊为急性小脑梗死，同时合并有颈椎间盘突出症，加之患者原有高血压病，三种疾病在临床上均可能引发眩晕症状，所以从西医角度来说，鉴别诊断非常重要，三种疾病的治疗方案、危重程度、预后都有明显不同。从本患者来说，症状、查体均符合小脑梗死引起的中枢性眩晕表现，但在进一步检查后发现了颈椎间盘突出并压迫神经，那么他的眩晕就可能并非单一因素造成。这也提示医生，要高度关注患者，不可有一丝马虎。

朱敏教授认为，从中医角度分析，患者目前出现的眩晕已无明显旋转感，即中医所谓的"风"象不甚明显，而从其舌脉来看，痰浊和血瘀更为突出，故而我们抓住主要问题，以温胆汤加减组方，配合少量活血化瘀的丹参。

对于西医诊断的后循环卒中，例如小脑、脑干的卒中，其早期临床表现很可能并无中脏腑要求的神志障碍，例如小脑卒中，初起症状很可能仅表现为眩晕，既无肢体乏力，亦无明显神志障碍，然而其预后往往较差，也有部分患者病情在一两天内快速进展而成为危重状态。那么对于这种类型的卒中，我们该如何分类和判断呢？首先，我们都知道中医对于中风的认识从古到今经历了一个由"外风"至"内风"的过程，早期认为是外来之风邪致病，后期逐步认识到其为内伤杂病，而将中风分为中经络和中脏腑两大类，其名称虽来源于《金匮要略》，但其实对其理解和内涵的定义是历代医家不断完善和改进的。从中医对中风的认识历程，我们应该明确，对中风甚至说一种疾病的认识是有个过程的，逐步接近完善的，这也符合人类认识任何事物的过程。所以我们其实应该在中风的认识上继续进步，将分类更加细致和完备。小脑、脑干的卒中，临床表现不符合中脏腑，危重程度和预后却与中脏腑相同，没有中经络的典型表现，又无法分类为中经络，那么我们就可以在中风的分类中给它们一个单独的定位。王永炎院士在这方面研究得非常深入且很有建树。他提出的"类中风"概念与古代多

个医家所述的"类中风"是不同的，他所说的"类中风"是归属于中风病的其中一类，包括以卒发眩晕为主要症状的"风眩"，突发舌强言謇或言语不能、不识事物与亲人的"风懿"突发坐立行走不稳、双手笨拙的"风痱"和突发一侧肢体疼痛的"风痹"。这几种"类中风"是中风的一大类，病情变化快，早期症状不典型，需要我们高度重视。

[案例五]

张某，女，73岁，2015年5月19日初诊。

主诉：言语不利伴左下肢乏力13小时。

现病史：患者于5月18日早晨9时出现言语不利，左下肢乏力，伴头痛，无头晕，无意识障碍，19时至广州中医药大学第一附属医院急诊就诊。拟诊"脑血管意外"收住急诊科。入院症见神志清，精神可，言语不利，左下肢乏力，左上肢微有麻木感，伴前额胀痛，无头晕，无饮水呛咳，口干口微苦，纳眠差。小便量可色微黄，大便正常。舌红、苔薄白，脉弦滑。

既往史：既往体健。

过敏史：有青霉素、头孢过敏史。

体格检查：T 36.3 ℃，P 64次/分，R 18次/分，BP 126/64 mmHg。神志清楚，精神状态良好，语音不清晰，双侧鼻唇沟对称，鼓气良好，无眼球震颤，伸舌基本居中，四肢肌张力正常，左下肢肌力4级，左上肢肌力5级，右侧肢体肌力5级，左侧Babinski征（+）。

辅助检查：头颅CT平扫示，1. 考虑右侧放射冠急性梗死可能，建议MR检查；2. 右侧丘脑陈旧性腔隙性梗死灶；左侧额叶小软化灶形成，脑白质疏松。

中医诊断：中风—中经络

证候诊断：风痰瘀血，痹阻脉络

西医诊断：1. 急性脑梗死 2. 2型糖尿病

治法：活血化瘀，化痰通络

处方：法半夏15 g 白术15 g 天麻15 g 胆南星15 g 川芎15 g 丹参15 g 醋香附15 g 大黄6 g 地龙10 g 全蝎10 g 蜈蚣2条 丹皮15 g

共6剂，水煎服，每日1剂。

复诊：患者神志清，精神可，言语尚可，对答切题，左下肢乏力症状较前好转，纳眠可，小便可，大便正常。嘱加强康复锻炼，结合针灸治疗。予上方7剂带药出院。

[按语] 第一个方面，此患者为中风之中经络，病情较为轻浅，且来诊及时，这是治疗效果较好的一个原因。第二个方面，我们早期即开始运用通络的虫类药物和针灸康复治疗。根据我们的经验，通络的虫类药物和针剂治疗越早介入，患者恢复越快越好，而一旦到了中后期，痰瘀痹阻脉络已成顽痰死血，药力和针灸之力都难以到达的时候再想逆转，效果就差了。

[案例六]

潘某某，男，66 岁，2018 年 7 月 31 日查房。

主诉：右侧肢体乏力半天。

现病史：患者 5 日前晚 23 时左右久坐起身后突然跌倒，后出现右侧肢体乏力，伴言语不清，休息 1 小时后症状基本缓解，后前往广州中医药大学第一附属医院急诊就诊。急诊予醒脑静注射液、阿司匹林肠溶片及阿托伐他汀等处理后，拟"急性脑梗死"收入院。已入院 5 日。现见神清，精神可，无肢体乏力及麻木，无视物不清，无言语不清，无进食呛咳，无头痛头晕、胸闷心悸、腹胀腹痛等其余不适，纳眠可，二便调。舌红、苔黄腻，脉弦。

既往史：1. 高血压病　2. 冠状动脉粥样硬化性心脏病　3. 酒精性肝病

过敏史：否认。

体格检查：BP 150/90 mmHg。心肺腹查体未见明显异常。四肢肌张力正常，肌力正常，病理征未引出。右足肤色变紫，受冷时加重。

辅助检查：2018 年 7 月 26 日急诊头颅 CT 示，考虑左侧基底节多发腔隙性脑梗死；脑白质变性，老年性脑改变；脑动脉硬化；建议必要时 MR 检查。7 月 27 日头颅 MRI + MRA 示：1. 右侧额顶枕颞叶多发脑梗死（亚急性期），双侧基底节、小脑半球、左侧颞叶深部及左侧尾状核头多发脑软化灶，双侧额顶叶皮层下见多发脱髓鞘灶，老年性脑改变；2. 脑动脉硬化，右侧大脑前动脉 A1 段狭窄；双侧大脑中动脉远端分支稀疏。7 月 29 日肝胆胰脾彩超示：轻度脂肪肝；胆囊壁增厚毛糙，请结合临床；脾脏、胰腺未见明显异常。心脏彩超示：主动脉硬化；左房稍大，室壁运动节段性异常；主动脉瓣关闭不全（轻微）；三尖瓣关闭不全（轻度）；左室收缩功能正常。双侧颈动脉彩超示：双侧颈动脉内—中膜不均匀增厚伴斑块（多发）。双下肢动脉彩超示：双下肢动脉硬化并弥漫性斑块形成；右侧足背动脉完全闭塞；右侧下肢动脉频谱异常。

中医诊断：中风—中经络

证型诊断：痰热痹阻脉络

西医诊断：1. 急性脑梗死　2. 高血压病 2 级，很高危组　3. 冠状动脉粥样硬化性心脏病　4. 酒精性肝病　5. 右足背动脉闭塞

治法：清热化痰

处方：法半夏 15 g　陈皮 10 g　茯苓 15 g　竹茹 10 g　麸炒枳壳 15 g　胆南星 10 g
　　　黄芩 15 g　瓜蒌仁 15 g　瓜蒌皮 15 g　甘草 6 g

共 2 剂，水煎服，每日 1 剂。

[按语] 以温胆汤主方加减，其中法半夏、胆南星燥湿化痰，麸炒枳壳宽中除满，茯苓、陈皮健脾燥湿，黄芩清肝胆湿热，竹茹、瓜蒌仁、瓜蒌皮合用清化痰热，甘草调和诸药。

此患者临床表现不重，而西医头颅影像学检查结果却有很多病灶，新旧多发并存，且存在明显的全身动脉粥样硬化。患者长期嗜酒，酒为湿热之物，蓄积于内则必生痰

湿，痰分有形之痰与无形之痰，无形之痰可流注全身，闭阻脉络，因此我们选择清热除痰的温胆汤进行治疗。对于中医来说，西医的辅助检查结果可供我们参考，但是不要因之影响我们的辨证。例如此患者，我们看到西医检查结果显示全身动脉硬化，甚至有血管闭塞，那是否就是血瘀，就应该以活血化瘀的治法进行治疗呢？如果这样那就是放弃了中医辨证论治的原则了，此患者并未表现出明显的血瘀之象，而是一派痰热之征，若按照西医检查结果盲目用活血化瘀的中药，效果就不会好。

[案例七]

余某，男，52 岁，2017 年 2 月 20 日初诊。

主诉：左侧肢体麻木感 1 月余。

现病史：1 月余前因中风导致左侧肢体乏力，现左侧肢体乏力稍好转，但整日自觉麻木感，夜间尤甚，头晕，口苦，纳可，眠差，二便调。舌淡红、苔薄黄，脉滑。

既往史：高血压、脑出血病史。

过敏史：否认。

体格检查：左侧肢体肌力 3 级，肌张力稍增高，右侧肢体肌力、肌张力正常，言语稍欠清。BP 144/90 mmHg。

辅助检查：无。

中医诊断：中风—中经络

证候诊断：肝郁气滞血瘀

西医诊断：1. 脑出血（亚急性期）　2. 高血压病 3 级，很高危组

治法：疏肝理气，活血通络

处方：柴胡 20 g　蜈蚣 1 条　白芍 20 g　炙甘草 10 g　枳壳 20 g　桑枝 20 g　法半夏 10 g　茯苓 20 g　瓜蒌皮 20 g　川芎 15 g　细辛 3 g　羌活 10 g

共 5 剂，水煎服，每日 1 剂。

[按语] 肢体麻木，辨证时可从虚实两端分析。虚者，即全身气血阴阳不足，经络肢体肌肉皮毛缺乏润濡，故而麻木不仁；实者，则外来之风寒湿邪或内生之痰浊血瘀气滞等均可引起肢体麻木。临床对此类病症，常言其"本虚标实"或"虚实夹杂"，然而若深入探究，则常对"虚""实"辨析混乱。朱敏教授认为，此类病证的"虚"，当是指全身整体的气血之虚，而非局部患病肢体的"虚"，切不可将病肢的萎软无力简单地归为"虚"。局部经络气血不通，肢体则缺少滋养，无气血之荣，时间稍长则必然萎缩无力，这种局部的"虚"的根本原因恰恰是因为"实"而造成，因此治疗当以祛实为法而非补虚。搞清楚了这两个概念在本病证中的具体所指，方能不犯"虚虚实实"之误。

# 七、痹证

痹证是指正气不足，风、寒、湿、热等外邪侵袭人体，痹阻经络，气血运行不畅

所导致的以肌肉、筋骨、关节发生疼痛、麻木、重着、屈伸不利，甚至关节肿大灼热为主要临床表现的病证。

痹证的含义有广义、狭义之分。广义的痹病，泛指机体正气不足，卫外不固，邪气乘虚而入，脏腑经络气血为之痹阻而引起的疾病，包括《内经》所言之"肺痹""心痹"等脏腑痹和"肉痹""筋痹"等肢体经络痹。而狭义的痹证，即指其中的肢体经络痹。目前中医界所言的"痹证"一般均指狭义之痹证。

痹证在文献上有许多名称，如"风痹""寒痹""风湿""行痹""痛痹""着痹""历节""白虎历节""痛风"等。《内经》最早提出了"痹病"之名，并专辟"痹论"篇，对其病因、发病、证候分类及演变均有记载，为后世奠定了基础。张仲景在《伤寒杂病论》里创立的桂枝附子汤、桂枝芍药知母汤、乌头汤等至今仍为治痹的常用效方。金元时期，《儒门事亲》对相似的"风""痹""痿""厥""脚气"等病证进行了鉴别。《丹溪心法》提出了"风湿与痰饮流注经络而痛"的观点，丰富了痹证的病机理论。清代温病学的形成，对热痹的病因、症状和治疗有更充分的论述。"久病入络"理论在这一时期受到重视。

[案例一]

邓某某，男，48 岁，2016 年 8 月 30 日查房。

主诉：腹胀呕吐 4 小时。

现病史：已入院 5 日。入院后经检查发现重度贫血，右下肺炎。经治疗后现有发热，四肢关节疼痛，睡眠差，食欲尚可，大小便正常。舌红、苔黄腻，脉数。

既往史：痛风病史。

过敏史：否认。

体格检查：T 37.2 ℃，HR 103 次/分，R 19 次/分，BP 150/100 mmHg，肺部及腹部查体未见明显异常，左踝关节见一 2 cm × 2 cm 痛风石，皮温升高，双下肢无浮肿。

辅助检查：血分析示 WBC 12.65 × $10^9$/L，NEU% 73%，PLT 341 × $10^9$/L，HGB 58 g/L。相关抗原检查、地贫检查、葡萄糖 – 6 – 磷酸脱氢酶测定均正常。

中医诊断：痹证

证候诊断：湿热阻络

西医诊断：1. 贫血查因　2. 痛风急性发作期　3. 右肺炎

治法：清热祛湿，通络止痛

处方：苍术 10 g　黄柏 15 g　牛膝 15 g　桑枝 15 g　薏苡仁 30 g　忍冬藤 15 g　桂
　　　枝 10 g　白芍 15 g　茯苓 15 g　白术 10 g　金银花 15 g　连翘 15 g

共 2 剂，水煎服，每日 1 剂。

[按语] 患者年纪不大，贫血原因不明，根据检查结果来看，首先需要排除消化道的慢性失血，但同时患者合并痛风，关节疼痛严重，西药当中的非甾体抗炎药对消化道有损伤风险，当下使用存在顾虑，我们可以用中医方式解决。

本方是以四妙散为基础方，同时加入了温通的桂枝和清热的金银花、连翘、忍冬藤。对于此类时间较长的痹证，往往是寒热虚实错杂，单纯清热或一味温通多不适宜，寒热并用效果更佳。桑枝可引药上行，对于上肢关节的病变有效，而四妙散更专注于湿热下行，加入桑枝则四肢关节均可顾及。

[案例二]

李某某，男，85岁，2019年4月16日查房。

主诉：右下肢肿痛7天。

现病史：患者于半月前无明显诱因出现右下肢肿痛，行走时加重，无发热，无胸闷胸痛。4月3日至社区卫生中心就诊，予脉管复康片、塞来昔布胶囊、氢氯噻嗪片、螺内酯片口服后症状无明显改善，来广州中医药大学第一附属医院就诊，急诊以"肢体肿痛查因"收入院。经治疗后现见神清，精神一般，右下肢肿胀疼痛。昨夜发热，最高38.8℃。现无恶寒发热、头晕头痛、恶心呕吐、腹痛腹泻等特殊不适。纳眠一般，二便调。舌红、苔白腻，脉滑。

既往史：1. 高血压病2级，中危组；2. 痛风性关节炎。

过敏史：否认。

体格检查：生命体征平稳。右下肢肿胀，有压痛，肤温较左上肢升高。胸部及右下肢皮肤可见散在红色皮疹。心肺查体无异常。

辅助检查：血分析示 NEU% 79.1%，淋巴细胞百分数 8.9%；生化八项示 $K^+$ 6.08 mmol/L，尿素 15.70 mmol/L，总二氧化碳 16.8 mmol/L，Cr 198 $\mu$mol/L，阴离子间隙 19.0 mmol/L，$Na^+$ 131.8 mmol/L；心梗定量2项肌红蛋白216.8 ng/mL；心酶五项示 $\alpha$-羟丁酸脱氢酶 225 U/L，乳酸脱氢酶 295 U/L。

中医诊断：痹证

证型诊断：湿热证

西医诊断：1. 水肿查因　2. 高血压病2级，中危组　3. 痛风性关节炎

治法：清热燥湿，消肿止痛

处方：苍术15 g　黄柏15 g　牛膝15 g　当归10 g　猪苓15 g　泽泻15 g　赤芍15 g

　　　忍冬藤30 g　白花蛇舌草15 g　甘草6 g

共3剂，水煎服，每日1剂。

2019年4月18日复诊：查房见患者神清，精神一般，右下肢肿胀疼痛较前缓解，有压痛，肤温偏高。无恶寒发热、头晕头痛、恶心呕吐、腹痛腹泻等特殊不适。纳眠一般，二便调。查体：生命体征平稳。

经治疗后，患者症状缓解。中药继续守方治疗。

[按语]首诊时中药以清热燥湿、消肿止痛为法，方拟三妙丸为主方加减。其中黄柏清热燥湿，苍术健脾燥湿除痹，牛膝活血通经、引血下行，当归补血活血，猪苓、泽泻利水渗湿，赤芍清热凉血，忍冬藤、白花蛇舌草清热解毒，甘草调和诸药。

白花蛇舌草，味苦甘，性寒，无毒，是产自我国两广和西南地区的一种药物。其

具有清热解毒、利湿的功效，多用于肺热喘咳、咽喉肿痛、肠痈、疖肿疮疡、毒蛇咬伤、湿热黄疸和癌肿的治疗。忍冬藤，即金银花藤，其味甘，性寒，具有清热解毒、通络的作用，多用于温病发热、疮痈肿毒、热毒血痢和风湿热痹。白花蛇舌草和忍冬藤两药配伍以治疗风湿热痹，是广东省名中医、治疗痹证的专家陈继藩教授的经验，朱敏教授认为此配伍精当，疗效确切，故而对于痹证中热象较显著的患者，常采用此药对。

**[案例三]**

胡某，男，52 岁，2017 年 11 月 9 日初诊。

主诉：反复发作双下肢关节肿痛 10 年余，再发 3 天。

现病史：3 天前因踝关节疼痛伴有足跟疼痛，无法行走。舌淡紫、苔黄厚腻，脉滑。

既往史：既往诊断为痛风性关节炎。

过敏史：否认。

体格检查：心肺无异常，双侧踝关节红肿发热，局部压痛。

辅助检查：无。

中医诊断：痹证

证候诊断：风湿热痹

西医诊断：痛风病（急性发作期）

治法：健脾利湿，活血通痹

处方：苍术 15 g　牛膝 15 g　黄柏 15 g　薏苡仁 20 g　陈皮 5 g　麦芽 10 g　麦冬 10 g　车前子 10 g　丹参 15 g　法半夏 15 g　白芍 15 g　生甘草 6 g

共 5 剂，水煎服，每日 1 剂。

**[按语]** 此方为四妙散配合活血祛痰、养阴清热之药。四妙散是治疗风湿热痹的一个名方，组方简单，结构清晰，疗效确切。在其基础上还可以进行很灵活的加味调整，变得更切合不同患者的情况。例如此患者，由于痹阻时间久，反复发作，已经出现了血瘀之象，故而需要适当配伍活血药物，且脾为生痰之源，四妙散侧重治标，故而需配合陈皮、法半夏、麦芽、生甘草等以健脾，断其痰湿来路。恐利湿燥湿又有伤阴之弊，略加一味麦冬。诸药合用，构成健脾利湿，活血通痹的组方。

# 八、腰痛

腰痛是指腰部感受外邪，或因劳伤，或由肾虚而引起气血运行失调，脉络绌急，腰府失养所致的以腰部一侧或两侧疼痛为主要症状的一类病证。

《素问·脉要精微论》指出："腰者，肾之府，转摇不能，肾将惫矣。"说明了肾虚腰痛的特点。《素问·刺腰痛》认为腰痛主要属于足六经之病，并分别阐述了足三阳、足三阴及奇经八脉经络病变时发生腰痛的特征和相应的针灸治疗。《金匮要略》

已开始对腰痛进行辨证论治，创肾虚腰痛用肾气丸、寒湿腰痛用干姜苓术汤治疗，两方一直为后世所重视。金元时期，对腰痛的认识已经比较充分，如《丹溪心法·腰痛》指出腰痛病因有"湿热、肾虚、瘀血、挫闪、痰积"，并强调肾虚的重要作用。清代对腰痛的病因病机和证治规律已有系统的认识和丰富的临床经验。《七松岩集·腰痛》指出："然痛有虚实之分，所谓虚者，是两肾之精神气血虚也，凡言虚证，皆两肾自病耳。所谓实者，非肾家自实，是两腰经络血脉之中，为风寒湿之所侵，闪肭挫气之所碍，腰内空腔之中，为湿痰瘀血凝滞不通而为痛，当依据脉证辨悉而分治之。"对腰痛常见病因和分型做了概括。《证治汇补·腰痛》指出："唯补肾为先，而后随邪之所见者以施治，标急则治标，本急则治本，初痛宜疏邪滞，理经隧，久痛宜补真元，养血气。"这种分清标本先后缓急的治疗原则，对临床很有意义。

朱敏教授教导我们，腰痛是很常见的一种疾病，而且不仅在内科，外科、妇科、骨科疾病之中也非常常见。从中医角度来说，其辨证思路不外乎虚实两端，无论哪个专科，都是从这个辨证思路入手。虚则多责之于肾，妇科尚需考虑冲任和带脉；实则归结于气滞、血瘀、痰凝、湿阻。然而中医还需要注意一点，就是腰痛是否只是患者各种症状之一。如果患者伴随其他症状，医生就需要详细鉴别，不要轻易诊断为腰痛而忽略了其他表现。例如发热、尿血、腰痛，甚至尿中有砂石，那是淋证中的石淋；而高处坠落者，腰痛、腿麻，则可能是骨折病。这类情况单纯按腰痛来辨证治疗，不仅效果不佳，且可能耽误病情。

从西医角度来说，腰痛仅是一个症状，其鉴别诊断的内容涵盖了很多疾病，其治疗应首先考虑针对引起腰痛的原发疾病进行。引起腰痛的疾病既有比较轻微的腰肌损伤等，也有立即致命的主动脉夹层损伤，故而必须小心谨慎，避免麻痹大意而漏诊误诊。现在各大医院，从急诊到住院部，专科分化的趋势越来越明显，这种趋势虽然有其优势所在，但是也存在很大的弊端。其实急诊医学的发展方向是全科急诊而非分化成专科，在专科思维指导下对腰痛进行诊疗，就容易出现思维狭隘而导致误诊漏诊。

［案例一］

郑某某，男，57 岁，2017 年 9 月 19 日查房。

主诉：左腰持续疼痛 7 天，加重 3 天。

现病史：已入院 3 日。现见神清，精神一般，左腰部仍有持续性疼痛，可随体位改变加剧或缓解，无恶寒发热，无恶心呕吐，无胸闷心悸，无嗳气反酸，纳眠一般，二便正常。舌暗、苔黄腻，脉滑。

既往史：糖尿病病史。

过敏史：否认。

体格检查：双肾区叩击痛（－），第 3 腰椎至第 5 腰椎左侧棘旁压痛（＋）。

辅助检查：生化示 Cr 126 μmol/L，尿酸 546 μmol/L，糖化血红蛋白 11.8%，尿分析未见异常。泌尿系彩超示左肾结石（约 5 mm×3 mm），右肾、膀胱未见异常。中下腹部 CT 平扫示双肾小结石与肾血管钙化鉴别，腰椎退行性变。腹主动脉＋髂动脉螺旋平扫加增强 CT 示，1. 考虑左肾下盏结石，慢性胆囊炎可能；2. 腹主动脉硬化，左肾动脉近段多发混合斑块形成，管腔重度狭窄；3. L5 双侧椎弓峡部裂。

中医诊断：腰痛

证候诊断：湿热痹着

西医诊断：1. 腰痛查因（左肾结石?）2. 2 型糖尿病 3. 高尿酸血症

治法：清热利湿，行气活血

处方：苍术 10 g　黄柏 15 g　牛膝 15 g　柴胡 15 g　枳壳 15 g　延胡索 15 g　木香 6 g（后下）　川芎 10 g　香附 15 g　丹皮 15 g　泽泻 15 g　薏苡仁 15 g　甘草 6 g

共 3 剂，水煎服，每日 1 剂。

[按语] 朱敏教授认为，从西医角度来说，患者目前仍有左侧腰部疼痛，虽然左肾结石诊断明确，但腰痛是否确实由其引起，不可断然确定。因为存在一些疑点，例如尿分析完全正常，双肾区无叩击痛，腰椎旁存在压痛点等，且患者左肾的结石位于下盏位置，引起疼痛的可能性也不大，所以必须进一步行腰椎 MRI 等检查，排除引起腰痛的其他原因。根据目前情况看来，患者还有其他几个原因是可能引起腰痛的，首先是腰椎退行性变和 L5 双侧椎弓峡部裂，其次是左肾动脉的重度狭窄，尤其是左肾动脉的重度狭窄有可能引起左肾的严重缺血，需要警惕。

中医方面，治疗仍是辨清虚实气血。根据患者病情和舌脉，可辨证为湿热痹着，治疗以四妙散为底方，加入行气活血的枳壳、延胡索、木香、川芎、丹皮等药，侧腰部为少阳经循行经过之处，故加入柴胡、香附等药引经。

[案例二]

冯某，女，54 岁，2019 年 10 月 22 日查房。

主诉：腰痛 1 月，加重伴双下肢水肿、活动障碍 20 余天。

现病史：患者 1 个月前无明显诱因出现腰痛，自服药物后缓解（具体不详）。20 余天前，患者因糖尿病于外院住院期间出现腰痛加重，伴双下肢水肿、活动障碍，出现一过性发热，最高体温 39 ℃，可自行退热，后无发热。外院查腰椎 X 线：腰椎退行性变，L5—S1 椎间盘病变。腰椎 MRI：1. 腰椎 MRI 平扫未见异常；2. 骶椎前方梭形囊性病灶。患者转院治疗，转入当地人民医院，查 X 线：1. 骶骨骨质密度增高；2. 腰椎退行性变；3. 双髋关节未见明显异常。盆腔 CT：1. 骶骨前缘及双侧低密度灶，并骶骨密度增高；2. 盆骨骨质退行性变。骶椎 MRI 平扫＋增强：1. 结合 CT 片，骶骨前缘及双侧囊肿性病变，多考虑神经鞘囊肿，S2 以下多个骶孔狭窄、闭塞；2. 腰椎轻度骨质增生。予抗感染、止痛、消肿等治疗后患者症状无缓解。为求进一步治疗，至广州中医药大学第一附属医院急诊就诊。急诊收入院治疗。已入院 10 日。现见：患者神清，精神一般，腰部疼痛稍缓解，双下肢凹陷性水肿较前明显缓解，双下肢活动受限，无发热、恶寒、气促、胸闷，无腹痛腹泻，无咳嗽咳痰，无头晕头痛等不适。纳差，眠一般，小便正常，大便正常。舌暗红、苔白腻，脉弦。

既往史：1. 2 型糖尿病；2. 甲状腺功能减退症；3. 子宫切除术后。

过敏史：否认。

体格检查：生命体征平稳。双肺呼吸音稍弱，双侧肺未闻及干、湿性啰音。腹膨隆，无腹壁静脉曲张，腹部柔软，无压痛、反跳痛，脐下可触及一包块，大小约 10 cm × 5 cm，光滑，无压痛。肝脏肋下未触及，脾脏肋下未触及，Murphy 氏征阴性，肝区无叩击痛，肾区无叩击痛，移动性浊音（＋）。肠鸣音未闻及异常，4 次/分。双下肢活动受限，双侧"4"字试验（＋），腰椎叩击痛（－），双髋叩击痛（＋＋），无畸形，无下肢静脉曲张、杵状指（趾），关节未见异常，双下肢凹陷性水肿，双足肤温稍降低。

辅助检查：10 月 13 日急诊查血分析示 WBC 17.75 × $10^9$/L，NEU 15.83 × $10^9$/L，NEU% 89.2%，HGB 72 g/L；生化＋肝功＋心酶示白蛋白 25.0 g/L，$Na^+$ 126.7 mmol/L，$Cl^-$ 84.6 mmol/L，血糖 24.12 mmol/L；BNP 158.8 pg/mL；DDi 4.53 mg/L；超敏肌钙蛋白 I 0.009 ng/mL。胸片示：考虑左下肺野渗出灶，左侧胸腔少量积液可能，右下肺野渗出灶未排，请结合临床，建议治疗后复查，T9 椎体似稍变扁。双下肢静脉彩超示：双下肢静脉回流通畅，无明显异常反流。双下肢动脉彩超示：双下肢动脉硬化并斑块形成，未见明显狭窄。10 月 14 日急诊复查生化：$Na^+$ 130.3 mmol/L，$Cl^-$ 89.7 mmol/L，Glu 18.41 mmol/L；DDi 4.78 mg/L。血清蛋白电泳：白蛋白比例 39.3%，$\alpha_1$ 区带球蛋白9.9%，$\alpha_2$ 区带球蛋白12.5%，$\gamma$ 区带球蛋白27.6%；IFE 未见异常单克隆免疫球蛋白区带。

中医诊断：腰痛

证型诊断：脾肾阳虚

西医诊断：1. 腰痛查因（骶前双侧神经鞘囊肿?） 2. 下肢水肿查因（低蛋白血症?） 3. 腹部包块查因 4. 2 型糖尿病 5. 甲状腺功能减退症 6. 子宫切除术后

治法：补肾健脾，利湿止痛

处方：桂枝 15 g　茯苓 15 g　盐杜仲 15 g　牛膝 15 g　甘草 6 g　独活 15 g　桑寄生 15 g　秦艽 15 g　细辛 3 g　防风 15 g　川芎 10 g　当归 10 g　熟地 15 g　白芍 15 g

共 4 剂，水煎服，每日 1 剂。

[按语] 方拟独活寄生汤加减，方中独活祛湿通络，桑寄生、牛膝、盐杜仲补益肝肾，熟地、白芍养阴柔肝，细辛、防风祛风止痛，桂枝温阳通经，茯苓健脾利湿，秦艽祛风湿、清湿热，川芎、当归行气活血，甘草调和诸药。

2019 年10 月26 日复诊：查房见，患者神清，精神可，腰部疼痛稍缓解，双下肢疼痛、活动受限症状好转，可下床活动，无发热、恶寒、气促、胸闷，无腹痛腹泻，无咳嗽咳痰，无头晕头痛等不适。纳差，眠一般，小便正常，大便正常。生命体征平稳，舌暗红、苔白腻，脉弦。

辅助检查：2019 年10 月26 日血分析示 WBC 5.58 × $10^9$/L，RBC 2.47 × $10^{12}$/L，

HGB 62 g/L；生化八项示 $K^+$ 4.79 mmol/L，白蛋白 35.9 g/L，$Na^+$ 130.9 mmol/L，Cr 92 μmol/L，葡萄糖 12.20 mmol/L。骨髓涂片：考虑继发性贫血骨髓象。

守方 7 剂继服。

[**按语**] 本患者从西医角度来说，基础疾病多，可能引起腰痛的病因也很多，患者入院时伴有严重的双下肢水肿，其基础的糖尿病、甲减都有可能引起这样的双下肢水肿。通过前期的治疗，可以看到病情得到了较为明显的缓解，说明治疗方案是正确的。但是患者的血糖仍然控制得不好，需要继续进行调节。

中医方面，慢性腰痛，伴有双下肢水肿、纳差，结合舌脉，考虑为脾肾亏虚，湿邪阻滞，因而首诊治疗时在补益脾肾的基础上加以祛风祛湿、活血通络的药物。复诊之时，腰痛症状有所缓解，故而守方继服。此类慢性虚性腰痛，在辨证准确的基础上必须守方一段时间，方可能见到较明显效果。

# 九、 黄疸

黄疸是由于感受湿热疫毒等外邪，导致湿浊阻滞，脾胃肝胆功能失调，胆液不循常道，随血泛溢引起的以目黄、身黄、尿黄为主要临床表现的一种肝胆病证。

《内经》已有黄疸之名，并对黄疸的病因、病机、症状等都有了初步的认识，如《素问·平人气象论》云："溺黄赤，安卧者，黄疸；……目黄者曰黄疸。"《素问·六元正纪大论》云："溽暑湿热相薄，争于左之上，民病黄瘅而为胕肿。"《灵枢·经脉》云："是主脾所生病者，……黄疸，不能卧。"《金匮要略》将黄疸立为专篇论述，并将其分为黄疸、谷疸、酒疸、女劳疸和黑疸等五疸。《伤寒论》还提出了阳明发黄和太阴发黄，说明当时已认识到黄疸可由外感、饮食和正虚引起，病机有湿热、瘀热在里、寒湿在里等，相关的脏腑有脾、胃、肾等，并较详细地记载了黄疸的临床表现，创制了茵陈蒿汤、茵陈五苓散等多首方剂，体现了泻下、解表、清化、温化、逐瘀、利尿等多种退黄之法，这些治法和方剂仍为今天所喜用，表明汉代对黄疸的辨证论治已有了较高的水平。《诸病源候论·黄病诸候》提出了一种卒然发黄，命在顷刻的"急黄"。《外台秘要·温病及黄疸》引"必效"曰："每夜小便中浸白帛片，取色退为验。"乃是最早用实验检测的比色法来判断治疗后黄疸病情的进退。宋代韩祗和的《伤寒微旨论》除论述了黄疸的"阳证"外，还特设"阴黄证篇"，并首创用温热药治疗阴黄。

元代罗天益所著《卫生宝鉴·发黄》总结了前人的经验，进一步明确湿从热化为阳黄，湿从寒化为阴黄，将阳黄和阴黄的辨证论治系统化，执简驭繁，对临床实践指导意义较大，至今仍被采用。《景岳全书·黄疸》中载有疸黄证，认为其发病与"胆液泄"有关，提示了黄疸与胆液的关系。《杂病源流犀烛·诸疸源流》认识到了黄疸的传染性及其严重性："又有天行疫疠，以致发黄者，俗谓之瘟黄，杀人最急。"

朱敏教授指导后辈们，黄疸一证，首辨阴阳，是提纲挈领的大法，这点毋庸置疑，古今诸多医家也有非常丰富的论述和经验。但是在阴阳的内涵上，应该进一步地探讨和辨析。朱敏教授认为，在黄疸的辨证中，阴阳两个概念应该包括了寒热、虚实、急缓等多方面，而绝非是仅仅代表寒热。患者情况是非常复杂多变的，急性起病，却表现为脾肾阳虚，寒湿内蕴者有之；长期体虚多病，却急起发黄，湿热郁阻者亦不少见。因此在运用阴阳两纲对黄疸进行辨证治疗时，切不可只考虑其中的一个因素而片面地决定治疗方向。寒热并用、补泻同施也是临床上很常用的方法，且常常更为切合病因病机。中医认为"退黄不利小便，则非其治也"，这个观点在大多数情况下是有道理的，确实可以通过通利小便促进黄疸的消退，但是结合西医学的知识，我们也应该进一步认识到两点：第一，利小便不是一定可以退黄的；第二，不应该将退黄作为治疗的单一目标。

[案例]

杨某某，女，87 岁，2017 年 11 月 14 日查房。

主诉：气促 3 天。

现病史：已入院 6 日。入院诊断为心衰、肺炎，经治疗气促症状已缓解。现见神清，精神一般，诉恶心呕吐，无明显气喘，偶有咳嗽，少痰，无恶寒发热，无腹泻腹痛，无胸闷胸痛，纳眠差，小便调，大便少而质软。舌淡暗、苔少，脉弦细、结代。

既往史：高血压、甲状腺功能亢进病史。

过敏史：否认。

体格检查：T 36.5 ℃，R 20 次/分，P 74 次/分，BP 110/60 mmHg。全身皮肤、巩膜黄染，HR 102 次/分，律绝对不齐，第一心音强弱不等，双肺呼吸音清，未闻及明显干湿啰音。腹部膨隆，腹软，无压痛、反跳痛，双下肢浮肿。

辅助检查：心电图示快室率房颤，频发室早；BNP 10 000 pg/mL，血分析示 WBC $7.63 \times 10^9$/L，HGB 69 g/L；生化示 Cr 275 μmol/L，尿酸 617 μmol/L，总胆红素 81.6 μmol/L，直接胆红素 63.0 μmol/L，间接胆红素 18.6 μmol/L，白蛋白 27.1 g/L；超敏 TSH 0.035 mIU/L；胸片示考虑右中下肺炎症。

中医诊断：黄疸

证候诊断：阴黄—脾肾阳虚，寒湿内蕴

西医诊断：1. 黄疸查因（药物性？淤血性？） 2. 高血压性心脏病，心功能不全 3. 肺炎 4. 甲状腺功能亢进，甲亢性心脏病待排

治法：温阳利湿，疏肝退黄

处方：熟附子 5 g（先煎） 茵陈 30 g 青蒿 15 g 金钱草 15 g 当归 10 g 干姜 10 g 柴胡 15 g 赤芍 15 g 炙甘草 10 g

共 3 剂，水煎服，每日 1 剂。

[按语] 西医方面，患者心衰、肺炎的诊断明确，经过正确治疗目前得到缓解，可以继续坚持前期治疗方案，但近日开始出现不明原因黄疸，需要注意两个问题。一是其甲亢服用的药物是否可能引起肝功能损害，造成药源性黄疸，建议停药并换药；

二是心衰引起肝瘀血也可以出现黄疸和肝功能损害，应尽快进行肝胆影像学检查明确诊断。

中医角度分析，观其黄疸，色如烟熏，小便自利，舌脉亦是阳气不足、寒湿遏阻之表现，故而中医的治疗当从寒湿着手，温阳利湿，以茵陈术附汤为底进行加减，适当配合活血药物。此患者发黄速度较快，但体质本为阳虚，因而表现为阴黄之证，在温阳的熟附子、干姜药物基础上，使用疏肝利湿退黄的专药——茵陈、金钱草，再配合柴胡、青蒿引药入肝经，寒温并用，全方仍为温阳利湿之剂。

## 十、 哮病

哮病是由于宿痰伏肺，遇诱因或感邪引触，以致痰阻气道，肺失肃降，痰气搏击所引起的发作性痰鸣气喘疾患。发作时以喉中哮鸣有声，呼吸困难，甚至喘息不能平卧为主要表现。

《内经》虽无哮病之名，但有"喘鸣"之类的记载，与本病的发作特点相似。汉代张仲景《金匮要略》中将本病称为"上气"，不仅具体描述了本病发作时的典型症状，提出了治疗方药，而且从病理上将其归属于痰饮病中的"伏饮"，堪称后世认为"顽痰伏肺为哮病夙根"的渊薮。隋朝巢元方《诸病源候论》称本病为"呷嗽"，明确指出本病病理为"痰气相击，随嗽动息，呼呷有声"，治疗"应加消痰破饮之药"。至元代朱丹溪首创"哮喘"病名，阐明病机专主于痰，提出"未发以扶正气为主，既发以攻邪气为急"的治疗原则。明代虞抟《医学正传》进一步对"哮"与"喘"做了明确的区别。由于哮必兼喘，一般通称"哮喘"，但为了与"喘病"相区分，故规范其名称为"哮病"。

[案例]

郑某，男，60岁，2015年6月4日初诊。

主诉：反复气促25年余，加重2天。

现病史：患者25年前无明显诱因出现胸闷气促，活动后及夜间尤甚，于当地医院诊断为"支气管哮喘"。2天前出现气促，伴胸闷，1天前出现发热畏寒，伴咳嗽，痰多色黄，质黏难咳出，全身乏力，肌肉酸痛，3日下午因气促加重至广州中医药大学第一附属医院急诊就诊，急诊拟"支气管哮喘"收入院。现见患者神清，精神尚可，胸闷气促，夜间及活动后加重，咳嗽，痰多色黄，质黏难咳出，全身乏力，肌肉酸痛，口干，无口苦，无鼻塞，左肩痛，左上肢无法高举，无发热恶寒，无头痛咽痛，眠可，大便正常。近3个月纳差，小便量增多。舌红、苔黄腻，脉弦滑。

既往史：过敏性鼻炎病史20余年，10余年前曾行鼻息肉切除术，慢性浅表性胃炎病史，肩周炎病史。

过敏史：青霉素过敏史。

体格检查：T 36.0 ℃，P 90次/分，R 18次/分，BP 128/83 mmHg。双肺呼吸音

粗，双肺可闻及双相哮鸣音。HR 90 次/分，律齐，各瓣膜听诊区未闻及杂音。

辅助检查：血分析示 WBC $10.53 \times 10^9$/L，EOS $0.67 \times 10^9$/L，NEU% 67%，LYM 1.45%。

中医诊断：哮病

证候诊断：热哮—痰热蕴肺证

西医诊断：1. 支气管哮喘急性发作　2. 慢性浅表性胃炎　3. 左侧肩周炎

治法：清肺化痰平喘

处方：麻黄10 g　苦杏仁10 g　生石膏30 g　甘草6 g　浙贝母10 g　瓜蒌皮10 g
　　　桑白皮10 g　地骨皮10 g　桃仁10 g　旋覆花10 g　薏苡仁30 g　沉香3 g
　　　紫苏子15 g

共4剂，水煎服，每日1剂。

复诊：服药后，患者神清，精神可，无气促，偶有咳嗽咯少量白痰，舌淡红、苔白、脉滑，热邪渐清，上方去清内热之品，加强止咳化痰，下方服药4剂带药出院。

处方：麻黄10 g　苦杏仁10 g　枇杷叶15 g　甘草6 g　浙贝母10 g　瓜蒌皮10 g
　　　桑白皮10 g　前胡10 g　桔梗10 g　旋覆花10 g　薏苡仁30 g　紫菀15 g

共4剂，水煎服，每日1剂。

[按语] 哮病辨治时首先分清急性期与缓解期，再辨寒热虚实。本患者虽患病时间长，但本次为急性发作，首诊时表现为痰热蕴肺，故仍采用麻杏石甘汤为基础方，配合清热化痰、降气活血之药，效果良好。复诊时喘促症状已消失，痰热之征明显消退，仍有少许肺气上逆的表现，因此遣方时稍做调整，将生石膏、沉香、紫苏子减去，加入止咳降气的枇杷叶、前胡、紫菀以加强降气之功。地骨皮，常见用于清骨蒸虚热，其实有清肺热疗咳喘的作用，因此首诊中朱敏教授应用了该药，复诊时肺热已清，将其去掉。

朱敏教授强调，哮喘急性发作期治疗，抓住"痰"和"气"两个关键点。正如诸多医家强调的，痰气搏击而发为哮。一是化痰祛痰，一是调气降气，抓住这两个要点用药，基本方向就对。患者在急性期缓解之后，当注意治疗其哮病的凤根——"痰"。故而进入缓解期之后，必须叮嘱患者定期至门诊复诊，并辨证给予健脾行气、化湿祛痰等治疗，以减少"痰"的产生。对于这个"痰"的理解，中医理论中的"痰"与西医所说的"痰"，既有相同之处，也有很大区别。中医认为"痰"有无形之痰和有形之痰两种，并非仅指西医所说的肺和气道内的黏性分泌物。在哮病患者身上我们也可以看得出，尤其是哮病缓解期，很多患者完全没有咳出痰液的表现，那么中医所说的哮病的"痰"在哪里呢？其实这就是中医的"无形之痰"的一种类型。"脾为生痰之源，肺为储痰之器"，痰从肺里咯出来之时，已经是生成了的痰，即有形之痰，我们治疗时应该从生痰之源去阻断它的生成。

# 十一、 胃痛

胃痛是由于胃气阻滞，胃络瘀阻，胃失所养所致的以上腹胃脘部发生疼痛为主症的一种脾胃肠病证。胃痛，又称胃脘痛。

《素问·六元正纪大论》谓："木郁之发，……民病胃脘当心而痛，上支两胁，膈咽不痛，食饮不下。"《素问·至真要大论》也说："厥阴司天，风淫所胜，民病胃脘当心而痛。"说明胃痛与木气偏胜，肝胃失和有关。《素问·举痛论篇》还阐发了寒邪入侵，引起气血壅滞不通而作胃痛的机理。《伤寒论·辨厥阴病脉证并治》曰："厥阴之为病，消渴，气上撞心，心中疼热，饥而不欲食，食则吐蛔，下之，利不止。"其中的"心中疼"，即是胃痛，此为后世辨治寒热错杂胃痛提供了有益的借鉴。后世医家因《内经》胃脘当心而痛一语，往往将心痛与胃痛混为一谈，如《备急千金要方·卷十三·心腹痛》中有九种心痛，这里所说的心痛，实际上多指胃痛而言。《太平惠民和剂局方》《太平圣惠方》《圣济总录》等书，采集了大量医方，其治胃痛，多用辛燥理气之品，如白豆蔻、砂仁、广藿香、木香、檀香、丁香、高良姜、干姜等。金元时期，《丹溪心法·心脾痛》谓："大凡心膈之痛，须分新久，若明知身受寒气，口吃冷物而得病者，于初得之时，当与温散或温利之药；若病之稍久则成郁，久郁则蒸热，热久必生火。"至朱丹溪畅明胃痛亦有属热。至明代，胃痛与心痛的混淆引起了医家的注意，如明代王肯堂的《证治准绳·心痛胃脘痛》中写道："或问丹溪言心痛即胃脘痛然乎？曰心与胃各一脏，其病形不同，因胃脘痛处在心下，故有当心而痛之名，岂胃脘痛即心痛哉？"虞抟之《医学正传·胃脘痛》更进一步指出前人以胃痛为心痛之非："古方九种心痛，……详其所由，皆在胃脘而实不在心也。"从而对两病进行了较为明确的区分。其后《景岳全书·心腹痛》对胃痛的病因病机、辨证论治进行了较为系统的总结。清代《临证指南医案·胃脘痛》的"久痛入络"之说，《医林改错》《血证论》对瘀血滞于中焦而刺痛者采用血府逐瘀汤治疗，都做出了自己的贡献。

朱敏教授的经验，中医在临床治疗胃痛之病，用药时要注意几个方面。第一，要注意肝，肝属风木，胃为阳土，木克土，木也需土之培育。肝气的调达顺畅对于整个中焦气机是至关重要的，肝气主升，胃气喜降，肝气不舒则胃气难降，甚则肝气可横逆犯胃。现代社会，生活压力大，心理疾病发病率越来越高，中医来说情志调畅与肝的关系也是最密切的，因此肝郁之证也越来越多见，不少患者的胃痛都是因为情志刺激而诱发。北方方言中有句话叫"气的肝儿疼"，说起来很好笑，其实也有一定的中医道理在里面，不过这到底是肝疼还是胃疼，就有可能需要辨一辨。第二，胃痛之证，用药时也常需考虑寒温并用，一味温通的药物不一定有效。胃虽为阳土，喜温喜燥，但胃中常有积滞，且气滞、血瘀日久均可化热，此即朱丹溪所谓之"六郁"，因此用药时适当配合一些清热之品，是有助于通滞止痛的。

［案例一］

史某，男，38 岁，2015 年 5 月 14 日初诊。

主诉：上腹隐痛 1 月。

现病史：1 月前无明显诱因出现上腹部隐痛，伴反酸嗳气，无发热，无咳嗽咯痰，无胸闷心悸，无恶心呕吐，无腹泻，由急诊拟"腹痛查因：慢性胃炎？"收入院。症见神清，精神尚可，上腹部隐痛，伴反酸嗳气，无发热寒战，无恶心呕吐，无咳嗽咯痰，无胸闷心悸等不适，纳一般，眠可，二便正常。近期体重无明显减轻异常。舌红、苔薄黄，脉弦细。

既往史：胆囊结石病史 3 年余，2013 年 11 月因"持续剑突下疼痛 6 小时"在广州中医药大学第一附属医院急诊科住院治疗，诊断为"急性胰腺炎（轻型，胆源性）"。2015 年 2 月 6 日至 2 月 12 日因"上腹部隐痛 1 周，加重伴呕吐 1 天"于广州中医药大学第一附属医院急诊科住院治疗，诊断为"1. 急性胰腺炎；2. 胆囊炎"。经治疗后腹痛消失。

过敏史：否认。

体格检查：心肺检查无特殊。腹平坦，腹部柔软，剑突下压痛（+），无反跳痛，腹部无包块。

辅助检查：电子胃镜示胆汁反流性胃炎。

中医诊断：胃脘痛

证候诊断：肝气犯胃证

西医诊断：胆汁反流性胃炎

治法：疏利肝胆，行气和胃

处方：柴胡 10 g　黄芩 10 g　白芍 15 g　炙甘草 6 g　枳壳 10 g　黄连 10 g　大黄 10 g　紫苏叶 10 g　川楝子 10 g　延胡索 10 g　香附 10 g　川芎 10 g

共 4 剂，水煎服，每日 1 剂。

复诊：服药后患者腹痛减轻，偶有嗳气反酸。继予上方 3 剂后腹痛症状消失，带药出院。

［按语］此患者诊断明确，胃脘痛伴反酸嗳气，结合舌脉，表现为肝胆气逆犯胃，胃气不和而上逆之证。反酸则为肝胆气逆，酸属木，为肝之味也，隐隐作痛则可知邪仍较浅，尚未形成瘀血或癥瘕积聚，治疗上采取疏肝行气之法，取得佳效。

从西医角度分析，此患者既往胆囊、胰腺均存在基础疾病，此次出现的胆汁反流性胃炎也与既往疾病相关。其反复胆囊炎、胰腺炎考虑罪魁祸首仍是胆囊结石，因此应该在本次胃炎缓解后针对胆囊结石进行治疗，药物排石或手术排石均可以，但必须对其进行处理，否则一旦引起重症胰腺炎则会有生命危险。

［案例二］

吴某，女，42 岁，2016 年 11 月 16 日初诊。

主诉：反复剑突下疼痛 5 年。

现病史：伴反酸，嗳气，双胁胀痛，口苦咽干，常于心情不畅、生气时疼痛发生，喜叹气，神疲食少。舌红、苔薄白，脉弦。

既往史：否认既往史。

过敏史：否认。

体格检查：腹软，无压痛、反跳痛，Murphy 氏征阴性。肝脾未触及。

辅助检查：无。

中医诊断：胃痛

证候诊断：肝郁脾虚

治法：疏肝健脾

处方：柴胡 10 g　当归 9 g　白芍 10 g　白术 10 g　茯苓 15 g　甘草 6 g　瓦楞子 30 g　台乌 15 g　法半夏 10 g　郁金 15 g

共 7 剂，水煎服，每日 1 剂。

[按语] 中年女性，情志不遂，久郁伤肝，加之饮食失调，劳倦伤脾，两者相互影响。疏肝解郁，同时健脾，方能调和肝脾。本证当与单纯的肝气郁结证和脾虚湿困证相辨别。一方面，单纯的肝气郁结证与脾虚湿困证有各自的脏器的定位症状。另一方面，也要详细分清肝脾不和与肝气犯胃两证的区别。两证均由肝气横逆侵犯中焦所致。脾胃同居中焦属土。因此两证均属木旺乘土，而肝气犯胃，除肝气郁结外，常伴有胃脘胀满疼痛、呃逆嗳气、呕吐等胃气上逆的表现；肝脾不和则表现为神疲食少的脾虚之证。

瓦楞子，是一种钳科动物的贝壳，味咸，性平，具有消痰化瘀、软坚散结、制酸止痛的功效。用于胃痛泛酸有良效。朱敏教授治疗肝胃不和或肝脾不和之证时常选择此药，临床观察效果较好。

[案例三]

赵某，男，43 岁，2015 年 9 月 10 日初诊。

主诉：胃脘痛 1 年。

现病史：反复胃脘痛，呈隐痛，饥饿时多发，伴反酸、嗳气、口苦，口中腻，纳尚可，二便可。舌淡红、苔黄腻，脉弦细。

既往史：既往体健。

过敏史：否认。

体格检查：心肺无异常，腹平软，剑突下轻压痛，无反跳痛。

辅助检查：胃镜示慢性浅表糜烂性胃炎。

中医诊断：胃痛

证候诊断：肝胃郁热

西医诊断：慢性浅表性胃炎

治法：疏肝行气和胃

处方：茯苓 15 g　厚朴 15 g　法半夏 12 g　郁金 15 g　玄胡 15 g　木香 10 g（后下）

　　苏梗 15 g　佛手 12 g　麦芽 30 g　藿香 10 g　甘草 6 g　珍珠母 30 g

共 7 剂，水煎服，每日 1 剂。

复诊：经治疗 7 天，症状明显缓解，嗳气消失，口稍苦，舌淡红、苔薄黄，脉濡。

处方：茯苓 15 g　厚朴 15 g　法半夏 12 g　郁金 15 g　黄芩 12 g　木香 10 g（后下）

　　苏梗 15 g　佛手 12 g　柿蒂 30 g　藿香 10 g　甘草 6 g　珍珠母 30 g　麦芽 30 g　蒲公英 30 g

共 7 剂，水煎服，每日 1 剂。

[按语] 初诊以行气疏肝为主，稍佐清热化湿之品，起效后坚守原方，稍增清热之药品。

肝气不舒引起的胃痛之证，临床治疗时要注意两点：一是要配合情志疏导，有时常常比药物效果更好；二是要坚持一段时间不随便换方，肝郁之证常需要坚持一段时间才能巩固疗效。

蒲公英，味苦、甘，性寒。《岭南采药录》曰："炙脆存性，酒送服，疗胃脘痛。"《现代实用中药》记载："治胃弱、消化不良，慢性胃炎，胃胀痛：蒲公英一两（研细粉），橘皮六钱（研细粉），砂仁三钱（研细粉）。混合共研，每服二至三分，一日数回，食后开水送服。"朱敏教授对于阳明腑气不畅，郁而生热之证，常加入此药，配合其他行气活血通滞药物，疗效较佳。

## 十二、眩晕

眩晕是由于情志、饮食内伤、体虚久病、失血劳倦及外伤、手术等病因，引起风、火、痰、瘀上扰清空或精亏血少，清窍失养为基本病机，以头晕、眼花为主要临床表现的一类病证。其轻者闭目可止，重者如坐车船，旋转不定，不能站立，或伴有恶心、呕吐、汗出、面色苍白等症状。

眩晕为临床常见病证，多见于中老年人，亦可发于青年人。本病可反复发作，妨碍正常工作及生活，严重者可发展为中风、厥证或脱证而危及生命。

眩晕病证，历代医籍记载颇多。《内经》对其涉及脏腑、病性归属方面均有记述。如《素问·至真要大论》认为"诸风掉眩，皆属于肝"，指出眩晕与肝关系密切。《灵枢·卫气》认为"上虚则眩"。《灵枢·口问》说："上气不足，脑为之不满，耳为之苦鸣，头为之苦倾，目为之眩。"《灵枢·海论》认为"脑为髓海"，而"髓海不足，则脑转耳鸣"，认为眩晕一病以虚为主。汉代张仲景认为痰饮是眩晕发病的原因之一，为后世"无痰不作眩"的论述提供了理论基础，并且用泽泻汤及小半夏加茯苓汤治疗眩晕。宋代以后，进一步丰富了对眩晕的认识。严用和《重订严氏济生方·眩晕门》中指出："所谓眩晕者，眼花屋转，起则眩倒是也，由此观之，六淫外感，七情内伤，皆能导致。"第一次提出外感六淫和七情内伤致眩说，补前人之未备。元代朱丹溪倡导痰火致眩学说，《丹溪心法·头眩》说："头眩，痰挟气虚并火，治痰为主，挟补气药及降火药。无痰不作眩，痰因火动，又有湿痰者，有火痰者。"明代张景岳在《内经》"上虚则眩"的理论基础上，对下虚致眩做了详尽论述，他在《景岳全书·眩晕》中说："头眩虽属上虚，然不能无涉于下。盖上虚者，阳中之阳虚也；下虚者，阴中之阳虚也。阳中之阳虚者，宜治其气，如四君子汤、……归脾汤、补中益气汤。……阴中之阳虚者，宜补其精，如……左归饮、右归饮、四物汤之类是也。然伐下者必枯其上，滋苗者必灌其根。所以凡治上虚者，犹当以兼补气血为最，如大补元煎、十全大补汤诸补阴补阳等剂，俱当酌宜用之。"张氏从阴阳互根及人体是一有机整体的观点认识与治疗眩晕，实是难能可贵，并认为眩晕的病因病机"虚者居其八九，而兼火兼痰者，不过十中一二耳"。龚廷贤《寿世保元·眩晕》集前贤之大成，对眩晕的病因、脉象都有详细论述，并分证论治眩晕，如半夏白术汤证（痰涎致眩）、补中益气汤证（劳役致眩）、清离滋坎汤证（虚火致眩）、十全大补汤证（气血两虚致眩）等，至今仍值得临床借鉴。

朱敏教授认为，眩晕一病，为急诊常见疾病，无论中医西医，其诊断治疗均较为复杂。对于"眩"与"晕"的区别，虽两者常合称，但实际辨清二者对于诊断和治疗颇为重要。"眩"是有明显的旋转感或偏向不稳感，因其与风的振动摇摆之象类似，这种症状中医多将其归为"风"之表现；而"晕"则是没有旋转感，其病因病机则更多地归结为"痰""虚""瘀"等。从西医角度来说，有旋转感的属于真性眩晕，没有旋转感的不属于真性眩晕，两者的病因区别很大，治疗的方向也截然不同。值得警惕的是中医的中风病中有一类"风眩"，仅仅表现为眩晕，但是其病情和预后均较为危重，与之对应的是西医诊断当中小脑部位的病变，包括小脑脑血管意外、小脑肿瘤等。急诊科医生要掌握它们的临床特征，避免误诊漏诊。

[案例一]

赵某某，女，51岁，2017年1月20日初诊。

主诉：眩晕反复发作3年余。

现病史：自感生气后眩晕加重伴胸闷、心烦、心悸、汗出，月经量少，经前痛经，纳可，寐欠佳，大便干，小便少。舌质红、苔黄腻，脉弦。服用安定类药物无效。

既往史：既往高血压病史，服药控制。

过敏史：否认。

体格检查：神经系统查体无明显异常，BP 155/95 mmHg。

辅助检查：头颅CT平扫示脑白质变性。

中医诊断：眩晕

证候诊断：气机不畅，胆热内蕴

西医诊断：1. 眩晕查因  2. 高血压病3级，很高危组

治法：和解少阳

处方：柴胡10 g  黄芩10 g    大枣10 g  姜半夏9 g    党参5 g    茯苓5 g    桂枝5 g

制大黄5 g　干姜5 g　炙甘草5 g　生龙骨30 g（先煎）　生牡蛎30 g（先煎）　石决明20 g（先煎）　天麻9 g

共3剂，水煎服，每日1剂。

[按语] 本案中患者眩晕发作每于生气后加重，与情志密切相关，可以推测出肝胆气机失于调畅，胆火郁热上扰心神，故见眩晕、失眠、胸闷、心悸，以柴胡加龙骨牡蛎汤中，加入石决明、天麻，加强镇心安神、平肝抑阳之功，全方共奏清泄肝胆、调畅气机之功，故心神自安，眩晕自除。此方辨治的关键点一个是情志，一个是肝胆郁热，辨证准确才能选对方药。值得注意的是，原方中有铅丹，因铅丹直接入口可引起急性铅中毒，久服易致慢性蓄积性铅中毒，现常不用，而以磁石、石决明、琥珀等药物代之。

[案例二]

朱某，女，22岁，2015年2月12日初诊。

主诉：眩晕1周。

现病史：1周来反复头晕，无明显天旋地转感，无呕吐，伴鼻塞，无流涕，偶有头痛，平时稍疲倦乏力，月经量少，纳眠尚可，二便调。舌红、苔少，脉弦细缓。

既往史：否认既往史。

过敏史：否认。

月经史：正常。

体格检查：神清，对答合理切题，语言清晰。转颈试验阴性，未见眼震。心肺腹查体无异常。神经系统查体无异常。

辅助检查：无。

中医诊断：眩晕

证候诊断：脾气虚弱，风邪上扰

西医诊断：头晕查因

治法：健脾益气，疏风止眩

处方：柴胡15 g　川芎10 g　薄荷6 g（后下）　细辛3 g　羌活10 g　白芷10 g　菊花10 g　天麻15 g　太子参15 g　茯苓15 g　白术10 g　黄芪15 g　粉葛15 g　枸杞10 g　熟地15 g　山药15 g　炙甘草10 g

共6剂，水煎服，每日1剂。

复诊：头晕基本缓解，鼻塞消失，稍疲倦乏力，舌红、苔薄白，脉细。仍以健脾益气为法巩固疗效。

处方：太子参15 g　茯苓15 g　白术15 g　黄芪15 g　粉葛15 g　枸杞10 g　熟地15 g　山药25 g　炙甘草10 g　山萸肉15 g　白扁豆10 g　莲子15 g

共7剂，水煎服，每日1剂。

[按语] 此患者实为"晕"而非"眩"，辨证治疗时当分清虚实。本患有疲倦乏力的虚证表现，舌脉亦表现为虚象，但又有鼻塞脉弦的实证之征，故治疗时当虚实兼顾，

选四君子汤加川芎茶调散加减。复诊之时，标实渐解，则改以固本补虚为主，采用补益脾肾之方收功。

《内经》所言"诸风掉眩，皆属于肝"，故古今医家治疗眩晕，多顾及肝。肝风、肝火均可致眩，然虚证亦可致眩。二者辨证时需细分，肝之眩表现为风象明显，旋转摆动震颤感，而虚眩则上述感觉不明显，却有神疲乏力，面色少华，卧则安稳，起坐则晕的特点。临床上当细分辨。然而即使没有明显的"风"象，用药时却仍参入一些祛风之药，其目的在于头为人之巅顶，非风不到，故而运用风药以助药力上行，同时祛风之药亦常有祛痰祛湿之力，治疗痰饮引起的眩晕也有用武之地。

[案例三]

谭某某，女，42岁，2017年3月13日初诊。

主诉：头晕3日。

现病史：头晕，无旋转感，自觉昏重如裹，小便不利，稍恶寒。舌淡、苔白，脉弦。

既往史：否认既往史。

过敏史：否认。

体格检查：神经系统查体未见明显异常。心肺查体无异常。

辅助检查：无。

中医诊断：眩晕

证候诊断：水湿阻滞，清阳不升

西医诊断：眩晕查因

治法：利水通阳，祛风定眩

处方：茯苓15g　白术15g　桂枝10g　泽泻15g　生姜15g　法半夏10g　炙甘
　　　草10g　柴胡10g　葛根20g　天麻15g　白芷10g

共3剂，水煎服，每日1剂。

[按语]　此患者之舌脉证均为一派水饮内停之象，《伤寒论》中苓桂术甘汤原文的其中一条为："伤寒，若吐若下后，心下逆满，气上冲胸，起则头眩，脉沉紧，发汗则动经，身为振振摇者，茯苓桂枝白术甘草汤主之。"《金匮要略》之中亦云："心下有痰饮，胸胁支满，目眩，苓桂术甘汤主之。"苓桂术甘汤是治疗水饮内停的名方，其妙处在于"通阳不在温，而在利小便"。故以此方为底，合以祛风化痰之药。

[案例四]

吕某，女，63岁，2017年10月26日初诊。

主诉：头晕半天。

现病史：伴视物旋转，无耳鸣，无恶心呕吐，无头痛，无胸闷痛，纳差，眠差，二便调。舌暗、苔白腻，脉弦滑。

既往史：既往高血压、糖尿病病史。

过敏史：否认。

体格检查：双侧瞳孔可见水平眼震，其他神经系统查体无异常。BP 145/90 mmHg。

辅助检查：头颅 CT 示轻度脑萎缩。

中医诊断：眩晕

证候诊断：痰浊中阻

西医诊断：1. 眩晕查因（良性阵发性位置性眩晕?） 2. 高血压病 3 级，很高危组 3. 2 型糖尿病

治法：化痰定眩

处方：法半夏 10 g 白术 15 g 天麻 15 g 茯苓 15 g 甘草 6 g 陈皮 6 g 丹参 10 g 酸枣仁 15 g 远志 10 g 薏苡仁 10 g 赤芍 10 g

共 3 剂，水煎服，每日 1 剂。

[按语] 半夏白术天麻汤为治疗痰浊眩晕的名方，配伍精当，效果确定，临床运用时可以此方为基础方，结合患者情况略做加味。此患者除痰饮之象外，尚有血瘀的表现，故而在原方中加入活血的丹参、赤芍。酸枣仁具有养肝、宁心、安神之功，远志既可安神益智，又善豁痰开窍，对于此患者之痰浊内生引起的眩晕伴眠差，非常契合。

[案例五]

王某，男，40 岁，2015 年 8 月 20 日初诊。

主诉：头晕 1 周。

现病史：无视物旋转，无耳鸣，无恶心呕吐，无头痛，无胸闷痛，自觉乏力，稍咳嗽，有反酸，纳眠可，二便调。舌红、苔黄，脉滑。

既往史：否认既往史。

过敏史：否认。

体格检查：BP 150/80 mmHg，神经系统查体未见异常。

辅助检查：无。

中医诊断：眩晕

证候诊断：肝胆湿热

西医诊断：1. 眩晕查因 2. 高血压病 1 级，低危组

治法：清利肝胆，熄风止眩

处方：柴胡 15 g 白芍 10 g 枳实 10 g 黄芩 15 g 甘草 10 g 栀子 10 g 泽泻 15 g 川木通 6 g 当归 10 g 天麻 15 g 钩藤 15 g 石决明 20 g 白术 10 g 扁豆 15 g 薏苡仁 15 g

共 4 剂，水煎服，每日 1 剂。

[按语] 此患者的头晕从西医角度来说，不排除与其血压增高有关，40 岁也属于高血压首次发现的常见年龄，所以必须叮嘱患者在家监测血压。中医来说，单纯以熄风镇肝之方，疗效不一定好，尚需配合清利肝胆湿热的药物，尤其对于此类没有明显旋转感的，即中医的"风"象不典型者。

## 十三、痰饮

痰饮是指体内水液输布、运化失常，停积于某些部位的一类病证，有广义和狭义之分。广义痰饮包括痰饮、悬饮、溢饮、支饮四类，是诸饮的总称。饮停胃肠则为狭义的痰饮；饮流胁下则为悬饮；饮溢肢体则为溢饮；饮撑胸肺则为支饮。

痰，古通"淡"，是指水一类的可以"淡荡流动"的物质。饮也指水液，作为致病因素，则指病理性质的液体。为此，古代所称的"淡饮""流饮"，其实均指痰饮而言。"饮"之名始见于《内经》，其中有"水饮""积饮"的记载。而《素问·至真要大论》《素问·气交变大论》以及《素问·六元正纪大论》也指出，脾肾功能失调，湿邪淫溢，可发生停饮之病。《内经》对水液代谢生理、病理的论述，为后世痰饮学说的形成和发展奠定了理论基础。至汉代始有"痰饮"之称，张仲景在《金匮要略》中专篇加以论述，并提出痰饮有广义、狭义之分，其中狭义的痰饮则是指饮停胃肠之证。张仲景提出以"温药和之"的治疗原则，至今仍为临床所遵循。隋唐至金元时期又逐渐发展了痰的病理学说，提出"百病兼痰"的论点，对临床实践有十分重要的指导价值。宋代杨士瀛著《仁斋直指方论》，首先将饮与痰的概念做了明确的区分，提出饮清稀而痰稠浊。清代叶天士总结前人治疗痰饮病的经验，重视脾、肾，提出了"外饮治脾，内饮治肾"的大法。

现代中医内科学中，饮溢四肢的"溢饮"多归属于水肿病范畴辨治，而饮撑胸胁的"支饮"则多见于喘证或心衰之病，故而最常见的当为饮流胁下之"悬饮"。

[案例]

吕某，女，88岁，2019年3月12日查房。

主诉：反复气促3年，加重伴咳嗽咳痰1周。

现病史：患者于3年前开始出现气促，活动后加重，平素少有咳嗽咳痰，未予重视。1周前患者受凉后出现气促加重，可平卧，伴有咳嗽，无力咯痰，鼻塞留清涕，无咯血胸痛，无发热恶寒，双下肢轻度水肿，自行服"感冒药"（不详）无明显缓解，以上症状呈进行性加重，遂于昨日来广州中医药大学第一附属医院急诊就诊。急诊予行胸腔穿刺抽液术，抽出黄色澄清液体500 mL，予抗感染、利尿、化痰及补液支持治疗。清晨6：30左右患者血压降低至91/52 mmHg，予多巴胺升压处理后回升至正常水平。为进一步治疗急诊以"胸腔积液查因"收入院。现见：神志嗜睡，精神较差，呼之可睁眼，气促，咳嗽，无力咯痰，无胸痛咯血，无发热恶寒，无心悸胸闷，无腹胀腹痛，无恶心呕吐，无头晕头痛等不适，留置胃管、尿管通畅，固定在位，嗜睡，尿少，大便次数多，黑色糊状大便，无血腥味。舌象未见，脉结。

既往史：1. 冠状动脉粥样硬化性心脏病、稳定型心绞痛、心律失常、心房颤动、心功能Ⅲ级；2. 高血压病3级，很高危组；3. 阿尔茨海默病（重度）。

过敏史：否认。

体格检查：HR 118 次/分，R 18 次/分，T 36.6 ℃，BP 102/55 mmHg。贫血面容，神志嗜睡，精神状态较差，查体不合作，不能对答。瞳孔不等，右眼瞳孔直径约3.5 mm，右眼对光反射消失，左眼瞳孔直径约2.5 mm，左眼对光反射迟钝，胸廓未见异常，胸骨无压痛，呼吸运动减弱，肋间隙增宽，语颤增强。双下肺叩诊浊音，呼吸规整，双上中肺呼吸音粗，双下肺呼吸音减弱，双侧肺未闻及干、湿性啰音，无胸膜摩擦音。HR 148 次/分，心前区无隆起，心尖搏动未见异常，心浊音界未见异常，心律绝对不齐，各瓣膜听诊区未闻及病理性杂音，无心包摩擦音。四肢肌力查体不能配合，肌张力正常，双侧 Babinski 征阴性。腹部查体无明显异常。

辅助检查：急诊胸部 CT 示，双侧胸腔积液（右侧大量，左侧中量）并右中下肺及左下肺压迫性肺不张。降钙素原 0.17 ng/mL。血分析示 WBC 16.50 × $10^9$/L，NEU 14.16 × $10^9$/L，NEU% 85.8%，RBC 2.62 × $10^{12}$/L，HGB 74 g/L，PLT 490 × $10^9$/L；C - 反应蛋白 13.3 mg/L；BNP 568.8 pg/mL。动脉血气分析示，pH 7.514，$PCO_2$ 29.4 mmHg，$PO_2$ 105.2 mmHg，乳酸 1.69 mmol/L。生化全套示，尿素 19.01 mmol/L，Cr 86 μmol/L，葡萄糖 6.89 mmol/L，总钙 1.84 mmol/L，钾 3.43 mmol/L，氯 93.9 mmol/L，钠 130.3 mmol/L。心梗定量二项示，超敏肌钙蛋白 I 0.021 ng/mL，肌红蛋白 67.9 ng/mL；血浆 D - 二聚体 3.12 mg/L。大便检查示，隐血阳性，大便颜色黄褐色。相关抗原示，鳞状上皮细胞癌抗原 5.5 ng/mL，癌胚抗原 7.03 ng/mL，神经元特异性烯醇化酶 29.55 ng/mL，糖类抗原 - 125 214.1 U/mL，细胞角蛋白 19 片段 7.64 ng/mL。尿组合示，红细胞数（高倍视野）8.09 HPF，红细胞数 45 个/μL。结核杆菌抗体阴性（－），凝血四项、呼吸道病原体八联检、流感（A + B）抗原检测、心酶五项、感染八项、甲功三项均无明显异常。

中医诊断：1. 痰饮—悬饮　2. 血证—便血

证型诊断：气血两虚，水饮停滞

西医诊断：1. 胸腔积液查因（肺癌？肺炎？心衰？）　2. 急性上消化道出血　3. 冠状动脉粥样硬化性心脏病、稳定型心绞痛、心律失常、心房颤动、心功能Ⅲ级　4. 高血压病 3 级，很高危组　5. 阿尔茨海默病（重度）

治法：补中益气，滋阴止血

处方：熟党参 15 g　炙甘草 10 g　茯苓 10 g　白术 10 g　黄芪 15 g　阿胶 6 g　山药 20 g　白及 10 g　大叶紫珠 15 g　牡丹皮 15 g

共 4 剂，水煎服，每日 1 剂。

复诊：2019 年 3 月 16 日查房，患者神志嗜睡，精神较昨日好转，可自主睁眼，发热，仍有气促、咳嗽，无痰咯出，无头晕头痛等，留置胃管、尿管通畅，引流出淡黄色尿液，解黑色糊状大便 8 次。查体示：R 20 次/分，T 38.1 ℃，HR 96 次/分，BP 105/46 mmHg。舌淡红、苔黄稍腻，脉弦滑。

辅助检查：阴道分泌物培养出光滑假丝酵母。结核感染 T 细胞释放试验阴性。颅脑平扫 + 胸腹部 CT 增强：1. 考虑右侧额顶叶及左侧枕叶脑梗死；右侧基底节放射冠软化灶，脑白质变性，老年性脑改变，建议 MRI 检查；2. 两侧中量胸腔积液并两下肺实变不张；主动脉及冠状动脉硬化；3. 肝内小囊肿，肝内胆管轻度扩张；胆囊息肉；左侧肾上腺增生可能；胸腰椎退行性变。

处方：柴胡15 g　黄芩10 g　法半夏10 g　熟党参20 g　生姜10 g　黑枣10 g　桂枝10 g　栀子15 g　淡豆豉15 g　甘草10 g

共3剂，水煎服，每日1剂。

[按语] 本患者病情复杂，基础疾病多，且合并痴呆状态，很多信息无法通过问诊获得，查体也无法良好配合。来诊时明确有大量胸腔积液，给予了穿刺抽液。从西医角度来说，胸腔积液的性质需要通过相关检查以明确，并针对病因进行治疗。

中医方面，入院时可以明确诊断为悬饮。单纯治疗悬饮采用的中药多为攻下逐水之剂，例如十枣汤、葶苈大枣泻肺汤等，药力峻猛，体虚之人无法耐受。而客观来说，仅就胸腔积液的排除方法而言，西医的穿刺抽液相对中药的攻逐之法要更简捷有效，对全身的影响也小一些，患者更易耐受。因此我们在辨证施治时，可以不纠结于悬饮这个"标"，而将重点对准疾病之本。本患者在悬饮的基础上，又出现了血证之中的便血，结合其症状，考虑为气血两虚，因此中药治疗以补中益气、滋阴止血为法，拟四君子汤加减。方中熟党参、黄芪健脾补肺、益气固表，茯苓健脾渗湿，炙甘草补中益气，阿胶补肺止血、滋阴养血，山药益气养阴，配合大叶紫珠、白及凉血止血，牡丹皮活血化瘀。经过治疗，在复诊时，患者病情总体向好，但出现了发热的情况。急则治其标，故中药调整治法，拟小柴胡汤加减。配合桂枝、栀子豉汤，寒温并用。

## 十四、 呕吐

呕吐是由于胃失和降，胃气上逆所致的以饮食、痰涎等胃内之物从胃中上涌，自口而出为临床特征的一种病证。呕与吐常同时发生，多并称为呕吐。

《内经》对呕吐的病因论述颇详。如《素问·举痛论》曰："寒气客于肠胃，厥逆上出，故痛而呕也。"《素问·六元正纪大论》曰："火郁之发，……疡疿呕逆。"《素问·至真要大论》曰："燥淫所胜，……民病喜呕，呕有苦。""厥阴司天，风淫所胜，……食则呕。""久病而吐者，胃气虚不纳谷也。"

脾阳不振，不能腐熟水谷，寒浊内生，则气逆而呕；或热病伤阴，或久呕不愈，以致胃阴不足，胃失濡养，不得润降，亦成呕吐。另外，饮食所伤，脾胃运化失常，水谷不能化生精微，反成痰饮，停积胃中，饮邪随胃气上逆，也常发生呕吐。

总体来说，呕吐的病因是多方面的，且常相互影响，兼杂致病，如外邪可以伤脾，气滞可致食停，脾虚可以成饮，等等。其病机无外乎虚实两大类，实者由外邪、饮食、痰饮、气郁等邪气犯胃，致胃失和降，胃气上逆而发；虚者由气虚、阳虚、阴虚等正气不足，使胃失温养、濡润，胃失和降，胃气上逆所致。一般来说，初病多实，日久损伤脾胃，中气不足，可由实转虚；脾胃素虚，复为饮食所伤，或成痰生饮，则因虚致实，出现虚实并见的复杂病机。但无论邪气犯胃，或脾胃虚弱，发生呕吐的基本病机都在于胃失和降，胃气上逆。

朱敏教授认为，呕吐一病，从中医角度来说，除了辨其虚实新久之外，治疗方面非常强调辨其寒热。寒热所致的呕吐，其治疗之大方向决然不同。其与腹痛、胃痛、痞证等病相似，病灶位于中焦，与脾胃直接相关，服用之中药首先到达之处即为病所，故而若寒热有错，则会立竿见影，加重病情。因此辨清其寒热，首先保证方药之整体方向不错，是非常关键的。寒热并用之法在治疗当中也常常应用，一些止呕效果突出的药物例如吴茱萸、生姜、高良姜、丁香等性均偏温，柿蒂性平，竹茹、黄连则性寒凉，应用时在注意其药性的基础上，可以通过适当的配伍来调整全方的寒热之性。从西医角度来说，呕吐是通过复杂的神经反射通路产生的一种症状，分为中枢性呕吐与周围性呕吐，其机制、病因、表现、治疗等均有区别。大多数情况下，需要根据呕吐合并的其他临床表现去寻找其根本病因，单纯地运用止呕药物，效果不佳，而且会延误其背后根本疾病的诊疗。

[案例一]

黎某某，女，75岁，2019年11月26日查房。

主诉：反复头痛伴呕吐9天。

现病史：患者于13天前食中餐后感头痛，后呕吐1次，非喷射状，呕出胃内容物，患者及家属未予重视及处理，后症状反复发作。入院2天前呕吐再次发作，伴头痛。急诊收入院治疗。现见：神清，精神可，对答如流，无反应迟钝，诉昨日下午呕吐，今晨食早餐后呕吐，无头晕头痛，无腹胀腹痛，纳眠可，二便正常。舌暗淡、苔薄白，脉涩。

既往史：高血压病史。

过敏史：否认。

体格检查：神志清楚，对答合理。

辅助检查：2019年11月21日急诊查生化八项，$Na^+$ 13.3 mmol/L，$Cl^-$ 93.5 mmol/L。葡萄糖9.62 mmol/L。头颅CT示，考虑双侧基底节、放射冠及侧脑室旁多发缺血灶，脑白质变性，老年性脑改变，空泡蝶鞍，建议MRI进一步检查。

中医诊断：呕吐

证型诊断：痰饮内阻

西医诊断：1. 呕吐查因（病毒性脑炎？） 2. 高血压病3级，很高危组

治法：健脾益气，化痰止呕

处方：陈皮6g 竹茹10g 干姜5g 黑枣10g 茯苓15g 法半夏10g 赤芍15g 牡丹皮15g 太子参15g 枇杷叶10g 北沙参15g 甘草6g

共3剂，水煎服，每日1剂。

2019年12月7日复诊：

患者神清，精神可，对答如流，无呕吐，无头晕头痛，无腹胀腹痛，纳眠可，二便正常。生命体征平稳。查体：四肢肌力及肌张力未见明显异常，生理反射正常，病

理征未引出，脑膜刺激征阴性。舌暗淡、苔薄白，脉涩。

辅助检查：昨日复查血液分析，WBC 12.97×10⁹/L，NEU% 77.9%。

目前患者症状减轻，已无头痛、呕吐，病情相对稳定，中药守原方7剂继服。

[按语] 朱敏教授首诊查房后分析：①患者对答如流，无反应迟钝，结合患者腰穿结果以及头痛、发热、呕吐症状，目前病毒性脑炎诊断明确，同意继续当前抗病毒、降颅压、抗炎方案，治疗1周后复查腰穿；②患者目前仍有反复呕吐，结合患者入院后查电解质提示低钾、低钠、低氯，考虑与摄入不足及反复呕吐相关，需予以积极纠正，定期复查。

中药内服以和胃降逆为法，方以橘皮竹茹汤加减。方中陈皮理气化痰，竹茹清热化痰止呕，干姜温胃止呕，黑枣和中养胃，茯苓健脾利湿，法半夏降逆化痰，赤芍、牡丹皮行气活血化瘀，太子参、北沙参益气养阴，枇杷叶利气止咳，甘草调和诸药。

[案例二]

林某，女，59岁，2015年6月15日初诊。

主诉：腹胀伴呕吐清水1个月。

现病史：食后胃脘胀满，口淡不欲饮水，纳差，大便正常，小便黄。舌淡胖、苔薄白腻、略有芒刺，脉沉。

既往史：否认既往史。

过敏史：否认。

体格检查：心肺无异常，腹平软，无压痛、反跳痛。

辅助检查：无。

中医诊断：呕吐

证候诊断：肝胃虚寒，痰湿阻胃

西医诊断：功能性消化不良

治法：温胃暖肝，化痰祛湿

处方：党参30 g　吴茱萸20 g　法半夏12 g　台乌10 g　柿蒂30 g　苏梗15 g　陈皮10 g　木香10 g（后下）　砂仁10 g（后下）　蒲公英30 g　生姜3片　甘草6 g

共6剂，水煎服，每日1剂。

复诊：服药症状明显减轻，呕吐清水明显减少，纳食转佳，口淡不欲饮水，舌淡胖、苔薄白，脉沉。

处方：党参30 g　吴茱萸20 g　法半夏12 g　陈皮10 g　木香10 g（后下）　砂仁10 g（后下）　干姜10 g　白术15 g　甘草6 g

共6剂，水煎服，每日1剂。

[按语] 朱敏教授在治疗本患者时，除了抓住"胃为阳土，喜温喜燥"的特性之外，从肝寒着手进行辨治。肝寒之证临床不多见，往往大家多注意肝风肝火，而忽略了肝寒。

吴茱萸汤出自张仲景《伤寒杂病论》，其原文为有 4 处，分别是"食谷欲呕，属阳明也，吴茱萸汤主之；得汤反剧者，属上焦也"，"少阴病，吐利，手足逆冷，烦躁欲死者，吴茱萸汤主之"，"干呕，吐涎沫，头痛者，吴茱萸汤主之"，"呕而胸满者，吴茱萸汤主之"。4 条条文中均有"呕吐"的症状，有的是阳明虚寒证，有的是厥阴虚寒证，有的是少阴虚寒证，但总结来看，可以看出张仲景将吴茱萸作为治疗中焦虚寒所致呕吐呃逆的关键药物。

考吴茱萸，味辛、苦，性热，归肝、脾、胃、肾经，既散肝经之寒邪，又疏肝气之郁滞，为治肝寒气滞诸痛之主药，常用治厥阴头痛、寒疝腹痛、冲任虚寒、瘀血阻滞之痛经；其又能散寒止痛，还能疏肝解郁，降逆止呕，兼能制酸止痛，用治肝郁化火，肝胃不和的胁痛口苦，呕吐吞酸。因其性味辛热，能温脾益肾，助阳止泻，为治脾肾阳虚，五更泄泻之常用药。

朱敏教授在此两方中，吴茱萸用量均较大，用至 20 g，朱敏教授认为，由于吴茱萸药性大热，且非常苦，故而临床上应用吴茱萸时一般每剂不超过 9 g。用量过大时主要担心它有耗津动火的弊端，然而对于辨证准确的患者，应用 10 ~ 20 g，乃至 30 g，并注意适当配伍，短期应用，仍然安全且效果更好。此患者首诊时，明确辨证为肝胃有寒，痰湿内阻，故而给予吴茱萸汤加减，但是考虑到患者是否可以耐受吴茱萸的用量仍未能确定，故而加入蒲公英以适当减轻其燥烈之性。服用 6 剂后病情明显改善，且无任何不适反应，说明患者中焦之虚寒甚为严重，遂去掉蒲公英，生姜改为干姜，全方仿理中汤之意，以进一步巩固效果。

# 十五、 厥证

厥证是由多种原因引起的，以气机逆乱，升降失调，气血阴阳不相接续为基本病机，以突然昏倒，不省人事，或伴有四肢逆冷为主要临床表现的一种急性病证。病情轻者，一般在短时内苏醒，醒后无偏瘫、失语及口眼㖞斜等后遗症；但病情重者，则昏厥时间较长，甚至一厥不复而导致死亡。

厥的含义有多种，有指发病形式，"忽为眩仆脱绝"，"突然昏运，不省人事"；有指病理机制，"厥者，尽也"，"厥者，逆也"，言其气血败乱，或气机上逆；有指临床表现，四肢逆冷、手足不温者。就本证而言，主要是指前两者。厥证在临床上并不少见，尤其以精神情志因素为明显诱因而发作者，如情绪紧张、恐惧、疼痛等，时有发生。对于本证患者，应采取综合应急措施，运用多途径、多渠道的救治手段，以满足临床治疗上的需要。

《内经》论"厥"甚多，含义、范围广泛，有以暴死为厥，有以四末逆冷为厥，有以气血逆乱病机为厥，有以病情严重为厥。概括起来可分为两类表现：一种是指突然昏倒，不知人事，如《素问·大奇论》说"暴厥者，不知与人言"。另一种是指肢体和手足逆冷，如《素问·厥论》说"寒厥之为寒也，必从五指而上于膝者"。后世医家多在此基础上各有发挥和深化，主要是两种学术观点。一是《伤寒论》《金匮要略》论厥，继承《内经》中手足逆冷为厥的论点，而且重在感受外邪而发厥。此类厥证在伤寒、温病学中均有大量深入的研究，属于外感病中的发厥，对于由外邪而致厥者有重要临床指导价值。二是论内伤杂病的发厥，指突然发生神志改变的临床表现。自隋唐以降，历代医家多有论述。《诸病源候论》对尸厥的表现进行了描述，"其状如死，犹微有息而不恒，脉尚动而形无知也"。并探讨其病机是"阴阳离居，营卫不通，真气厥乱，客邪乘之"。宋《卫生宝鉴·厥逆》初步提出内伤杂病与外感病的厥之不同点。至明代《医学入门·外感寒暑》首先明确区分外感发厥与内伤杂病厥证。

《景岳全书·厥逆》总结明代以前对厥证的认识，提出以虚实论治厥证，切中临床。此后医家对厥证的理论不断充实、完善和系统化，提出了气、血、痰、食、暑、尸、酒、蛔等厥，并以此作为辨证的重要依据，指导临床治疗。

朱敏教授在临床诊疗厥证患者时，强调在辨虚实之前，更需要辨轻重。由于"厥"这个病证从古至今含义甚广，轻者仅指手足逆冷而无神志异常，重者则神志丧失甚至一厥不复而猝死。因此单纯辨其虚实而不知轻重是非常危险的。中医当中还有一个概念是"脱"证，有时常厥脱并称，也有认为"厥"是"脱"的早期阶段，"厥"轻"脱"重，这种观点有一定道理，但是也有不够完善之处，部分厥证患者是不需经过脱证阶段即猝死的，说明厥证当中本身就有轻重之分。而对于古籍当中所谓的蛔厥、尸厥等，现代已基本摒弃此类概念，而暑厥、酒厥、血厥等则仍可见到，有借鉴价值。

从西医角度来说，由于中医的厥证涵盖范围极广，故而对应的西医疾病也非常多。对于有短暂意识丧失的厥证，西医称为"晕厥"，晕厥在急诊的诊疗关键首先在于做出危险分层，分清低中高危之后再根据不同危险分层确定患者的去向。

[案例]

梁某某，女，57岁，2019年12月3日查房。

主诉：反复发作性晕厥6小时。

现病史：患者于入院当日晨6点起床后稍感头晕头痛不适，无天旋地转感，下地行走时出现晕厥，约持续数秒，家人呼之即醒，四肢乏力，无四肢抽搐，无两目上视，无牙关紧闭，无口吐白沫，遂至广州中医药大学第一附属医院急诊就诊，测得BP 79/53 mmHg，急诊收入院治疗。入院已4日。现见神清，精神可，稍感头晕，体倦乏力，无头痛，偶有胸闷心慌，无恶寒发热、咳嗽咳痰等不适，胃纳一般，眠可，大小便正常。舌淡红、苔薄白，脉细。

既往史：否认既往史。

过敏史：否认。

体格检查：BP 100/64 mmHg，呼吸规整，双肺呼吸音清晰，双侧肺未闻及干、湿性啰音，无胸膜摩擦音。心前区无隆起，心尖搏动未见异常，心浊音界未见异常，HR 79次/分，律齐，各瓣膜听诊区未闻及病理性杂音。双侧胁肋部轻压痛，腹软，无压痛、反跳痛。四肢肌力、肌张力正常，双侧肱二、三头肌腱反射正常，双侧膝、跟腱反射正常，生理反射正常，病理反射未引出，双侧 Babinski 征阴性。

辅助检查：2019 年 11 月 30 日急诊生化八项，K 2.79 mmol/L，Glu 6.76 mmol/L；心酶五项，CK 294 U/L，US－CRP 14.71 mg/L；血分析、心梗定量二项未见明显异常。头颅 CT 示，轻度脑白质变性，建议必要时 MRI 进一步检查。2019 年 12 月 3 日尿组合示，比重 1.020，隐血 +，白细胞数（高倍视野）0.18HPF，红细胞数（高倍视野）1.08HPF；血管彩超示，双侧颈动脉内—中膜不均匀增厚。双侧椎动脉未见明显异常。双下肢动脉硬化，未见明显狭窄。双下肢静脉回流通畅，无明显异常反流。心脏彩超示，室壁局部变薄，室壁运动节段性异常，主动脉瓣关闭不全（轻微），二尖瓣关闭不全（轻度），三尖瓣关闭不全（轻度），左室收缩功能正常。

中医诊断：厥证

证型诊断：气血不足，肝肾亏虚

西医诊断：晕厥查因（心源性？脑源性？）

治法：益气养血，补益肝肾

处方：熟党参 15 g 黄芪 20 g 川芎 10 g 当归 10 g 熟地 15 g 酒萸肉 15 g 山药 15 g 白术 10 g 茯苓 15 g 盐杜仲 15 g 盐菟丝子 15 g 炙甘草 10 g 肉桂 6 g

共 4 剂，水煎服，每日 1 剂。

2019 年 12 月 7 日复诊：

患者神清，精神一般，无头晕头痛，无胸闷心慌，无咳嗽咳痰，无鼻塞流涕，无口苦，无发热恶寒，无恶心欲呕等不适，纳眠可，二便调。查体基本同前，舌淡红、苔薄白，脉细。

辅助检查：1. 颅脑 MRA 示左侧胚胎型大脑后动脉（考虑先天变异）；2. 左侧颈内静脉显影较淡，请结合临床。

处方：守方 7 剂继服。

[按语] 患者以"反复发作性晕厥 6 小时"入院，追问患者病史，患者晨起安静时起病，发病时伴随有体位改变，无心悸心慌等不适，发病时意识丧失，无四肢抽搐，无两目上视，无牙关紧闭，无口吐白沫，醒后如常，无遗留肢体偏瘫、感觉障碍，入广州中医药大学第一附属医院急诊查 BP 79/53 mmHg，头颅 CT 提示轻度脑白质变性，结合病史、症状及相关检查，考虑体位性低血压所致晕厥可能，但需进一步完善动态心电图、脑电图及头颅 MRI 排除心源性、脑源性疾病所致晕厥可能。

首诊时结合患者目前舌脉证，辨证为气血不足，肝肾亏虚，治以益气养血，补益肝肾。方中熟党参、黄芪、白术、茯苓益气健脾养血，当归、熟地大补气血，川芎行气活血，酒萸肉、山药补益肺脾，盐杜仲、盐菟丝子补益肝肾，肉桂温阳补肾，炙甘草调和诸药。

复诊时经完善相关检查，头颅 MRA、MRV 未见异常，结合病史，晕厥原因考虑为体位性低血压，经治疗后患者症状改善，病情好转。从虚实角度分析，则归为虚证，中医治疗需以补益为法，但补益之法收效较缓，只可徐徐图之。带药出院后可嘱门诊复诊，并改以中成药坚持服用，最好再配合食疗，则可望痊愈。

## 十六、痞满

痞满是由表邪内陷、饮食不节、痰湿阻滞、情志失调、脾胃虚弱等导致脾胃功能失调，升降失司，胃气壅塞造成的以胸脘痞塞，满闷不舒，按之柔软，压之不痛，视之无胀大之形为主要临床特征的一种病证。

《内经》即对痞满有所论述，如《素问·异法方宜论》的"脏寒生满病"，《素问·五常政大论》曰"备化之纪，……其病痞"，以及"卑监之纪，……其病留满痞塞"，等等。张仲景的《伤寒杂病论》对本病证的理法方药论述颇详，如谓"但满而不痛者，此为痞"，"心下痞，按之濡"，提出了痞的基本概念；并指出该病病机是正虚邪陷，升降失调，拟定了寒热并用、辛开苦降的治疗大法，其所创诸泻心汤乃治痞满之祖方，一直为后世医家所常用。李东垣所倡脾胃内伤之说，及其理法方药多为后世医家所借鉴，尤其是《兰室秘藏》之辛开苦降，消补兼施的消痞丸、枳实消痞丸更是后世治痞的名方。《丹溪心法·痞》将痞满与胀满做了区分："胀满内胀而外亦有形，痞则内觉痞闷，而外无胀急之形。"在治疗上朱丹溪特别反对一见痞满便滥用利药攻下，认为中气重伤，痞满更甚。明代张景岳的《景岳全书·痞满》对本病的辨证颇为明晰："痞者，痞塞不开之谓；满者，胀满不行之谓。盖满则近胀，而痞则不必胀也。所以痞满一证，大有疑辨，则在虚实二字。凡有邪有滞而痞者，实痞也；无物无滞而痞者，虚痞也。有胀有痛而满者，实满也；无胀无痛而满者，虚满也。实痞、实满者可散可消；虚痞、虚满者，非大加温补不可。"

朱敏教授临床在治疗痞满之证时强调两点，一是注意某些危重疾病也可以仅表现为痞满，例如真心痛、胃癌等，需要小心不可漏诊；二是治疗痞满之时除了着眼于脾胃，辛开苦降寒热并用之外，肝气的调畅也常常是关键之处。中焦的各类消化系统疾病，例如胃痛、腹痛、呕吐、痞满等，治疗时均不可忽略肝。仲景有云："见肝之病，知肝传脾，当先实脾。"其实反过来说也一样有道理，见脾之病，则不可不治肝。

[案例]

连某，女，36岁，2015年2月16日初诊。

主诉：反复上腹部胀闷不适半年。

现病史：上腹部胀闷不适感，偶有两胁肋部隐痛，伴嗳气，无反酸，无呕吐，痰涎多，多梦眠差，纳可，小便调，大便有黏腻不尽感。舌淡红、苔薄白，脉弦缓。

既往史：否认既往史。

过敏史：否认。

月经史：正常。

体格检查：心肺查体无异常。全腹软，无压痛、反跳痛，肝脾未触及。

辅助检查：胃镜示慢性浅表性胃炎。

中医诊断：痞满

证候诊断：心脾两虚，肝气郁结

西医诊断：慢性浅表性胃炎

治法：补益心脾，疏肝理气

处方：柴胡 10 g　白芍 15 g　枳壳 10 g　陈皮 5 g　砂仁 6 g（后下）　玄胡索 15 g
当归 10 g　白术 10 g　茯神 15 g　远志 15 g　酸枣仁 15 g　木香 6 g（后下）
蒲公英 15 g　炙甘草 10 g

共 6 剂，每日 1 剂，水煎服。

复诊：上腹胀闷感明显缓解，胁痛发作次数减少，大便稍溏，每天 2 次，睡眠较前明显改善，舌红、苔薄微黄，脉细滑。以前方加减。

处方：柴胡 10 g　白芍 15 g　枳壳 10 g　陈皮 5 g　砂仁 6 g（后下）　玄胡索 15 g
当归 10 g　白术 10 g　茯神 15 g　广藿香 15 g　黄芩 12 g　木香 6 g（后下）
佩兰 15 g　葛根 20 g　甘草 10 g

共 4 剂，每日 1 剂，水煎服。

[按语] 首诊时可见此患者有腹部胀闷感伴嗳气，且有胁部隐痛之感，体现了肝郁侮脾的特点，多梦眠差，与情志不舒、心脾不足均有相关。中医辨证遣方之时不要被西医慢性浅表性胃炎的诊断所引导，仍采用疏肝理气的四逆散与补益心脾之归脾汤合方加减，取得良效。

复诊之时，痞满、胁痛之症明显缓解，说明前法可取，故仍坚持四逆散不变；睡眠明显改善，可去归脾汤。大便稍溏，结合舌脉，考虑湿邪滞于肠腑，因而加入燥湿行气止泻的广藿香、佩兰、葛根等物。

朱敏教授认为，临床上不少被西医诊断为慢性浅表性胃炎的患者，表现为腹部痞满胀闷，以辛开苦降的泻心汤法有时效果不佳，则需要考虑有肝郁的因素参与其中。详细询问其病情，其腹胀嗳气等症状多与情志相关，平素可能工作或生活压力也较大，治疗用药时则不可被西医诊断误导，一味着眼于脾胃用药，而应谨守病机，条达肝气，方可取效。

# 十七、 不寐

不寐是由情志、饮食内伤、病后及年迈、禀赋不足、心虚胆怯等病因引起心神失养或心神不安，从而导致经常不能获得正常睡眠的一类病证。主要表现为睡眠时间、深度的不足以及不能消除疲劳、恢复体力与精力，轻者入睡困难，或寐而不酣，时寐时醒，或醒后不能再寐，重则彻夜不寐。

不寐虽不属于危重疾病，但顽固性的失眠，给患者带来长期的痛苦，甚至形成对安眠药物的依赖，而长期服用安眠药物又可引起医源性疾病。

　　不寐在《内经》中称为"目不瞑""不得眠""不得卧"，并认为不寐原因主要有两种：一是其他病证影响，如咳嗽、呕吐、腹满等，使人不得安卧；二是气血阴阳失和，使人不能入寐。如《素问·病能论》曰："人有卧而有所不安者，何也？……脏有所伤及，精有所之寄，则安，故人不能悬其病也。"《素问·逆调论》还记载有"胃不和则卧不安"，是指"阳明逆不得从其道""逆气不得卧，而息有音者"，后世医家延伸为凡脾胃不和，痰湿食滞内扰，以致寐寝不安者均属于此。《难经》最早提出"不寐"这一病名，《难经·四十六难》认为老人不寐的病机为"血气衰，肌肉不滑，荣卫之道涩，故昼日不能精，夜不得寐也"。汉代张仲景在《伤寒论》及《金匮要略》中记载了用黄连阿胶汤及酸枣仁汤治疗不寐，至今临床仍有应用价值。明代张景岳的《景岳全书·不寐》较全面地归纳和总结了不寐的病因、病机及其辨证施治方法，"寐本乎阴，神其主也，神安则寐，神不安则不寐。其所以不安者，一由邪气之扰，广由营气之不足耳"，还认为"饮浓茶则不寐，心有事亦不寐者，以心气之被伐也"。《景岳全书·不寐·论治》中指出，"无邪而不寐者，……宜以养营气为主治……即有微痰微火皆不必顾，只宜培养气血，血气复则诸症自退，若兼顾而杂治之，则十曝一寒，病必难愈，渐至元神俱竭而不可救者有矣"；"有邪而不寐者，去其邪而神自安也"。《医宗必读·不得卧》将不寐原因概括为"一曰气盛，一曰阴虚，一曰痰滞，一曰水停，一曰胃不和"五个方面。

　　[案例一]

胡某，女，18岁，2015年2月26日初诊。

主诉：入睡困难1月。

现病史：1月来入睡困难，失眠多梦，白日神疲，面色少华，口干善太息。两胁胀闷，无反酸，无呕吐，纳差，二便调。舌淡红、苔薄白，脉弦细。

既往史：否认既往史。

过敏史：否认。

月经史：正常。

体格检查：心肺腹查体无异常，神经系统查体无异常。

辅助检查：无。

中医诊断：不寐

证候诊断：肝郁脾虚

西医诊断：睡眠障碍

治法：疏肝健脾

处方：柴胡10g　白芍15g　枳壳10g　川芎10g　熟地15g　黄芪15g　当归10g　白术10g　茯神15g　远志15g　酸枣仁25g　木香6g（后下）太子参15g　炙甘草10g　龙眼肉15g　黑枣10g

共7剂，水煎服，每日1剂。

复诊：入睡较前容易，精神转好，胃纳渐佳，效不更方。

[按语] 不寐一病，病位虽在心，但与肝胆脾肾均相关，临床治疗时常感棘手。此患者肝郁脾虚之表现较典型，故以四逆散和归脾汤加减，取得佳效。患者为18岁女性，其不寐与近期学业压力过大相关，既往并无基础疾病，因此从疏肝健脾着手治疗，见效较快。

不寐之证，辨治时当细辨虚实。心火、肝火、痰热、瘀血，均可引起不寐，而心虚胆怯、阴虚火旺，也可造成不寐。选方用药时若能分清虚实标本，配合安神定志之品，且注意调摄情志，才可取得效果。

[案例二]

林某，女，41岁，2017年5月31日初诊。

主诉：失眠1周。

现病史：梦多眠差，面红，脾气急。腰酸怕冷，体胖。舌淡红、苔薄白，脉沉弦。

既往史：否认既往史。

过敏史：否认。

月经史：正常。

体格检查：BP 110/70 mmHg，HR 90次/分，律齐。心肺查体无异常。神经系统查体无异常。

辅助检查：无。

中医诊断：不寐

证候诊断：少阳郁热

西医诊断：睡眠障碍

治法：和解清热，镇惊安神

处方：柴胡20 g　龙骨30 g（先煎）　黄芩10 g　党参10 g　肉桂9 g　茯苓10 g
　　　法半夏15 g　牡蛎30 g（先煎）　大黄10 g　黑枣10 g

共5剂，水煎服，每日1剂。

[按语] 本方以柴胡加龙骨牡蛎汤加减而成。方中柴胡、肉桂、黄芩和里解外；龙骨、牡蛎重镇安神；法半夏和胃降逆；大黄清泻里热以和胃气；茯苓安心神；党参、黑枣益气养营，扶正祛邪。

《伤寒论》曰："伤寒八九日，下之，胸满烦惊，小便不利，谵语，一身尽重，不可转侧者，柴胡加龙骨牡蛎汤主之。"现代经方大家黄煌教授认为本方对失眠、抑郁、癫痫等病证的治疗效果特别突出，尤其辨证为肝气郁结之时。

本患者肝郁、肝火之象比较典型，但也需要注意其腰酸怕冷的症状，朱敏教授将桂枝改为肉桂，正考虑到此原因。

# 十八、 泄泻

泄泻是以大便次数增多，粪质稀薄，甚至泻出如水样为临床特征的一种脾胃肠病证。

《内经》称本病证为"鹜溏""飧泄""濡泄""洞泄""注下""后泄"等，且对本病的病机有较全面的论述，如《素问·生气通天论》曰："因于露风，乃生寒热，是以春伤于风，邪气留连，乃为洞泄。"《素问·阴阳应象大论》曰："清气在下，则生飧泄。""湿胜则濡泻。"《素问·举痛论》曰："寒气客于小肠，小肠不得成聚，故后泄腹痛矣。"《素问·至真要大论》曰："诸呕吐酸，暴注下迫，皆属于热。"说明风、寒、热、湿均可引起泄泻。《素问·太阴阳明论》指出："饮食不节，起居不时者，阴受之，……阴受之则入五脏，……下为飧泄。"《素问·举痛论》指出："怒则气逆，甚则呕血及飧泄。"说明饮食、起居、情志失宜，亦可发生泄泻。另外《素问·脉要精微论》曰："胃脉实则胀，虚则泄。"《素问·脏气法时论》曰："脾病者，……虚则腹满肠鸣，飧泄食不化。"《素问·宣明五气》谓："五气所病，……大肠小肠为泄。"说明泄泻的病变脏腑与脾胃大小肠有关。《内经》关于泄泻的理论体系，为后世奠定了基础。张仲景将泄泻和痢疾统称为"下利"。《金匮要略·呕吐哕下利病脉证治》中将本病分为虚寒、实热积滞和湿阻气滞三型，并且提出了具体的证治。如"下利清谷，里寒外热，汗出而厥者，通脉四逆汤主之"，"气利，诃梨勒散主之"。指出了虚寒下利的症状，以及治疗当遵温阳和固涩二法。又说："下利三部脉皆平，按之心下坚者，急下之，宜大承气汤。""下利谵语者，有燥屎也，小承气汤主之。"提出对实热积滞所致的下利，采取攻下通便法，即所谓"通因通用"法。篇中还对湿邪内盛，阻滞气机，不得宣畅，水气并下而致"下利气者"，提出"当利其小便"，以分利肠中湿邪，即所谓"急开支河"之法。张仲景为后世泄泻的辨证论治奠定了基础。

《景岳全书·泄泻》说："凡泄泻之病，多由水谷不分，故以利水为上策。"并分别列出了利水方剂。《医宗必读·泄泻》在总结前人治泄经验的基础上，提出了著名的治泄九法，即淡渗、升提、清凉、疏利、甘缓、酸收、燥脾、温肾、固涩，其论述系统而全面，是泄泻治疗学上的一大发展，其实用价值亦为临床所证实。

朱敏教授认为，泄泻之病为临床常见，除了继承古代先贤们的精辟理论之外，临床还需要注意一些细节问题。比如急性腹泻伴阵发性绞痛者，应适当使用缓急止痛的药物，中药当中不少缓急止痛的药物其实是具有缓解平滑肌痉挛的效果的，对于肠道平滑肌痉挛引起的腹痛腹泻具有良效；但急性湿热性的腹泻，止泻又不宜过甚，此类病证所泻，实则含有部分污秽之物，按中医观点认为应让"邪有出路"，过早过甚止泻则会闭门留寇。对于久泻，朱敏教授建议抓住脾、肾、肝三脏进行治疗。在治疗久泻时，注意不要过分渗湿利湿，毕竟泄泻时间长，津液已丢失较多，过多的利尿有伤津之虞。

[案例一]

谭某某，女，67 岁，2015 年 8 月 20 日初诊。

主诉：腹痛腹泻 1 天。

现病史：昨晚在外进食，今晨开始出现腹痛，阵发性，绞痛，腹泻黄色水样便 6 次，呕吐胃内容物 3 次，呕吐物酸臭。无发热恶寒，舌红、苔黄腻，脉滑。

既往史：既往高血压病史。

过敏史：否认。

体格检查：心肺无异常，腹平软，脐周轻压痛，无反跳痛，麦氏点压痛阴性。

辅助检查：血分析示白细胞及中性粒细胞稍升高，血生化电解质正常。

中医诊断：泄泻

证候诊断：湿热内阻

西医诊断：腹泻查因（急性胃肠炎？）

治法：清热利湿

处方：葛根 15 g 黄芩 10 g 黄连 6 g 茯苓 15 g 厚朴 15 g 火炭母 30 g 石榴皮 30 g 秦皮 10 g 藿香 20 g 甘草 6 g

共 4 剂，水煎服，每日 1 剂。

复诊：3 日后，诸症消失，稍有嗳气，饱胀感，舌淡红暗、苔白稍厚，脉滑。

处方：党参 15 g 茯苓 15 g 白术 10 g 甘草 6 g 法半夏 10 g 苏梗 15 g 砂仁 6 g（后下） 枳壳 15 g 大腹皮 15 g 甘草 6 g

共 5 剂，水煎服，每日 1 剂。

[按语] 泄泻之病当首辨暴泻和久泻。本患首诊为泄泻急起，伴呕吐、腹痛，显属暴泻。次辨寒热虚实。本病明显为湿热内伤脾胃，脾胃气滞则腹痛阵发，湿热下迫则暴泻黄色水样便，胃气上逆则呕吐酸臭物。朱敏教授以葛根芩连汤为基本方，佐以行气燥湿的藿香、厚朴、秦皮，稍加健脾渗湿的茯苓和涩肠止泻之石榴皮，当是考虑患者年老且既往有高血压病史，正气不足，不耐暴泻。方中之火炭母为岭南草药，对湿热引起的腹痛腹泻有止痛止泻的良效，在中成药腹可安中即以其为主药。

复诊时患者腹痛、腹泻、呕吐等症均已消失，但有嗳气、腹胀等不适，考虑为湿热之邪伤脾，尚未全清有关，此时不需再清其湿热，而转为健脾行气为主，稍佐燥湿之品即可，待其脾复健运，气机条畅，则湿自可清，胀自可除。对于湿困中焦引起的各种病证，临床选用方药时要细察病因病机，分清运脾健脾之不同，鉴别燥湿和化湿的差异。

[案例二]

田某，女，36 岁，2015 年 10 月 15 日初诊。

主诉：腹泻 3 年。

现病史：饮食不慎即发作腹泻，大便稀烂或水样，每日 3 ~ 4 次，常夹有未消化食物，伴肛门下坠感。纳眠尚可，月经正常，无腹痛腹胀呕吐等，舌淡暗、苔薄白，脉沉细。

既往史：否认既往史。

过敏史：否认。

体格检查：心肺无异常，腹平软，无压痛、反跳痛。

辅助检查：无。

中医诊断：泄泻

证候诊断：脾胃虚弱，清阳不升

西医诊断：消化不良

治法：温中健脾，升清止泻

处方：党参30 g　白术15 g　茯苓15 g　干姜10 g　姜黄12 g　葛根15 g　防风10 g　陈皮10 g　石榴皮30 g　甘草6 g

共4剂，水煎服，每日1剂。

复诊：服药4剂症状好转，现大便偏烂，每日1～2次，偶有未消化食物，仍有肛门下坠感，无口苦口干，胃纳一般。舌淡胖、苔薄腻，脉沉。

处方：黄芪30 g　党参30 g　白术15 g　茯苓15 g　干姜10 g　鸡血藤30 g　陈皮10 g　升麻10 g　柴胡10 g　甘草6 g

共7剂，水煎服，每日1剂。

[按语] 初诊以补脾益气温中为法，加入葛根取其升清作用；复诊时腹泻好转，但中气仍有下陷之象，遂改为补中益气汤之法以巩固疗效。

此患者为久泻之证。对于久泻患者，辨治时应该抓住脾胃和湿邪两个关键，尤其是脾胃虚弱。脾虚亦可生湿，湿又困脾致脾更虚，故治疗时健脾祛湿是大法。但久泻患者常伴有中气下陷，这与脾气虚弱，升提之力不足有关，所以稍加升清药物，效果更佳。复诊之时，朱敏教授加入了鸡血藤一味。朱敏教授认为，鸡血藤多采用其活血通络祛风除痹之功效，医治各类风湿痹痛或妇女经带疾病，然根据"风能胜湿"的道理，其活血祛风之力，用于治疗泄泻亦有疗效。

[案例三]

崔某，男，38岁，2015年12月6日初诊。

主诉：腹泻1月余。

现病史：紧张时易腹痛，后即腹泻，为烂便。纳可，眠可。舌红、舌边有齿痕、苔薄黄，脉弦滑。

既往史：否认既往史。

过敏史：否认。

体格检查：全腹软，无压痛、反跳痛。

辅助检查：无。

中医诊断：泄泻病

证候诊断：肝脾不和

西医诊断：肠易激综合征？

治法：疏肝健脾，渗湿止泻

处方：白芍 15 g　柴胡 10 g　枳壳 15 g　当归 10 g　炙甘草 10 g　法半夏 10 g　薏
　　　苡仁 15 g　青皮 10 g　火炭母 30 g

共 3 剂，水煎服，每日 1 剂。

[按语] 患者腹痛与情绪相关，痛后即泻，为典型的肝脾不和所致泄泻。以四逆散疏肝理气，稍佐健脾渗湿的药物。火炭母为岭南草药，缓急止痛效果良好。

朱敏教授认为，肝脾不和的泄泻临床常见，尤其是中青年人，工作、生活压力大者。患者常在情绪紧张时觉得腹痛，有便意，随后即稍解烂便，一般量不多，部分可伴有黏液。治疗时要分清究竟是肝郁犯脾，还是脾虚肝侮，用药的侧重点也分别不同。

[案例四]

王某，女，39 岁，2015 年 12 月 15 日初诊。

主诉：反复腹痛腹泻半月。

现病史：情绪激动紧张时腹痛，连及胁部，常太息。腹痛即泻，大便带有较多黏液，泻后痛减。肠中常有咕咕声。纳可，眠稍差。舌淡红、苔薄白，脉弦。

既往史：否认既往史。

过敏史：否认。

体格检查：全腹软，无压痛、反跳痛。

辅助检查：无。

中医诊断：泄泻

证候诊断：肝脾不和

西医诊断：肠易激综合征？

治法：疏肝健脾

处方：陈皮 10 g　白芍 15 g　白术 20 g　防风 10 g　茯苓 15 g　救必应 15 g　厚
　　　朴 15 g　法半夏 10 g

共 4 剂，水煎服，每日 1 剂。

[按语] 此亦为肝脾不和泄泻，症状以肠中风盛表现，故以痛泻要方为底加减。此类腹泻在治疗后期，需要配合加强健脾之力，可以四君子汤为主加减，方能巩固疗效。

救必应也是一味岭南药物，具有清热解毒、利湿止痛的功效。常用于治疗急性肠胃炎、胃及十二指肠溃疡、风湿关节痛、咽喉肿痛等证。对于腹部痉挛绞痛，救必应止痛效果较好。

[案例五]

李某，男，18 岁，2016 年 1 月 5 日初诊。

主诉：腹痛腹泻 2 日。

现病史：伴腹部绞痛，泻水样便，色黄，稍恶寒，有恶心欲呕，小便可，纳差。舌淡红、苔白腻，脉滑。

既往史：否认既往史。

过敏史：否认。

体格检查：全腹软，无压痛、反跳痛。

辅助检查：无。

中医诊断：泄泻

证候诊断：寒湿中阻兼表邪

西医诊断：急性胃肠炎？

治法：散寒除湿行气

处方：藿香10 g　苏叶15 g　桔梗15 g　白术15 g　厚朴15 g　大腹皮30 g　橘红15 g　甘草6 g　茯苓15 g

共2剂，水煎服，每日1剂。

[按语]　此患者之泄泻为暴泻，一派寒湿阻滞中焦之象，且有恶寒，兼有表邪。方以藿香正气散加减而成。藿香正气散对于临床常见的急性胃肠炎、胃肠型感冒均有较好的疗效，但要分清寒热，若为湿热类型，则本方偏温，可配合葛根芩连汤应用。

[案例六]

马某，女，49岁，2016年4月14日初诊。

主诉：解稀烂便1周。

现病史：近1周反复出现解稀烂黄色大便，每天2～3次，无黏液脓血，无发热，无呕吐腹痛，伴双小腿发作性抽筋感，可自行缓解。舌淡红、苔稍腻，脉浮弦。

既往史：否认既往史。

过敏史：否认。

体格检查：全腹软，无压痛、反跳痛。

辅助检查：无。

中医诊断：泄泻

证候诊断：风邪夹湿

西医诊断：腹泻查因

治法：健脾燥湿行气

处方：藿香15 g　大腹皮15 g　苏叶15 g　桔梗10 g　白术10 g　厚朴花10 g　白芷15 g　干姜10 g　陈皮5 g　黑枣15 g　茯苓15 g　甘草6 g

共3剂，水煎服，每日1剂。

[按语]　此方以藿香正气散为基础方。朱敏教授认为，藿香正气散原方为治疗寒湿泄泻而设，但临床不少腹泻之证，其寒热之象并非如教材所写那么典型，此方寒热不甚过度，可以它为基础进行加减调整。

# 十九、 内伤发热

内伤发热是指以内伤为病因，脏腑功能失调、气血水湿郁遏或气血阴阳亏虚为基本病机，以发热为主要临床表现的病证。一般起病较缓，病程较长。临床上多表现为低热，但有时可以是高热。内伤发热是与外感发热相对应的一类发热，可见于多种疾病中，临床比较多见。

早在《内经》中即有关于内伤发热的记载，其中对阴虚发热的论述较详。《金匮要略·血痹虚劳病脉证并治》以小建中汤治疗手足烦热，可谓是后世甘温除热治法的先声。《太平圣惠方·第二十九卷》治疗虚劳烦热的柴胡散、生地黄散、地骨皮散等方剂，在处方的配伍组成方面，为后世治疗阴虚发热提供了借鉴。《小儿药证直诀》在《内经》五脏热病学说的基础上，提出了五脏热证的用方，钱乙并将肾气丸化裁为六味地黄丸，为阴虚内热的治疗提供了一个重要的方剂。李东垣对气虚发热的辨证及治疗做出了重要的贡献，以其所拟定的补中益气汤作为治疗的主要方剂，使甘温除热的治法具体化。李东垣在《内外伤辨惑论》里，对内伤发热与外感发热的鉴别作了详细的论述。朱丹溪对阴虚发热有较多的论述，强调保养阴精的重要性。《景岳全书·寒热》对内伤发热的病因作了比较详细的论述，张景岳对阳虚发热的论述足以补前人之所未及，其以右归饮、理中汤、大补元煎、六味回阳饮等作为治疗阳虚发热的主要方剂，值得参考。《症因脉治·内伤发热》最先明确提出"内伤发热"这一病证名称。《医林改错》及《血证论》两书对瘀血发热的辨证及治疗做出了重要贡献。

朱敏教授认为，内伤发热的诊疗需要注意两点。一是不要完全依据病程来鉴别内伤发热和外感发热，并非发热时间较长者一定为内伤发热，而起病时间短者就一定为外感发热。二是内伤发热若伴有其他症状，需要抓住主要矛盾和关键病因病机，不可仅注意发热这一个表现。

［案例一］

周某，男，67 岁，2016 年 8 月 9 日初诊。

主诉：反复发热 2 周。

现病史：两周来反复发热，无明显恶寒，无咽痛、流涕，无咳嗽，二便基本正常。纳差，自觉乏力，神疲，眠可。舌淡红、苔薄黄，脉濡。

既往史：高血压病史，长期服药控制。

过敏史：否认。

体格检查：BP 144/88 mmHg，心肺无异常，腹平软，无压痛、反跳痛。

辅助检查：血分析正常。

中医诊断：内伤发热

证候诊断：气虚发热

西医诊断：发热查因

治法：升阳益气

处方：党参15 g　黄芪30 g　升麻10 g　柴胡5 g　白术20 g　白芍15 g　当归10 g
　　　黄芩15 g　炙甘草6 g

共4剂，水煎服，每日1剂。

[按语] 气虚发热即东垣所谓之"阴火"，不可一味予苦寒清热之药，而宜于补脾益气升阳方。对于此种发热，《伤寒论》中的小建中汤、李东垣的补中益气汤均是常用方药，临床可结合辨证选择使。朱敏教授选用补中益气汤为基础方治疗，需要注意其柴胡的用量很小。按照李东垣原方记载以及现代研究发现，补中益气汤中柴胡需要用小量，而以柴胡解表退热之时，则需用大剂量，且柴胡、升麻两药的搭配缺一不可，两者搭配使用效果明显优于单用。

[案例二]

许某，女，37岁，2016年1月14日初诊。

主诉：夜间发热半月。

现病史：近半月来出现夜间发热，低热为主，发热时稍头痛，无恶寒，无咳嗽咳痰，纳眠一般，二便调。舌红、苔少，脉浮大。

既往史：否认既往史。

过敏史：否认。

月经史：正常。

体格检查：双侧甲状腺未触及肿大。神经系统查体无异常。

辅助检查：无。

中医诊断：内伤发热

证候诊断：阴虚内热

西医诊断：植物神经功能紊乱？

治法：滋阴清热

处方：生地20 g　知母15 g　地骨皮20 g　丹皮15 g　青蒿15 g（后下）　鳖甲20 g
　　　（先煎）　熟地15 g　当归10 g　白芍20 g　首乌20 g　枸杞20 g　白薇15 g

共4剂，水煎服，每日1剂。

[按语] 朱敏教授认为，阴虚生内热，故而但热不寒，舌脉均为阴虚内热表现，女性在滋阴的同时兼顾少许补血，因为阴血本为一体，则效果更佳。若热甚可加银柴胡和秦艽，退虚热效果更好。

# 二十、头痛

头痛病是指由于外感与内伤，致使脉络拘急或失养，清窍不利所引起的以头部疼痛为主要临床特征的疾病。

《内经》称本病为"脑风""首风"，《素问·风论》认为其病因乃外在风邪寒气犯于头脑而致。《素问·五脏生成》还提出"是以头痛巅疾，下虚上实"的病机。张仲景的《伤寒论》在太阳病、阳明病、少阳病、厥阴病等篇章中较详细地论述了外感头痛病的辨证论治。隋巢元方之《诸病源候论》已认识到"风痰相结，上冲于头"可致头痛。金元以后，对头痛病的认识日臻完善。《东垣十书》指出外感与内伤均可引起头痛，据病因和症状不同而有伤寒头痛、湿热头痛、偏头痛、真头痛、气虚头痛、血虚头痛、气血俱虚头痛、厥逆头痛等，还补充了太阴头痛和少阴头痛，从而为头痛分经用药创造了条件。《丹溪心法》认为头痛多因于痰与火。明代的《古今医统大全·头痛大法分内外之因》对头痛病进行总结说："头痛自内而致者，气血痰饮、五脏气郁之病，东垣论气虚、血虚、痰厥头痛之类是也；自外而致者，风寒暑湿之病，仲景伤寒、东垣六经之类是也。"另外，古代文献有"头风"之名，实际仍属头痛。《证治准绳·头痛》所说："医书多分头痛、头风为二门，然一病也，但有新久去留之分耳。浅而近者名头痛，其痛卒然而至，易于解散速安也；深而远者为头风，其痛作止不常，愈后遇触复发也。皆当验其邪所从来而治之。"

朱敏教授认为，头痛一病在门诊、急诊均较常见，其包含的西医疾病轻重缓急各有不同，辨证施治之时多强调辨外感内伤、辨循经部位，但是其实辨其病势轻重更为关键，尤其对于急危重症医生。宋代陈无择在《三因极一病证方论·头痛证治》中即言明："头者诸阳之首……凡头痛者，乃足太阳受病，陷入于泥丸宫而痛者是为真头痛，不可以药愈，夕发旦死，旦发夕死，责在根气先绝也。"此处首先提出了"真头痛"的名称，从其描述而言，与西医学中的急性蛛网膜下腔出血、急性脑出血等非常类似，说明古代先贤早已认识到有一类头痛是非常凶险的。按照古代的医疗条件，只能"夕发旦死，旦发夕死"，但是现在医疗水平早已大幅进步，部分此类患者只要诊断快速，救治及时，是可以存活甚至痊愈的。因此我们在临床工作中，尤其是急诊的临床工作中，需要警惕此类"真头痛"患者，要在查体时注意神经系统的检查，必要时配合西医头颅 CT 等检查。

[案例]

周某，女，45 岁，2016 年 10 月 9 日初诊。

主诉：反复头痛 2 年，再发 2 日。

现病史：头痛位于前额及两侧，吹风或饮酒后即发作，反复至医院检查未见异常。口干，体型偏胖，痰稍多。二便调，眠可。舌红、苔白稍腻，脉滑。

既往史：否认既往史。

过敏史：否认。

体格检查：神经系统查体未见异常。BP 110/70 mmHg。

辅助检查：无。

中医诊断：头痛

证候诊断：风痰上扰

治法：祛风化痰止痛

处方：天麻 15 g　钩藤 15 g　法半夏 10 g　陈皮 10 g　白芷 10 g　葛根 20 g　茯苓 15 g　细辛 6 g　柴胡 15 g

共 3 剂，水煎服，每日 1 剂。

[按语] 中医认为，头为清窍，高巅之上，非风不到，治疗头痛，首重于风。然而对于这个"风"的内涵，要从两个方面进行理解。一方面是指"风邪"，无论是外感之邪还是内生之邪，多是由"风"鼓动而上于头部，此"风"既可以是外感的风邪，也可能是内风，因此治疗时应该要运用祛风或熄风之药；另一方面则指的是中药当中具有向上趋势的药物，清扬而上，方有助于药力到达巅峰。

此患者有痰湿内蕴的表现，风挟痰而上，头维之脉络不通，发为头痛。以祛痰熄风为治法，合以白芷、葛根、柴胡，既可引经，又可祛风。药味虽少，然而全方构思清晰，配伍精当，体现出朱敏教授高超的医术。患者头痛症状已经持续两年，神经系统查体未见异常，故而暂时不考虑"真头痛"等情况，但患者年纪已达 45 岁，故而必须测量血压，以免漏诊高血压病。

同时嘱咐患者，由于每次发作均有较明确的诱因，因此必须在治疗的同时注意避免饮酒、吹风等情况。生活调摄也是治疗的重要内容之一，有时甚至比药物更为关键。

# 二十一、汗证

汗证是指由于阴阳失调，腠理不固，而致汗液外泄失常的病证。其中，不因外界环境因素的影响，而白昼时时汗出，动辄益甚者，称为自汗；寐中汗出，醒来自止者，称为盗汗，亦称为寝汗。

正常的出汗，是人体的生理现象，而自汗、盗汗，均为汗液过度外泄的病理现象。《明医指掌·自汗盗汗心汗证》对自汗、盗汗的名称做了恰当的说明："夫自汗者，朝夕汗自出也。盗汗者，睡而出，觉而收，如寇盗然，故以名之。"

早在《内经》即对汗的生理及病理有了一定的认识。明确指出汗液为人体津液的一种，并与血液有密切关系，所谓"血汗同源"，并明确指出生理性的出汗与气温高低及衣着厚薄有密切关系。如《灵枢·五癃津液别》说："天暑衣厚则腠理开，故汗出，……天寒则腠理闭，气湿不行，水下留于膀胱，则为尿与气。"在出汗异常的病证方面，谈到了多汗、寝汗、灌汗、绝汗等。张仲景的《金匮要略·水气病脉证并治》首先记载了盗汗的名称，并认为由虚劳所致者较多。宋代陈无择的《三因极一病证方论·自汗论治》对自汗、盗汗做了鉴别："无论昏醒，浸浸自出者，名曰自汗；或睡着汗出，即名盗汗，或云寝汗。若其饮食劳役，负重涉远，登顿疾走，因动汗出，非自汗也。"并指出其他疾病中表现的自汗，应着重针对病源治疗，谓"历节、肠痈、脚气、产褥等病，皆有自汗，治之当推其所因为病源，无使混滥"。朱丹溪对自汗、盗汗的病理属性做了概括，认为自汗属气虚、血虚、湿、阳虚、痰；盗汗属血虚、阴虚。明代张景岳《景岳全书·汗证》对汗证做了系统的整理，认为一般情况下自汗属阳虚，盗汗属阴虚。但"自汗盗汗亦各有阴阳之证，不得谓自汗必属阳虚，盗汗必属阴虚也"。清代叶天士之《临证指南医案·汗》谓："阳虚自汗，治宜补气以卫外；阴虚盗汗，治当补阴以营内。"王清任的《医林改错·血府逐瘀汤所治之症目》则补充说："竟有用补气、固表、滋阴、降火，服之不效，而反加重者，不知血瘀亦令人自汗、盗汗，用血府逐瘀汤。"

朱敏教授认为，汗证在急诊临床工作中较为少见，患者很少单纯因为不正常的出汗而来急诊就诊。然而也要注意，正如《三因极一病证方论·自汗论治》所提醒的，其他疾病也会合并有自汗的表现，此时则必须注意辨清病源，抓住主要矛盾。而在门诊当中，汗证属于较为常见的疾病，不少患者多方求治，效果不佳，而中医若辨证准确，常有良好效果。

[案例]

顾某某，男，59岁，2017年10月6日初诊。

主诉：多汗出1年余。

现病史：白天时常全身汗出，稍恶寒，头痛，无口渴，无恶心，大小便正常。舌淡、苔薄白，脉浮。

既往史：否认既往史。

过敏史：否认。

体格检查：体型正常。双侧甲状腺未触及肿大。心肺无异常。

辅助检查：外院查空腹血糖、糖耐量、甲状腺功能均正常。

中医诊断：汗证—自汗

证候诊断：营卫不和

西医诊断：植物神经功能失调？

治法：调和营卫

处方：桂枝15 g　白芍15 g　生姜10 g　大枣10 g　炙甘草6 g

共2剂，水煎服，每日1剂。

复诊：2日后复诊，服用上方后全身似微微汗出，汗出后自觉全身舒适，两剂服完，现已无自汗情况。

[按语] 此证属典型的营卫不和之桂枝汤证，朱敏教授辨证准确，用方精当，取效极快。桂枝汤为治疗汗证的经典方剂，对于辨证为营卫不和者，其效果非常好，且运用时尽量不要加减，原方原量。朱敏教授在临床上治疗汗证，常运用《伤寒论》中桂枝汤的系列方，包括桂枝汤、桂枝加附子汤、桂枝新加汤、桂枝麻黄各半汤等，对于营卫不和、表阳不足的各种汗证，较之应用浮小麦、糯稻根等单纯敛汗药物见效更快，疗效牢固。

## 二十二、便秘

便秘是指由于大肠传导功能失常导致的以大便排出困难，排便时间或排便间隔时间延长为临床特征的一种大肠病证。

《内经》中已经认识到便秘与脾胃受寒、肠中有热和肾病有关，如《素问·厥论》曰："太阴之厥，则腹满䐜胀，后不利。"《素问·举痛论》曰："热气留于小肠，肠中痛，瘅热焦渴，则坚干不得出，故痛而闭不通矣。"《灵枢·邪气脏腑病形》曰："肾脉微急，为不得前后。"汉代张仲景对便秘已有了较全面的认识，提出了寒、热、虚、实不同的发病机制，设立了三承气汤的苦寒泻下，麻子仁丸的养阴润下，厚朴三物汤的理气通下，以及蜜煎导诸法，有的方药至今仍是临床治疗便秘常用之方。李东垣指出治疗便秘不可妄用泻药，如《兰室秘藏·大便结燥门》谓："若饥饱失节，劳役过度，损伤胃气，及食辛热厚味之物，而助火邪，伏于血中，耗散真阴，津液亏少，故大便燥结。""大抵治病，不可一概用巴豆、牵牛之类下之，损其津液，燥结愈甚，复下复结，极则以至引导于下而不通，遂成不救。"清代程钟龄的《医学心悟·大便不通》将便秘分为"实秘、虚秘、热秘、冷秘"四种类型，并分别列出各类的症状、治法及方药，对临床有一定的参考价值。

朱敏教授临床诊治便秘患者，在辨清寒热虚实的基础上，强调要进一步结合脏腑辨证，尤其是肺、肝、肾三脏。一般认为便秘病位在肠，脾胃与之关系最为密切，但由于肺、肝、肾三脏均与全身气机和津液的调畅运行关系密切，若忽略此三脏则往往无法达到"治病必求于本"的目的。

[案例]

姚某，女，27岁，2015年8月24日初诊。

主诉：便秘半年。

现病史：近半年来大便4~5天一解，便质不干结，无腹胀腹痛，小便正常。舌红、苔薄白，脉弦。

既往史：否认既往史。

过敏史：否认。

月经史：正常。

体格检查：全腹软，无压痛、反跳痛。

辅助检查：无。

中医诊断：便秘

证候诊断：肝气郁滞

西医诊断：便秘

治法：疏肝行气

处方：柴胡10 g　白芍10 g　枳壳15 g　郁金10 g　当归10 g　陈皮10 g　砂仁6 g（后下）　太子参15 g　山药30 g　木香6 g（后下）　炙甘草10 g

共 4 剂，水煎服，每日 1 剂。

[按语] 朱敏教授认为，便秘一般首先需要辨清虚实寒热，再结合脏腑辨证，分别给予寒下、温下、缓下、润下等不同治疗，但是临床确实有类似此患者的一类情况，寒热虚实均不典型，便秘也没有对生活造成特别大的影响，尤其以年轻女性常见。此类情况，从行气入手，特别是疏通肝气，常疗效较佳，可以四逆散配合行气药物，气机调畅则大便自通。也要注意的就是这类患者切不可反复运用泻下药物，例如大黄、番泻叶等，只取暂时之快，而致后患无穷。

## 二十三、 癃闭

癃闭是由于肾和膀胱气化失司导致的以排尿困难，全日总尿量明显减少，小便点滴而出，甚则闭塞不通的一种病证。其中以小便不利，点滴而短少，病势较缓者称为"癃"；以小便闭塞，点滴全无，病热较急者称为"闭"。癃和闭虽有区别，但都是指排尿困难，只是轻重程度上的不同，因此多合称为癃闭。

癃闭之名，首见于《内经》，如《素问·宣明五气篇》谓："膀胱不利为癃，不约为遗溺。"《素问·标本病传论篇》谓："膀胱病，小便闭。"《灵枢·本输》云："三焦者，……实则闭癃，虚则遗溺，遗溺则补之，闭癃则泻之。"

东汉时由于避讳，而将"癃"改为"淋"，或改为"闭"。所以《伤寒论》和《金匮要略》都没有"癃闭"的名称，只有淋病和小便不利的记载。这一避讳影响极为深远，直至宋元，仍是淋、癃不分。如宋代陈无择《三因极一病证方论·淋闭叙论》仍说："淋，古谓之癃，名称不同也。"元代朱丹溪《丹溪心法》也只有小便不利和淋的记载，而没有癃闭的名称。明代以后，开始将淋、癃分开，而各自成为独立的疾病。在病因病机证治方面，隋代巢元方《诸病源候论·便病诸候》提出："小便不通，由膀胱与肾俱有热故也。""小便难者，此是肾与膀胱热故也。"认为二者系因热的程度不同所致，"热气大盛"则令"小便不通"；"热势极微"，故"但小便难也"。唐孙思邈《备急千金要方·膀胱腑》已有了导尿术的记载。《丹溪心法·小便不通》认为该病有"气虚、血虚、有痰、风闭、实热"等类型，并根据辨证论治的精神，运用探吐法治疗小便不通。明代张景岳《景岳全书·癃闭》将癃闭的病因归纳为四个方面：有因火邪结聚小肠、膀胱者，此以水泉干涸而气门热闭不通；有因热居肝肾者，则或以败精，或以槁血，阻塞水道而不通；有因真阳下竭，元海无根，气虚而闭者；有因肝强气逆，妨碍膀胱，气实而闭者。并详细阐述了气虚而闭的病理机转。

癃闭的治疗总以"通利"为原则，根据虚实不同而选用不同的治疗方法。肾后梗阻者，急则治标，立即予以导尿、针灸、少腹热敷等方法，某些情况必须采用西医的穿刺、手术等方法，务求立即解除梗阻，排出尿液。

朱敏教授认为，癃闭之证，必须分清是肾后梗阻还是肾前灌注不足而致。肾后性者，解除梗阻为当务之急，而肾前性者，补液扩容改善肾灌注则是治疗关键。一味强调利尿通便，常会南辕北辙，误诊误治。对于老年男性，前列腺肥大常引起小便点滴难出，紧急时需给予导尿，但在拔出尿管后又再次梗阻，此时则需配合中医中药的方法，清利补益诸法并施，方可避免频繁发作。

[案例]

许某，男，85岁，2018年9月4日查房。

主诉：小便困难伴发热2天。

现病史：患者于2018年8月7日在广州中医药大学第一附属医院老年病科因"前列腺增生"留置尿管，2018年8月21日患者出院时要求拔除尿管。入院2天前患者出现排尿困难，出现发热、畏寒、寒战，伴恶心呕吐，呕吐物为胃内容物，非喷射状，鼻塞流涕，无咽痛咽痒，咳嗽咳痰，尿频尿急，伴有腹胀腹泻等症状。8月31日为进一步诊治来急诊就诊，在广州中医药大学第一附属医院急诊插尿管，排尿1 650 mL，拟诊为"尿潴留查因"收入院。入院已4日。现见神清，精神较前稍差，无发热恶寒，胸闷气喘，可平卧，嗽咳痰较前减轻，轻微鼻塞流涕，无恶心呕吐，咳腹胀腹泻，无咽痛咽痒，无尿频尿急，纳差，腹胀，昨晚至今大便6次，质稀，大便带血。舌红、苔黄，脉弦。

既往史：1. 前列腺增生 2. 腰椎退行性病变 3. 骨质疏松症 4. 高尿酸血症 5. 颈动脉硬化（伴斑块形成） 6. 胸椎退行性病变

过敏史：否认。

体格检查：T 36.5 ℃，P 82次/分，R 23次/分，BP 144/81 mmHg，总出量720 mL。留置尿管固定在位，引流出淡黄色澄清尿液。双肺呼吸音粗，未闻及干湿啰音，腹平软，下腹部无压痛、反跳痛，双下肢轻度浮肿，呈凹陷性，神经系统查体未见明显异常。

辅助检查：尿组合示，白细胞数4 559个/μL，红细胞数568个/μL，PCT 12.6 ng/mL；心梗定量二项示，肌红蛋白228.4 ng/mL。细菌培养＋药敏示肺炎克雷伯菌，对哌拉西林/钠他唑巴坦钠敏感。细菌培养＋鉴定未见明显异常。血分析示，WBC $7.66 \times 10^9$/L，NEU% 93.9%，PLT $42 \times 10^9$/L；生化八项示，尿素20.62 mmol/L，总二氧化碳17.8 mmol/L，Cr 470 μmol/L，渗透压308 mOsm/L。

中医诊断：癃闭

证型诊断：膀胱湿热

西医诊断：1. 急性泌尿道感染 2. 尿潴留 3. 梗阻性肾功能不全 4. 前列腺增生 5. 腰椎退行性病变 6. 骨质疏松症 7. 高尿酸血症 8. 颈动脉硬化（伴斑块形成） 9. 胸椎退行性病变

治法：清热利湿，通闭利尿

处方：柴胡15 g 醋延胡索15 g 滑石15 g 茯苓15 g 太子参30 g 赤芍15 g 木香6 g（后下） 石菖蒲15 g 白术10 g 甘草6 g 麸炒枳壳15 g 茵陈15 g 大黄10 g 泽泻15 g

共3剂，水煎服，每日1剂。

[按语] 朱敏教授认为：①患者为尿潴留患者，尿潴留患者伴随着尿量减少，其原因可分为肾前性、肾性和肾后性三大类。肾前性因素的常见病因有休克、低血压、心功能不全、脱水与电解质紊乱、低蛋白血症等，偶见于双侧肾动脉血栓形成、栓塞或严重狭窄等。这些病因可引起全身有效血容量减少及肾血液灌流量不足；肾小球有效滤过压降低，肾小球滤过率减少，导致尿量减少，甚至无尿。若这些因素能及时得以纠正，血容量或肾血液灌流量恢复正常后，尿量可迅速复原，否则可进一步发展为肾性少尿。肾性因素包括肾小球疾病如急慢性肾小球肾炎、肾小管间质性肾炎、肾血管疾病、急慢性肾衰竭等。肾后性因素如结石、肿瘤、前列腺肥大等。患者入院时存在排尿困难，尿量减少，诊断为尿潴留，考虑患者既往有前列腺增生病史，考虑尿潴留为肾后性（梗阻性）因素引起，予留置尿管导尿并辅以药物治疗，解除前列腺增生引起的梗阻因素，患者尿量并未增多，遂考虑肾前性或肾性因素。复查生化，提示肌酐有所升高，患者既往无肾脏病病史，优先考虑肾前性因素，即由于灌注不足，血容量不够引起，予稍加大补液量，在补液量充足的情况下，患者尿量仍较少，肌酐进行性升高，遂排除了肾前性因素。且根据尿检示蛋白尿、血尿，综合患者临床表现与实验室检查结果，目前考虑肾性因素引起肌酐升高的可能性大，应尽快完善相关检查。②患者昨日起出现血压增高，由入院时 99/57 mmHg 上升至 150/90 mmHg，结合患者肌酐进行性上升、尿量减少的临床表现，考虑为肾性高血压，需要给予血压调控。

中药以清热利湿，通闭利尿为法，方中柴胡疏肝解郁，醋延胡索行气止痛，滑石、茵陈清热利湿，茯苓健脾渗湿，太子参、白术健脾益气，赤芍活血祛瘀止痛，木香行气调中止痛，石菖蒲化湿和胃，麸炒枳壳下气止痛，大黄泻下通腑并能清热利湿，泽泻利水消肿，甘草健脾益气兼能调和诸药。

# 二十四、 口臭

口臭也称"口气"，是指患者口中发出异味的症状。口腔不洁、牙齿污秽、宿食不化、脏腑积热、阴虚火旺、气血亏虚、伤络败血，均可引起口臭。口臭常见于口腔疾病、鼻咽喉病，呼吸道及胃肠道疾病亦可出现。

朱敏教授认为，在针对口臭进行辨证论治的同时，必须积极查明口臭的原因，包括口腔科、消化科、耳鼻喉科，甚至内分泌科等，必要时进行较为全面的辅助检查，以防止漏诊重大疾病。口臭可能仅仅是全身其他疾病的一个表现，虽然困扰患者生活质量表现突出而成为患者就诊主诉，然而临床医生却要在心里对其保持警惕，它常常是一个信号，一个提醒，抓住口臭继续往下追查，才可能发现其背后隐匿的罪魁祸首。

[案例]

李某，男，31岁，2015年9月3日初诊。

主诉：口臭难闻半年余。

现病史：半年余来自觉口臭难闻，无呕吐，稍口干，大便干，小便正常，纳眠可。舌红、苔薄黄，脉细。

既往史：否认既往史。

过敏史：否认。

体格检查：口腔内未见溃疡、龋齿。

辅助检查：无。

中医诊断：口臭

证候诊断：阴虚胃热

西医诊断：口臭查因

治法：养阴清热

处方：升麻10 g　黄连10 g　当归10 g　生地10 g　丹皮10 g　生石膏30 g　石斛10 g　沙参15 g　陈皮10 g　砂仁10 g（后下）　甘草10 g

共7剂，水煎服，每日1剂。

[按语] 本方为清胃散加味而成，清胃散是治疗胃火牙痛的代表方剂，不少医家用之治疗胃热引起的口臭证也有较好效果。原方针对的是胃火实证，此患者有阴虚内热表现，故而加入石斛、沙参增强养阴之力。患者大便干，腑气不通，浊气上逆，口中之气则臭秽难闻，陈皮、砂仁两药，导气下行，胃气下行顺畅则口中异味可除，且陈皮、砂仁两药均有香味，也可帮助除去口臭。同时嘱咐患者，必须于近期内尽快至口腔科、内分泌科和脾胃科等相关科室行相关检查，避免漏诊引起口臭的原发疾病，加强口腔卫生，避免烟酒等不良嗜好。

中药当中有一些药物具有香味，平时也常用于烹制食物使用的，例如肉桂、茴香、陈皮等，同时也兼有行气之功，是治疗口臭可以选用的药物，在辨证遣方的基础上可以适量加入，效果不错。配合应用一些含漱液，也可以起到辅助作用。

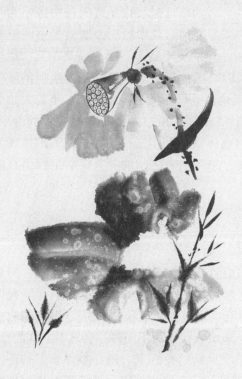

第三章　学术思想

# 第一节
## 中西医诊疗思想

### 一、 三因制宜， 注重辨体质

朱敏教授中医基础扎实，功底深厚，平时的临证过程中始终秉持中医三大基础支柱，即整体观念、三因制宜和辨证论治的综合运用。其中的三因制宜是中医重要基础理论之一，指治疗疾病要根据人体的体质、性别、年龄等不同，以及季节、地理环境以制定适宜的治疗方法的原则，又称因人因时因地制宜。中医学认为疾病的发生、发展与转归受多方面因素的影响，如时令气候、地理环境、体质强弱、年龄大小等，因而在治疗上须依据疾病与气候、地理、患者三者之间的关系，制定相适宜的治疗方法，才能取得预期的治疗效果，这是中医学的整体观念和辨证论治在治疗上的体现。朱敏教授在临床上善于依据疾病与气候、地理、患者三者之间的关系，制定相适宜的治疗方法。

#### （一） 因时制宜与临床

因时制宜即辨证时要结合来诊时的气候季节的区别。四季气候的变化，对人体的生理功能、病理变化和心理状态均能产生相应的影响。在养生防病中，要顺应四时气候变化的规律，"法于四时"，"四气调神"，"春夏养阳，秋冬养阴"，从而与自然环境保持协调统一，使精神内守，形体强壮。朱敏教授认为不同时令会有不一样的常见病，即跟气候季节变化特点相关，节气深浅影响疾病的发病率。例如春季多发郁证。春季属木，肝脏属木，春季木旺则肝易失于疏泄条达，气机郁滞，情绪不畅，郁郁寡欢而易发郁证。冬季多发真心痛。"真心痛"是临床急危重症，以张仲景为首的古代医家认为其主要病机是"阳微阴弦",即上焦阳气不足,下焦阴寒气盛,乃本虚标实之证。急诊科在冬季寒冷时节确实会接诊到更多的真心痛患者,结合真心痛的病因病机,这种疾病在冬天的高发病率可能跟气候的寒冷会让阴气盛而阳气弱,导致更容易发生"阳微阴弦"、阴阳失衡的现象有关。不同季节的常见病、多发病的临床表现也有其各自不同的特点,在治疗疾病时,朱敏教授教导我们应该充分了解气候变化的规律,并根据不同季节的气候特点来考虑治疗用药。例如同样是感冒病,夏季与秋季来诊可以有不同的兼夹症状。因夏季雨水较多,湿气盛,故感冒多兼湿邪,临床表现有肢体沉重,呕恶腹胀,苔厚而腻,治疗须兼以化湿;秋季雨水较少,燥气盛,故感冒多兼燥邪,临床表现有鼻咽干燥,口干少津,干咳少痰,苔薄干,治疗须兼以润燥。

### (二)因人制宜与体质学说的发挥

《内经》记载:"人之生也,有刚有柔,有弱有强,有短有长,有阴有阳。"其认为人天生以来就有"禀质""资质"类不同的东西。这些不同的东西就是中医对"体质"的初步认识。这类特质在生理状态下表现为对外界刺激的反应和适应上的某些差异性,在发病过程中则表现为对某些疾病的易感性及病理过程中病理发展的倾向性。早在《素问·经脉别论篇》中即云:"勇者气行则已,怯者则著而为病也。"提示不同的体质在感邪之后有病与不病的迥异。《伤寒总病论》说:"凡人禀气各有盛衰,宿病各有寒热……假令素有寒者,多变阳虚阴盛之疾……素有热者,多变阳盛阴虚之疾……"《医宗金鉴》云:"人感邪气虽一,因其形脏不同,或从寒化,或从热化,或从虚化,或从实化……"

朱敏教授指出以上这些医学经典的论述都是要求我们临床进行中医辨证用药时必须因人制宜的有力佐证。因来诊患者年龄、性别、体质、生活习惯等个体差异,而生活条件、饮食习惯及社会风气等均会影响人群的生理、心理特点,从而影响体质,改变个体的虚实寒热等特质,所以我们在遣方用药时应该根据不同人不同的个体特质而有所变化。体质是个体生命过程中,在先天遗传和后天获得基础上表现出来的形态结构、生理功能和心理状态方面综合的、相对稳定的特质。一般人体质多有阴阳、虚实与寒热之偏,对偏于阳盛或阴虚之体,慎用辛温燥热之剂;偏于阳虚或阴盛之体,慎用寒凉伤阳之药。不同年龄具有不同的生理和病理特点。老年人生机减退,气血亏虚,患病多虚证,或虚实夹杂,用药剂量也比青壮年较轻,补益药较多用。男女性别不同,各有其生理和病理特点。妇女有经、带、胎、产等情况,治疗时必须加以考虑。如月经期和妊娠期,对峻下逐水、祛瘀破血的药物,当慎用或禁用。

体质学说是中医基础理论的重要组成部分,是辨证论治的重要理论依据,体质学说注重的是个体差异,而正是这一特点,使得体质研究的前瞻性意义十分突出。朱敏教授认可当代流行的"中医体质九分法"——包括平和质、气虚质、阳虚质、阴虚质、痰湿质、湿热质、瘀血质、气郁质、特禀质等9种基本类型,不同体质类型在形体特征、生理特征、心理特征、病理反应状态、发病倾向等方面各有特点，使中医体质学说的基础理论更加完善。辨证论治，治病求本，实质上包含着从体质上求本治疗之义。由于体质受先天禀赋、年龄、性别、生活条件及情志所伤等多种因素的影响，所以，通常所谓"因人制宜"，其核心应是区别体质而治疗。

体质可以决定是否发病，决定对某种致病因素或病邪的易感性和从化性，决定病证的形成、传变与转归，甚至更能决定论治原则。因此，对患者体质状况的观察与辨识，有助于对错综复杂的临床病证做出比较准确的判断。就治疗疾病而言，体质是辨证的基础，体质决定疾病的临床证候类型。因体质不同，虽同一病因，而病变各异，病证悬殊，立法施治亦大不相同。充分认识体质与辨证论治的关系，对于进一步掌握病证的发生、转化规律，临床辨证用药和最终康复都具有指导意义。

1. 结合辨体质处方用药

朱敏教授在中医辨证论治过程中，经常注意结合辨体质处方用药。具体分析患者体质可结合本身疾病以外的症状辨识：如青少年体质为气虚型，易感外邪，经常感冒者，除了辨识风寒证及风热证予以疏散风寒或疏解风热药物，处方予荆芥、防风、桑叶、金银花、薄荷、淡豆豉、羌活等祛时邪，同时兼予补肺固本，加用黄芪、党参、白术、茯苓等补脾肺益气；女子多气多血，要注重冲任的调和；咽痛不适者则予蝉蜕、薄荷、栀子、桔梗解毒利咽；大便不通，肠有燥结者则予桃仁、芒硝、全瓜蒌、川大黄等；平素易见鼻塞，时时流黄稠浊涕，声音重浊者则予鹅不食草、辛夷、白芷、苍耳子开通鼻窍；有伴肩背不舒者常用威灵仙、羌活、独活等。

朱敏教授结合临床对体质学说的运用经验，通过观察发现岭南地区患者体质经常多见湿热质，根据"有是证用是方"原则，在针对眩晕、腹痛、胸痹、淋证等不同疾病的辨证处方同时合用温胆汤加减，如选用黄连、黄芩、竹茹、木香、枳壳、石菖蒲、半夏、苍术、川朴以清热利湿。临床发现在实热证的消化道出血患者中，其证候特点往往有夹湿的情况。湿热证不仅仅是湿邪和热邪病理性质的简单叠加，还存在湿邪和热邪相互影响、蕴蒸合化的过程。虽然血证实热证主要病因是火热实邪，但如同时合并湿邪，则因湿邪困阻，气机被遏，易于郁闭生热。湿性黏滞，致病缠绵难愈，从而导致火热之邪不易清除，故辨证论治时应注意兼顾祛除湿邪药物的加减。血证证型属湿热内蕴者，常予三黄泻心汤与温胆汤加减，能够清热止血，又能很好地缓解患者一些胸脘痞闷，尿短而赤，口气臭秽，口苦黏腻等湿热证候，此乃"湿热同治"，清热泻火止血的同时予化湿、燥湿，湿去则火热无所依存。

2. 辨体质治疗亚健康状态

朱敏教授临床工作中经常遇到部分患者诉有身体不适感，但又查不到什么具体器质性的问题，这就是除了健康状态和疾病状态之外，人体还存在着一种介于健康与疾病的中间状态，称为"亚健康状态"。WHO 的一项全球性调查表明，真正健康的人仅占 5%，患有疾病的人占 20%，而 75% 的人处于亚健康状态。朱敏教授认为，随着社会的进步和社会竞争的日益激烈，亚健康状态的人群将会越来越多，应该引起广大医学工作者的关注并进行针对性的干预，做到"未病先防"。

由于亚健康的表现是多方面的，目前对亚健康状态的描述不尽统一。目前国内学者认为，一是有多症状群亚健康（如慢性疲劳、虚性亢奋、虚弱、过敏、生理功能的低下或障碍、性功能低下、情绪不稳定等）；二是单一症状亚健康。仪器检查无器质性病变，即心肝肾等功能正常，但又频繁出现不健康的生理状态，如无法纳入疾病状态的慢性咽痛、失眠、便秘、健忘等。西医对亚健康缺乏行之有效的调理方法的情况下，朱敏教授认为中医中药在防治亚健康方面有明显的优势，尤其是运用中医辨证论治对亚健康的防治提供了切实可行的方法。

朱敏教授认为可以用中医证候把握人体状态，对亚健康进行认识、分类，辨证论治。证候作为机体对致病因素做出反应后所处的一种功能状态，既与致病因素的性质强弱有关，更与患者的个体体质因素有关。当不同的个体具有亚健康状态时，其表现的证候是具有个体差异性的，即使是同一患者，在不同阶段所体现的证候也有不同，即中医所谓的"同病异证"和"异病同证"。就亚健康状态而言，其表现可以归结为中医的某些"证"，如肝气郁结、瘀血内阻、痰湿内阻、湿热内蕴等，"证"是一种状态，有轻度心身失调的亚健康状态，有疾病前的潜临床亚健康状态，又有疾病恢复期的后临床健康状态，而不同疾病的潜临床亚健康状态及后临床亚健康状态均不同。在辨证论治亚健康的过程中利用证候就可在抓住亚健康共性特征的同时，更加准确辨识个性，形成具体论治的具体处方，从而达到调整患者亚健康状态的目的。

另外，同时可以从中医体质学方面去认识亚健康状态，这也是中医学辨证思维的集中体现。亚健康状态尽管在一定阶段内缺乏症状，但对机体有潜在的危害，所以及时治疗是必要的。具备病理性体质之人，体内阴阳气血已经失调，心理性格亦不健康，已有明确的证候表现，对于现代医学而言已处于病与未病之间的亚健康状态。由于不健康体质是其相关疾病发生的主要物质基础，具有发生其相关疾病的倾向性，也在一定程度上决定了疾病发生后的发展与转归。对于亚健康状态，可考虑从辨患者体质入手，综合患者的年龄、性别、形体、性格、职业、习性等个体因素，加强中医察色、按脉、辨舌的优势，根据体质特点处以方药。结合多年的临床经验，朱敏教授根据临床常见的患者体质分型，将常见的亚健康状态依体质类型分为气虚质、阳虚质、阴虚质、痰湿质、湿热质、气郁质等 6 种基本类型，其中气虚型和气郁质是亚健康状态的基本证型，也可以据此看出在很多疾病的早期都是以"气"的问题为主要特点，故治疗上对这一类亚健康状态的病患要注意益气理气之法的灵活使用。根据个体体质的不同进行辨证调治，早期给予相应的中医药治疗，有可能为中医药防治亚健康状态研究带来重大突破。

### （三）因地制宜与岭南地区湿热质的形成

朱敏教授根据多年的临床观察指出，不同地理环境条件下，受不同水土性质、气候类型的影响，会形成不同的体质，甚至可以改变个体的体质类型，不同地区的自然环境，如气候、水土以及生活习惯，对人体的生理活动和病理变化有着不同的影响。例如部分原籍湖南或四川的患者，自从来广东地区工作生活之后，身体频频出现很多小毛病，譬如容易心情烦躁，痤疮增多，口气臭秽，便秘，大便干结等情况，询问患者是否有饮食习惯的改变，患者诉在当地经常吃辛辣及煎炸油腻之品，亦未有上述证候发生，甚至现在饮食习惯已经变得非常清淡，仍有痤疮、便秘等症不得缓解之烦扰。朱敏教授提出，这乃跟居住环境水土改变有关，亦即中医基础理论"三因制宜"中的"因地制宜"的重要佐证。湖南省饮用的是湘江的水，广州地区饮用的是珠江的水，湘江水相较珠江水偏寒凉，因此即使进食辣椒等辛辣之品亦可以中和其温热之性而不出现"上火"等表现。说明不同地理环境条件下，由于受不同水土性质、气候类型的影响，从而会形成不同的体质，甚至可以改变个体的体质类型，故在不同的地域进食同样的辛辣之品，同一个人的身体机能可以有不同的反应，不一样的地理环境，对人体的生理活动和病理变化有着不同的影响。

朱敏教授结合多年在临床上对患者证候的观察，发现岭南地区患者体质方面多见湿热质，中医证型亦多兼夹湿热证，分析其原因主要有以下三点。

### 1. 地理环境、气候条件

《周礼·地官·司徒》中对不同居住条件的人的形体特征进行了描述，其曰："一曰山林……其民毛而方；二曰川泽……其民黑而津；三曰丘陵……其民专而长；四曰坟衍……其民皙而瘠；五曰原湿……其民肉丰而痹。"《史记·货殖列传》亦有"江南卑湿，丈夫早夭"之说，徐徊溪在《医学源流论》中说："人禀天地之气以生，故其气体随地不同。西北之人气深而厚，……东南之人，气浮而薄。"说明生活在不同地理环境条件下，由于受着不同水土性质、气候类型的影响，从而形成了不同地区人的体质。现代环境地质学研究也表明：在地质历史的发展过程中，逐渐形成了地壳表面元素分布的不均一性，这种不均一性在一定程度上影响和控制着世界各地区人类的发育，形成了人类明显的地区性差异。岭南地区地处东南之地，气候炎热，多雨水，长年地气多湿，易酿成湿热，故岭南人多见湿热质。

### 2. 不良生活饮食习惯

华岫云曰："治法总宜辨体质阴阳，斯可以知寒热虚实之治……多因膏粱酒醴，必患湿热湿火之症。"现代人生活条件优越，平时生活饮食欠规律，嗜食肥甘厚味，易生痰生湿，患上"富贵病"，如糖尿病、肥胖等，肥人多痰湿，痰湿久蕴则易化热。或长期嗜烟酒，烟草为辛热秽浊之物，易于生热助湿，出现呕恶、咳嗽、吐痰等，酒性热而质湿，《本草衍义补遗》说它"湿中发热近于相火"，堪称湿热之最，故饮酒无度，必助阳热、生痰湿，酿成湿热，故多见湿热质岭南人。

### 3. 情志因素

《素问·疏五过论》指出："暴乐暴苦，始乐后苦，皆伤精气，精气竭绝形体毁沮。"说明强烈的精神刺激会引起机体阴阳气血失调，改变体质。隋代巢元方在《诸病源候论·心痛病诸候》中说："气不得宣畅，壅瘀生热，故心如悬而急，烦懊痛也。"现代人生活、工作节奏的加快，竞争压力的增加使人产生紧张、焦虑情绪，情志不畅，肝郁日久化火，火热灼津为痰湿，长久以往，可以促使时人的体质转向湿热质。

具有不同体质的人对于不同疾病的反应性不同，同时体质在人体的发病及辨证、治疗中发挥重要的作用，因此在立法处方时需考虑到体质状况。岭南地区患者多见湿热质，故临床上应结合其湿热质的特点予以针对性的调护和治疗，真正发挥辨体、辨病和辨证相结合的诊疗模式的特点，提高临床疗效。

以上均为朱敏教授在临证过程灵活运用"三因制宜"及注重辨体质的心得体会，提醒我们后辈在进行辨证论治时应紧紧抓住"三因制宜"的精髓，在辨别患者中医证型时需要同时兼顾患者的年龄、性别、体质、发病季节及生长地域环境，从而得出更准确契合患者病机的证型，并制定适宜的治则治法。

## 二、 突出辨证论治的重要地位

### （一）辨证论治为核心，辨病辨证结合

现代有部分中医从业者认为依靠张仲景时代的技术水平来辨病是远远不够的，因古人受到时代限制，其所谓病，只能是直觉的、宏观的体态反应为基础，所以有不少称之为病的，实质上仍然是证的概念，因此，提出现代中医辨病应与现代医学相结合。然而，其理论中提出的"病"并不是中医的病，而是西医的病名，从而在西医诊断出来后直接使用"相对应"中药和方剂，甚至不问证型，这样也完全失去中医辨证论治的优势及特色。部分医生在加减用药时喜欢直接按照西医相关疾病选用有相关药理治疗作用的中药，如治外感热病取有抗病毒作用的中药来治疗。甚至一见感冒、感染、炎症之类的西医疾病，就把西医的这些"炎症""感染"等同于中医的热毒，中药治以清热解毒。这种西医诊断加中药治疗模式的"对号入座"，不分寒热虚实而用药，背离中医辨证论治的"基石"，朱敏教授对于这种"现代中医"的观点持怀疑态度。

朱敏教授认为运用中医知识诊治疾病，应该谨守中医学三大特色原则，即整体观念、三因制宜、辨证论治绝对不能丢，其中辨证论治又是其中之精华。

辨证论治是中医的特色和优势，是指根据四诊收集的资料、症状、体征，辨别疾病的性质、部位以及邪正之间的关系，概括、判断为某种性质的证，并根据辨证结果确定相应的治疗方法的过程。中医辨证论治理论的基本思想，起源于《内经》，后世医家在其基础上不断丰富和完善中医的辨证体系，但是辨证论治的提法在新中国成立之前一直没有被统一，直到1957年，秦伯未撰写了《中医辨证论治概说》，全面阐述了辨证论治体系。辨证论治是中医学的特色与精华，是中医理、法、方、药在临床上的具体应用。

辨证是认识疾病，论治是针对病证采取相应的治疗手段和方法。辨证是治疗的前

提和依据。朱敏教授认为，理论上虽然辨证与论治同样重要，但辨对证，才是整个治病过程中最主要的一环，没有对疾病证型的准确把握，难有良好的疗效。证，即证候，是机体在致病原因和条件作用下，机体与环境之间，脏腑、经络、气血津液之间关系紊乱的综合表现，所以，明确了某一证候，即是对疾病发展阶段中的病因、病位、邪正斗争的强弱、阴阳偏盛偏衰等病理情况的概括。辨证的过程，是以脏腑、经络、气血津液、病因等理论为依据，通过望、闻、问、切四诊所搜集的症状、体征等资料进行综合、归纳、分析、推理、判断、辨明其内在关系，以及各种病变相互之间的关系，从而认识疾病，做出正确的诊断。

朱敏教授临证时强调，中医必须辨证为先，不可首先被西医的诊断病名限制了思维。应当从患者整体出发，全面分析其体质强弱、邪气盛衰，并联系地理环境、精神因素等的相互影响做综合分析，求得各种因素作用于机体整体反应的"证"。这些"证"不仅具有阴阳五行、八纲归属的特征，而且具有脏腑经络各级分系水平的特征。异病同证、同病异证，并由此出现异病同方、同病异方，这些情况是非常常见的，也正是中医特色和优势所在，理应如此。用西医的诊断和病名来禁锢中医辨证论治思维，模仿西医"同一种病、同一个指南、同一个方案"的诊疗思维，那就不是中医，而是堆砌中药的西医。所以朱敏教授在临床过程中反复地通过言传身教告诫我们，辨证论治的核心地位不可动摇。

对于"病"的概念，朱敏教授也有非常深刻的体会。一方面，中医并非只谈"证"不谈"病"，"病"不是西医的专利。最有力的证据就是《伤寒论》。《伤寒论》中，仲景各篇之题目就是"辨某某病脉症并治"，而开篇第一句即是"太阳之为病……"。所以说中医从来不是不辨病的。从古至今，无数的中医家们在诊疗当中也从未否认和放弃辨病这个环节。另一方面，对于西医的疾病诊断，以及对应西医病名研究出的中医诊疗规律，朱敏教授也会客观理性地评价并参考应用。例如急性胰腺炎，大量现代研究证实了中医的通腑泻下法对其有确定的疗效，其代表方为大柴胡汤，代表药物为生大黄，朱敏教授也认同接受这个观点，临床诊治急性胰腺炎的病患时常以大柴胡汤为方底稍加化裁。

### （二）多种辨证体系灵活运用

在中医辨证理论中诸如八纲、脏腑、经络、气血津液等适合内伤杂病的辨证方法，有六经、卫气营血、三焦等外感时病的辨证方法，另外还有六淫、七情两种审证求因的方法，诸种辨证方法虽侧重点不同，但相辅相成。异病同治、同病异治其本质是辨证论治，证同治同，证异则治异；但即使治法、处方基本相同，不同体质、年龄患者个体的方药及用量也不可能完全一致。通过辨体质、辨年龄等能够避免千人一方、千人一药的泛化治疗，是中医个体化治疗的基础。朱敏教授临床时，对于八纲辨证、脏腑辨证、卫气营血辨证等各类不同的辨证体系均非常熟练，灵活运用，随机应变。

在临床辨证过程中，朱敏教授特别强调八纲辨证的提纲挈领作用。在诸多中医辨证方法中以八纲辨证为先，从大的方向准确把握疾病的证候，自然在此基础上的处方用药的方向就会更准确，契合病机。譬如在辨证中对辨别疾病寒热虚实的把握，主要是辨别疾病的寒热虚实属性，如腹痛有虚痛和实痛之分，腹泻有湿热泻和寒湿泻之别，等等。辨别寒热是治疗时使用温热药或寒凉药的依据，所谓"寒者热之，热者寒之"；辨别虚实是治疗采用扶正或攻邪的依据，所谓"虚者补之，实者泻之"。说明八纲可以直接导出治疗的大纲领，掌握了八纲辨证，在诊断疾病过程中，起到执简驭繁的作用，对于一些证候比较复杂多变的病患，使用八纲辨证，能很好地从总体上对病情有所把握。

具体到内科杂病，朱敏教授在运用八纲辨证基础上，同时结合脏腑辨证和经络辨证。例如腹痛，首辨寒、热、虚、实、气、血。寒气内犯，经脉稽迟凝涩而痛；热气留中则便结焦渴坚干不得出，故痛闭不通；虚则运转无力，乱气而痛；实者浊邪滞阻而痛，初痛在气，久痛则入络在血。再结合腹痛部位辨脏腑。腹痛连胁则责之于肝胆，脘腹痛则责之于胃，脐腹痛则责之于肠，大腹痛属于脾，少腹偏右痛责之于阑门，两少腹痛病在足厥阴肝经，小腹痛为膀胱之患，范围大之腹痛则为三焦受累，痛而吐系于胃，痛而泄或痛而便不通系于肠，痛而出现黄疸系于胆，痛而小便失常系于膀胱。又如眩晕，朱敏教授认为眩晕的辨证不外乎虚实两端，其发病主要责之于风、火、痰、虚、瘀血，而岭南地区人群之眩晕又多以风、痰、虚所致为主，并多属本虚标实之证。辨清虚实之后，再结合脏腑辨证，如肝风上扬或肝火上炎，又或脾虚生痰、气虚血瘀，等等，必要时还可结合经络辨证，例如眩晕伴头两侧痛者，多从肝胆入手，眩晕伴前额胀痛者则多从阳明着力。

对于外感发热性疾病，朱敏教授则根据岭南地区的气候特点，多以温病的辨证体系进行辨证论治。例如2014年肆虐广州的登革热疫情，朱敏教授在认真诊察大量登革热患者的基础上提出，登革热与温病学中"温疫"的病因病机、临床表现相类似，且按"温疫"辨治有着良好的治疗效果，故建议将此病归于中医"温疫"的范畴，临床上可按温病卫气营血辨治。登革热的发生乃因正气不足，抗病能力低，复感疫疠邪毒所致。夏秋之交，暑酷湿盛，阳热下降，水气上腾，湿热充斥。若感受湿热疫毒，疫毒内侵，外感湿热，湿热疫毒交错，热蒸湿动，充斥内外，则见憎寒壮热，继之但热不寒，日晡益甚，头身肌肉关节剧痛，恶心呕吐，腹痛腹泻，舌红、苔黄腻等证，此类患者属于湿热疫型；若气分热邪不解，热毒炽盛，迫血妄行，湿毒交结，气津两伤，致脏腑功能失调，出现较为复杂的变证，势必深入营分，而出现灼热不退，烦躁不安，斑疹隐现，舌质红绛，脉象细数等证；若疫毒入于血分，血分热毒极盛，耗血动血，则可出现吐血衄血、便血尿血、颅内出血、斑疹密布，舌质红绛，脉象细数等证。朱敏教授根据湿热疫卫气营血不同阶段的证候特点将登革热分为三大证型，分别为邪在肺卫证、卫气同病及气营两燔证。

辨证论治历经几千年发展，已臻完善，尤其在遇到诊断不明或是新发疾病的情况下，首先综合症状表现进行经验性辨证治疗，能够保证整体治疗方向上的正确性，在较大程度上起到缓解与治疗作用。如历代发生重大疫情时，辨证论治均发挥了重要作用，包括 2003 年全国流行的 SARS。当年 SARS 在我国及全球流行范围之广、流行速度之快以及部分病例病情之重均充分说明其有很强的传染性和致病力。SARS 病原学诊断为冠状病毒感染，西医使用抗病毒、糖皮质激素等药物效果不佳。当时朱敏教授带领下的广州中医药大学急诊科医师团队，共收治了 70 例 SARS 患者。朱敏教授从温病学理论角度来分析 SARS 疫情，SARS 属中医学温疫、热病的范畴，该病病邪属风热或湿浊疫疠之气，按卫气营血辨证。在发病之初以卫气分证为主，病位主要在肺卫或兼气分，病机是病邪闭阻肺络，影响它脏，具有较强的传染性，并且发病后如不尽快控制病势，失治甚或误治，常迅速进展，病邪由表入里，证情加重。朱敏教授采用中医温病学之"截断疗法"对 SARS 患者进行辨证论治，制定了中医药清解法为主治疗SARS 的临床综合方案，按照温病学卫气营血传变理论，当病邪在肺卫或卫气之间时，采用辛凉解毒之大法，并以汤剂中药配合静脉滴注、成药口服等方式，多途径用药，直折病邪，力挽病势，该治疗方案抓住治疗的关键，及早阻断病原体所引起的病理过程，所以取得较好疗效。70 例患者全部痊愈，后期随访均无后遗症出现，创造了医务人员零感染、患者零死亡的好疗效，提示 SARS 早期应用清解中药为主的中医综合治疗方案，可明显改善症状、缩短病程与降低病死率，且安全性高。

### （三）规范遣方，平和用药

1. 经典方剂为主，少用偏方怪方，不用"自拟方"

临床上朱敏教授对于绝大多数病证，均采用较为常见的经典方剂，主要来自《伤寒论》《金匮要略》《温病条辨》《方剂学》《中医内科学》等教材。例如失眠，朱敏教授最常用的方剂是逍遥散、归脾汤、酸枣仁汤和朱砂安神丸；咳嗽，常用止嗽散、桑菊饮、二陈汤；胃痛，常用左金丸、理中丸、保和丸、藿香正气丸；头痛，常用川芎茶调散、葛根汤、银翘散；头晕，用半夏白术天麻汤、小柴胡汤、补中益气汤。

朱敏教授教导我们，临床大多数的病证都是常见的证型，罕见少见者只是少数，而来自经典和教材当中的这些古今名方，是经过大量实践验证的，确实疗效显著的，我们当然应该多采纳前人的经验。中医是一门经验医学，从古到今，无数的流派、学说、方药在临床上浮现和应用，大浪淘沙，真正经受住了实践检验的方剂才成为了经典名方。它们的使用指征、应用方法、临床疗效都是前人反复摸索验证得来的，我们当然应该熟练掌握并优先采用。相对来说，某些偏方、怪方，很大部分仅仅是针对某些罕见少见病证，或是某位医家的个人偏好组方而成，应用经验少，疗效不确定，我们则不应该以其为主流用方，更不应该以善用偏方、怪方为荣。当然，中医学的宝库是无穷无尽的，也会有沧海遗珠的情况，必然也有一些还没被发现或得到重视的好的方药，等待我们去开发。至于"自拟方"，虽非绝对不能用，但应用不当则多易变为堆砌药物，效果往往不佳。

### 2. 不拘于经方时方，唯以辨证为准

朱敏教授临床用方，从不拘泥于经方或是时方，也从不标榜自己为某某派，遣方用药唯以辨证为准。

朱敏教授认为，经方是来自张仲景《伤寒杂病论》中的方剂，组方严谨，疗效卓越，是得到古今医家公认的；但经方并不能包治百病，无法囊括所有的临床情况，故而在后来的发展当中，遇到经方无法解决的问题，就有很多医家根据中医学的理论创制了新的方剂，即是时方。时方的数量远多于经方，良莠不齐，其中一部分具有较好疗效的，临床也应该积极应用。拘泥于时方经方之别，等于捆住自己半边手脚与病魔搏斗，哪能取胜呢？

在中医发展的数千年中，涌现出了大量的流派，如补土派、养阴派、清热派、祛邪派、温病学派、衷中参西派、火神派等，各个门派都有自己鲜明的特点，提出了一些极具个性的学术主张和用药特点，在其擅长的领域有成功之处。对于这些学派的长处，我们应该认真学习，掌握其精髓，但是也要认识到他们的偏激和片面之处，不可目光狭隘，以偏概全。真正需要牢记的原则就是张仲景的名句——"观其脉证，知犯何逆，随证治之"。

### 3. 不过多加减，尽量遵从原方原量原法

朱敏教授应用古方的特点是尽量遵从原方，配伍组成、药物用量和比例、煎煮方法等，都不做过多的修改。

朱教授认为，各个经典名方，其组成、药物用量、煎煮方法等，均是其疗效得以最大化发挥的因素之一，随意更改必然会影响效果。张仲景的经方，是历代医家研究得最多的。大量研究证明，经方的配伍、药物用量和炮制、煎煮方法、服后调摄等，都具有非常严格的要求，稍作改动就可能变成另一个方，产生另一种作用。例如群方之祖——桂枝汤，加大芍药用量则成桂枝加芍药汤，加大桂枝用量则成桂枝加桂汤，而服后需要喝热粥，盖被子，取小汗，这些都必须高度注意，不能肆意篡改。对于一些经典的时方，也有不少研究证实了其药物组成和用量的玄妙。例如补中益气汤，柴胡与升麻两味药的用量均很小，如去掉这两味药，则全方作用明显减弱，而单用这两味药却也没有原方的作用，故而若辨证为补中益气汤证，要想发挥原方效力，则不可任意删改原方药物和用量。

在保证原方基本特点不变的基础上，朱敏教授也会时刻兼顾因人因时因地制宜的原则，对原方略作加减调整，以更好地切合不同患者和不同证型的细微区别。加减时一方面需要注意与原方的配合，另一方面不可加减过多，那种加减药物比原方用药数量还多的情况是绝不可取的。

## 三、 注意情志致病， 强调人文关怀

现代社会节奏快，压力大，而倾诉对象越来越少，导致目前心理疾患的患病率越来越高，很多疾患的发生发展也与情志密切相关，情志因素在临床中已经越来越得到关注，临床上如果不重视对心理方面进行关注和调整，很多疾病的治疗是无法取得良效的。对于情志因素与疾病的关系，西医也提出心身疾病的说法，指那些心理—社会因素在疾病的发生和发展中起主导作用的躯体疾病。主要特点包括：心理社会因素在疾病的发生和发展过程中起重要作用；表现为躯体症状，有器质性病理改变或已知的病理生理过程。西医学中7种经典心身疾病为原发性高血压、消化性溃疡、支气管哮喘、甲状腺功能亢进、类风湿性关节炎、溃疡性结肠炎和神经性皮炎，并认为与特定的心理冲突有关。中医学则将脾胃病证的心理因素主要归入肝与脾胃的关系中，如肝脾失调、肝胃不和、土虚木乘及木乘土位等。

临床常见不少患者情绪不佳、心情抑郁，尤其以脾胃系统和心血管系统疾病的患者多见，脑病的也不少。朱敏教授临床诊疗过程中，屡屡注意到情志致病的重要性，治疗时除了药物之外也强调人文关怀。其中具体到不同的病种，朱敏教授对情志致病与中医的脾胃病及不寐病的错综复杂的关联颇有心得。

### （一）情志与脾胃病

李东垣在研究脾胃病证时，十分重视情志精神因素，如《脾胃虚实传变论》中说：“饮食失节，寒温不适，脾胃乃伤，此因喜怒忧恐，损耗元气，资助心火，火与元气不两立，火胜则乘其土位，此所以病也。”说明了情志因素在脾胃的发病中十分重要，对此清代叶天士在《临证指南医案》中更明确提出：“肝为起病之源，胃为传病之所。”朱敏教授认为脾胃病与情志因素存在密切联系，在脾胃病诊疗中要注重情志因素的影响。

情志损伤易致脾胃病变，具体表现在七情过极可损伤脾胃气机以及耗伤脾胃精血。李东垣认为：“先由喜怒悲忧恐，为五贼所伤，而后胃气不行，劳役饮食不行继之，则元气乃伤。”七情内伤化火，则易致湿、食、痰、诸郁为病。朱丹溪认为，诸郁之中以气郁为主，且郁结之位多在中焦。他指出：“中焦者，脾胃所属。凡六淫七情、劳逸太过，必使所属脏器功能失调，当升者不升，当降者不降，终日犯及脾胃，中气必为之先郁。”《素问·疏五过论》云：“暴乐暴苦，始乐后苦，皆伤精气。”“离绝菀结，忧恐喜怒，五脏空虚，血气离守。”精血的耗伤必然导致脾胃气血的不足，影响其纳化功能。临床上由于饱受精神刺激而致饮食不进者屡见不鲜，是因情志刺激不仅影响脾胃气机，而且伤及脾胃气血之故。这些都表明在脾胃病的发病过程中，情志内伤是不可忽视的重要机制，有深入研究的必要性。

《素问·六微旨大论》云："是以升降出入，无器不有。"脾胃同居中焦，为气机升降之枢纽。朱敏教授认为情志失调，气机不畅，脾胃升降失司是引起脾胃病的重要病机。脾胃升降之枢失常，胃中气机阻塞，不通则痛，不降则痞，上逆则嗳气、恶心、呕吐；脾气不升，运化无权则纳呆便溏、腹胀乏力等症丛生。在治疗上朱敏教授始终注重调理脾胃升降之枢，理气之法贯穿于不同的脾胃病的治疗之中。正如《吴医汇讲》所云："……治脾胃之法，莫精于升降……"而气机升降正常与否则与脾胃肝三脏密切相关，脾胃为后天之本，是升降运动的枢纽，脾胃升降正常有赖于肝气升发和疏泄条达。理气即疏肝行气解郁，降逆和胃调中，补中益气健脾，从而使肝气得以条达，脾胃机枢复常，升降有度。对于平素性情急躁，肝气较盛，横逆胃土，症见胃脘疼痛，胁肋胀满，嗳气频作者，可选柴胡舒肝散以疏肝理气；若性情暴躁，肝阳亢盛，伴胁肋掣痛，面红目赤，口干口苦者，可选龙胆泻肝汤以清泻肝胆；若情绪低落，郁郁寡欢，症见脘腹隐痛，乏力纳差，善太息者，则可选逍遥散以疏土达木；若情绪紧张、焦虑，伴见腹痛泄泻者，可选痛泻要方以抑木扶土。临床治疗中不同证型给予不同的治法，但辅予疏肝理气解郁之法往往会有事半功倍的效果，如可酌情加用郁金、佛手、合欢花以疏肝解郁，调理情志，另外要辨情志状态对患者疾病的影响，考虑脾胃病与情志失调关系较大者，予以心理疏导，对治愈本病起着至关重要的作用。

### （二）情志与不寐病

不寐是临床常见病、多发病之一。《伤寒论》称之为"不得眠""不得卧""不能卧"或"卧起不安"，是现代社会非常常见的一类病证。《伤寒论》对于此类病证的认识，把《内经》中营卫、阴阳的理论与临床实践紧密结合，使之进一步深化。《金匮要略》亦对本病确立了肝虚证的治则。在社会节奏加快和竞争日益加剧的今天，不寐是一种十分普遍的现象。不寐可造成注意力不集中、记忆力减退、判断力和日常工作能力下降，严重者合并焦虑、强迫和抑郁等症，因此正确诊断与治疗不寐对人们的身心健康至关重要。但不寐的病因病机复杂多样，只有正确认识不寐的病因病机，才能准确地辨证，正确地用药，从而取得良好的疗效。

不寐的病因包括饮食不节，情志失常，劳倦失调，体虚失养等。明代张景岳在《景岳全书·杂证谟》中言："盖寐本乎阴，神其主也。神安则寐，神不安则不寐。"《素问·灵兰秘典论》曰"心为君主之官，神明出焉"。情志失常易扰乱心神，神不安则不寐。心主神，不寐虽多由心神不宁所致，但与其他脏腑关系密切，如胃不和则卧不安，胆热甚则夜不寐，相火旺则不得眠。虽然不寐的病因较多，但病位主要在心，与肝、脾、肾密切相关，其病机不外乎营卫失调，阴阳失和，脏腑损伤，气血亏虚，肝郁气滞，痰瘀内阻等。现代社会生活快节奏，工作高效率，易肝气郁结，肝阴暗耗，肝血不足，虚热内生，母病及子，致心阴亏虚，阴不涵阳，阴阳失交，神不入舍，故不寐。故朱敏教授在治疗不寐时多从肝入手，除了针对部分肝气郁结所致不寐患者使用柴胡疏肝散加减疏肝解郁，安神定志外，其他证型朱敏教授也习惯在药味加减时结合疏肝理气解郁之法，酌情选用郁金、佛手、素馨花、合欢花等以疏肝解郁，调理情志。部分不寐患者存在肝阴不足情况，予酸枣仁汤清热除烦，养血安神。《金匮要略》云："夫肝之病，补用酸，助用焦苦，益用甘味之药调之。"确立了肝虚证的治则，而酸枣仁汤可谓是对其最好的诠释，该方不是局限于调肝，而是心、肝、脾同调，体现了脏腑整体观的特色。在辨情志状态时发现患者经常存在愁眉苦脸，情绪低落的情况时，考虑到不寐与情志失调关系较大者，予以心理疏导，安抚患者，在诊疗的过程中，以尊重、热情、真诚的态度对待患者，并认真聆听、详细了解病情，通过积极关注以及共情，努力建立信任的医患关系，鼓励患者道出内心对自身健康的担忧，通过解释、教育、暗示，或进行一些相关检查，以客观证据改变患者的认知，消除心中的疑虑，并向患者详细介绍治疗方案，树立其战胜疾病的信心，情绪问题较严重者建议到心理专科就诊，接受进一步的专科治疗。

## 四、 从疗效结合的角度进行中西医结合

现代的中医研究流行趋势，一种是诊断出某个西医的疾病病名，对应就使用某一两个固定的方剂来治疗，如高血压，千篇一律地使用天麻钩藤饮治疗，不存在所谓的"随证加减药味"，然后观察临床疗效，认为这种做法才能证明该方剂治疗高血压的可重复性；另一种是试图从科研的角度提取中药的某些化学成分来治疗某些疾病，试图用化学成分替代中药或者方剂的作用，美其名曰"中医现代化"的方法。这些都是尝试使用西医的诊疗思路来研究中医的方法。虽然一直有医家呼吁"中医现代化"，试图运用自然科学或西医知识来解释中医，但从目前临床证据来看，该想法难以得到突破。

朱敏教授认为，这些使用西医思维来研究中医的思路可能会丢弃中医的"精髓"，从理论体系水平上的中西医结合方法可能会让中医的发展走向"死胡同"，导致中医的发展停滞不前，甚至无法真正体现中医的治疗效果。中医、西医很难在理论体系的层次进行杂糅结合，其原因主要与中医、西医的理论根源不一及各自具有不同的方法论有关。

### (一) 中医、西医的理论根源不一

中医、西医源于不同的理论基础。西医来源于自然科学，中医的理论基础是中国古代哲学，这两种理论体系属于不同的认识自然、总结自然界各种规律的体系，因此也决定了中医、西医的理论基础体系有天壤之别。

西医对疾病的认识是建立在人体解剖、病理生理、生化、免疫学、微生物学等基础上，以还原论为核心，重视局部与微观观察，方法上注重直观分解、实验验证、技

术使用和定量分析，是建立在对经验医学的结论进行科学实验验证之上，具有确定性和可重复性等特点。但是，人体疾病的发生通常是若干不同因素共同作用的结果，而且每一因素常会牵一发而动全局，引起级联反应，所以单一的因果关系不能解释或阐明病因的本质，加之人生活在自然环境和社会环境中，因而疾病的发生也受外界复杂环境的影响。

中医源于中国古代哲学著作——《周易》，《周易》是中国传统思想文化中自然哲学与人文实践的理论根源，反映了中国古代朴素唯物主义思想，采用取象比类的方法，其仰观天文，俯察地理，了知万物之情状，构造出一个天人合一的宇宙结构模型，探索宇宙人生必变、所变、不变的大道理，阐明人生知变、应变、适变的大法则，这一天人合一的哲学思想，称作"天人之学"。中医典籍《内经》的理论基础就是《周易》，《内经》作为一本原始的经典医籍，其描述的医学体系，与天文、地理、气象、物象、文化、哲学、心理等理论密切相关，提倡"天人合一"。《内经》关于人体生理、病理的理论是一种简化的模型理论，其理论不建立在对人体组织结构的解剖分析的基础上，而是通过对天地自然万物现象的长期观察，对人体的生理机能、病理改变的长期体验，根据天人同一的哲学信念，推天道以明人事类比而得出人体生理、病理的理论及诊断、治疗方法，是简化的模型理论。历代医家从《内经》中归纳出具体的中医基础理论，包括阴阳五行理论、脏象学说及经络学说等，同时也归纳出中医学三大基础特色理论体系，即整体观念、三因制宜、辨证论治，一直作为最高的指导思想指引着一代代中医人的临床诊疗过程。

中医、西医理论根源属于不同的理论体系，决定了中医、西医的理论有很大差异，难以互相解释及印证。例如中医的经络学说一直没有得到自然科学的"印证"，通过解剖及各种仪器检测均证实不了"经络"的客观存在；古籍《尚书》即载有中医理论根源之一的五行学说，金、木、水、火、土五行是构成世界不可缺少的属性，这五种特性解释了宇宙万事万物相生相克的相互关系，五行同样无法用自然科学解释，跟化学元素不能一一对应，甚至根本找不到重合点。

## （二）中医、西医诊疗的方法论不一

### 1. 微观与宏观

西医偏向于从微观的角度去研究疾病的规律及治疗方法，从人体、系统、器官、组织、细胞、分子直至夸克，医学逐渐向微观的研究越来越深。西医过度偏倚于自然科学及微观的研究方向，有两个弊端：一是用静止的科学理论及方法研究动态生命体的结构和功能；二是人体与环境发生分离，凡事都在人体内找原因，人们逐渐地将视角和努力只集中到人体本身上，而且更多地关注物质的存在，忽视了能量与信息对人体变化的作用和影响，而且忽略了人体与自然及社会是共生、共存、共赢的。微观的视角"看"的主要是"病"本身，而容易忽略了病是生在"人"身上。

1996 年，世界卫生组织指出："21 世纪的医学不应该继续以疾病为主要研究对象，而应该以人类的健康作为医学的主要研究方向。"中医研究的重点是患病的"人"，从宏观角度把握疾病的规律，讲究"因人、因时、因地"三因制宜，认为性别、年龄、体质、社会环境、地理环境、季节、气候变化等因素对于人体健康均有影响，充分体现了中医学的整体观念。中医的辨证论治主要不针对西医的致病因子，而是针对病证。中医虽然也讲究辨病，虽然通过辨证也寻找到病因，但不同于西医微观的"致病因子"，中医病因是宏观视角，其病因包括外因、内因和不内外因，其中六淫即风寒暑湿燥火为外因，七情为内因，饮食所伤、劳倦过度、外伤、虫兽伤、溺水等为不内外因，即自然界的气候变化、心理状态变化，不良的生活习惯、饮食习惯偏颇均会成为病因之一。中医基于宏观角度的疾病分类系统的优越之处在于，它以临床证候来研究疾病，虽然证候看来是一些基本症状，却与中医的治疗方法建立了良好的对应，临床上一旦确立这些证型，相应的治法治则就确立了。

2. 单病因与整体观念

西医习惯用单病因、单因素来分析疾病的发生及其对应的诊治，把医学研究的触角只投射到某一因素或机制，脱离了整体个体，容易将人与环境、社会和心理因素分开来，忽视多因素相互作用的因果网络作用，因而在精神性疾病、心因性疾病、功能性疾病方面方法不多。

中医强调整体观念，认为人体是一个有机的整体，构成人体的各个组成部分之间在结构上不可分割，在功能上相互协调、互为补充，在病理上相互影响。在治疗局部病变时，也必须从整体出发，采取适当的措施。譬如治脾胃病，脾胃五行属土，其中脾为阴土，胃属阳土，根据五行生克原理，脾胃土病如因肝木之病引起，即"木旺克土"，治疗重点应是平肝疏肝，治肝木为主，整体调节，选取疏肝理气和胃之法为治则。另外整体观念也强调了人体与自然界、时令气候、社会环境等的统一性，在辨证施治时均应将这些因素考虑在内。例如西医认为消化道溃疡是幽门螺旋杆菌感染所致，予以规范的抗菌治疗后，仍有部分患者疗效不好，容易复发，西医将之归因为抗生素的滥用导致耐药情况的发生。然而，消化道溃疡发生发展仅仅用一个幽门螺旋杆菌就可以完全解释清楚吗？针对这一类患者，在中医的视角，会从整体观念入手分析病因，详细询问患者存在哪些危险因素，有无饮食习惯的偏颇，如暴饮暴食，嗜食煎炸辛辣之品、烧烤类食物，酗酒等情况；有无心情抑郁、工作压力大等心理因素的影响。中医认为饮食习惯及心理因素对消化道疾病的影响是至关重要的，只不过这些因素的影响难以量化，西医没有将这些因素作为主要的"致病因子"来治疗。假如一位消化道溃疡患者在治病时继续饮酒，或长期心情抑郁，即使规范抗菌，估计也是收效甚微。故中医在治疗时会先要求患者摒弃不良饮食习惯，辨别心理状态对患者疾病的影响，予积极心理疏导，同时予以辨证论治，临床观察结合中医治疗消化道溃疡比单纯抗菌治疗疗效更佳。

### 3. "千人一方"与"一人一方"

西医诊断疾病的依据是患者的症状、体格检查、检验和影像学等辅助检查，虽然西医也在一定程度上重视纠正全身的机能状况，但其诊断关键和治疗中心着重在找到病因并消除致病因子。譬如感染性疾病，要找出致病微生物是细菌、病毒还是真菌等，然后使用针对性的药物去杀灭病原微生物达到治愈疾病的目的；发现了肿瘤，直接把它切掉或者用化疗、放疗的手段把肿瘤细胞杀灭。西医治疗一个病因对应一种治疗方案或一种药物，并不太重视这个患者的体质、年龄、生活环境、心理状态等对疾病的影响，即所谓的"千人一方"，强调治疗的可重复性。

中医诊疗的精髓是"辨证论治"，亦即强调"治疗个体化"。中医认为疾病是人体阴阳偏盛偏衰的结果，临床辨证主要依据患者的症状和体征（舌象、脉象等）证候群，诊断不一定要确定病名，而是要明确什么是"证"。"证"，即证据、证候的简称，它不单是症状或主观感觉，而是一组证候群，也是中医对疾病的诊断。"证"是一组特定的临床表现（症状、体征等），其中包含着病因、病变部位、病变性质、正邪双方力量对比状况等方面的综合信息，是比症状更能说明疾病本质的概念。辨证论证法则要求诊断疾病要从整体出发，全面分析患者体质的强弱，邪气的盛衰，并联系地理环境、精神因素等的相互影响做综合分析，求得各种因素作用于机体整体反应的"证"。

中医辨证论治的特点在"一人一方"，在"方"不在药。黄连素和黄连或葛根芩连汤都可以治疗腹泻，虽然黄连素按照西医的思维是从黄连这种天然植物中提取出来的一种成分，黄连素治疗大多数腹泻效果也很好，但从严格意义来说运用黄连素来治疗腹泻并不属于中医的范畴，因为它使用的是西医的方法论，并将其运用于临床来治病，体现的是某种天然植物的有效成分的药理作用，有腹泻症状即可使用黄连素，治疗可重复性高。而按照中医理论，中药黄连之功效是清热燥湿、泻火解毒，葛根芩连汤解表清里之治则只适用于湿热泄泻，其治疗用药过程应通过运用辨证论治，明确患者腹泻证型属于湿热泄泻，然后相应使用黄连或葛根芩连汤治疗方可取得良好疗效；反之，如患者证型为脾虚、肾虚或肝郁泄泻，使用葛根芩连汤治疗必然效果不理想。

### （三）注重临床疗效的结合

按照现代药理学理论，很多中药被证实具有确切的治疗疾病的作用，如干蟾皮抗消化道肿瘤，黄连降血糖，天麻、钩藤、罗布麻降压，红曲降脂等，部分医生在加减用药时喜欢直接按照西医病名选用有相关药理治疗作用的中药。治外感热病取板蓝根、黄芩的抗病毒作用来治疗，甚至一见感冒、感染、炎症之类的西医疾病，就把西医的这些"炎症""感染"等同于中医的热毒，中药治以清热解毒，大剂量使用金银花、板蓝根、黄芩、大青叶、蒲公英之属。这种中西医"对号入座"，不分寒热虚实而用药，背离中医辨证论治的"基石"，影响中医疗效。

朱敏教授认为，中西医结合应注重临床疗效的有机结合。任何一种医疗方式都有自身的优缺点，都不是"包治百病"的，关键是要扬长避短。

1."早病"中医为主

按照疾病发生发展变化的过程可大体将疾病划分为早、中、晚三期，中医的特长是在疾病早中期的治疗，包括"治未病"，以功能性疾病为主。通常说的生病是指器质性疾病，就是人体的组织结构发生了变化或影响了生理功能。随着社会环境变化、工作压力的增加，现代社会"亚健康状态"人群越来越多，各项仪器检查结果正常，无器质性病变，但又出现不健康的生理状态，如无法纳入疾病状态的咽部不适感、乏力、焦虑烦躁、精力不足等，西医难以找到器质性的病因亦缺乏有效的治疗手段。中医在防治亚健康方面有明显的优势，《内经》明确提出"不治已病治未病""阴阳平衡"是人体健康的标准，对亚健康患者，中医认为其已出现气血阴阳失衡的情况，辨别其病因，有的是不合理的生活起居，有的是饮食习惯偏颇，有的是不健康的精神心理状态，等等。在根据不同病因进行相对应的生活、饮食、心理指导的同时，运用中医体质学说及中医证候把握亚健康，对其进行认识、分类，通过病患的证候表现可辨识为中医的某些"证"，如肝气郁结、瘀血内阻、气血亏虚、湿热内蕴等，从而以具体处方用药论治亚健康人群，达到调整患者亚健康状态的目的。

2."中病"中西医并行

在疾病中期，即出现器质性病变时，中西医都可治病，但中西医在不同疾病的治疗上各有自身的优势，应找准中西医各自的"位置"，"辨证"灵活使用两者。例如细菌感染性疾病，西医抗菌药的疗效是毋庸置疑的，然而对于很多急性病毒感染性疾病，西医的抗病毒药往往疗效欠佳，中医辨证论治可在病毒感染性疾病方面综合证候表现进行经验性辨证治疗，在较大程度上起到治疗作用。

另外，针对同一患者，可分别发挥中医、西医的特长，用西医则贯彻西医思路，结合病史、症状、体征及辅助检查等明确患者致病因子，予以针对性治疗。用中医就执中医思维，按照整体观念、三因制宜及辨证论治的原则处方用药，"一人一方"。譬如肿瘤化疗的患者，西医的化疗药物虽然把肿瘤细胞杀死了，但同时也会对正常的组织细胞产生伤害和影响，出现很多化疗反应或免疫力低下等。此时可以运用中医方法，对肿瘤患者进行辨证论治，从宏观的角度，气血阴阳、虚实寒热的角度来调理患者身体，调和阴阳，从而达到共同治愈疾病的效果。

3."晚病"西医为主，中医为辅

至于疾病晚期或者终末期，往往存在生命体征不稳定的情况，中医所发挥的作用有限。如休克患者急救时首选还是液体复苏及血管活性药物，中药针剂可辨证酌情配合使用，单靠中药汤剂想要"妙手回春"可能性不大；心跳呼吸停止时必然以心脏胸外按压及人工通气抢救为主，不做心肺复苏而另寻针刺或灸法治疗是不可取的。

综上，朱敏教授认为，中医、西医很难在理论体系的水平上互相渗透，中西医两套截然不同的理论体系杂糅结合效果堪忧，运用西医思路及方法解释和研究中医的方向可能导致无法充分发挥中医的优势及特色。中医是古代自然科学与哲学结合的产物，中医的辨证论治理论更是中医学的精髓，若要养成中医思维方式，需要对中医文化不断地汲取与长期积淀，中医人应本着传承中医经典为己任，广泛汲取中医传统文化知识，秉持以中医的思维方式去理解与运用中医，将这一理论原汁原味地传承下去，避免现代中医陷入西医诊断中医治疗的"怪圈"，中西医各有其优缺点，临床上应充分发挥各自的优点，争取两者在临床疗效上的有机结合，最终达到共同治病救人的最佳效果。

# 五、 中西并重， 合理应用

朱敏教授在临床诊疗工作中，既始终坚持中医药的思维，发挥中医药特色；也绝不排斥现代医学的各类诊疗方法和手段。朱敏教授常常教诲我们，医学的最终目的就是治疗疾病，恢复人体健康，无论中医还是西医，只要有效的就应该采用，狭隘、偏激地去排斥现代医学是错误的。现代的中医应该中西并重，合理应用，正如朱敏教授打趣所言："中医、西医等于我们学两只脚走路，必须两条腿都能熟练运用自如才能走得稳。"

## （一）系统问诊，规范查体

朱敏教授无论在门诊还是病房，诊疗患者的时候除了按照中医"十问歌"的内容进行问诊之外，还会参照西医的问诊要求，询问患者的过敏史、手术史、用药史等。患者既往诊断的各类西医疾病，朱敏教授也非常重视。例如对于胸痛症状，朱敏教授除了按照中医的问诊内容，询问疼痛性质之外，还会认真询问疼痛部位、范围大小、开始时间、持续时间、诱发因素、放射部位、既往心血管病危险因素等，以避免漏诊、误诊了急性心肌梗死等严重的致命性胸痛。朱敏教授也会对患者进行规范的快速查体，针对患者主诉进行重点的体格检查，以西医诊断的清晰分类补充中医诊断的部分不足。在门诊，对于腹痛、胸痛、偏瘫、眩晕这些容易隐藏危重疾病的症状，朱敏教授一定会请患者躺上检查床，进行规范的快速查体，一旦发现有外科疾病或急危重症的可能，就会立即转诊至相关科室以利于患者得到最及时得当的处置，始终秉持急诊的降阶梯思维——"先救命后治病"。

## （二）合理应用辅助检查

临床工作中，对于我们中医生，如何正确评价和应用大量复杂纷繁的西医辅助检查，各种思想和说法争论不休。朱敏教授教导我们，应该抱着兼收并蓄、取长补短的态度进行合理应用。部分西医的辅助检查，例如心电图和肌钙蛋白检测对于急性心肌梗死、头颅 CT 对于急性脑血管意外、胃镜检查对于胃癌、血糖检测对于糖尿病、肌酐检测对于肾功能评估等，其诊断和鉴别诊断具有非常关键的意义，临床必须熟练掌握并合理应用。但应避免毫无目的的"大包围检查"，应充分了解熟悉每一项辅助检查的适用范围或临床意义，先根据病史症状体征分析得出疾病的诊断方向，再通过针对性的辅助检查去明确诊断或印证自己的临床思路，不应该为了检查而检查，无谓地增加患者的费用负担。

但是同时也必须牢记，我们治疗的是患者，具有七情六欲的人，而非一个一个的检查指标。有的患者各项检查结果都正常，却偏偏很不舒服；有的患者经过治疗，虽然辅助检查可能仍然有异常，但自我感觉却恢复良好；还有一些患者体检有异常发现而自身无明显相关自觉症状，如早期高血压病、高脂血症、心律失常等。这些患者中有一部分即是目前提出的"亚健康状态"，而肿瘤科目前提倡的"带瘤生存"也与这种情况有相同的机制。

朱敏教授告诫我们，医生不能只着眼于辅助检查那些冰冷的数据和图像，而忽略了真正的"人"。在门诊经常可见到一部分患者诉有身体不适，却又查不到什么具体问题，严重影响了生活质量。这就是一种"亚健康状态"。对亚健康状态的研究，已经成为一个由医学、心理学、社会学、哲学、人文科学等多学科交叉的新兴科学。目前国内许多学者倾向认同"亚健康状态"就是指人的身心处于疾病与健康之间的一种低质状态，是机体虽无明确的疾病，但在躯体上、心理上出现种种不适应的感觉和症状，从而呈现活力和对外界适应力降低的一种生理状态。现代医学对很多亚健康状态均缺乏切实有效的治疗方法，而中医中药在防治亚健康方面则有明显的优势。中医以症状为核心，可通过望、闻、问、切四诊来搜集临床信息，结合患者的年龄、性别、形体、性格、职业、习性等个体因素，辨别疾病的原因、性质、部位及邪正关系，确立理法方药，调整阴阳平衡，恢复机体健康。

### （三）规范应用西医西药，客观评价西医指南

作为广东省名中医，朱敏教授的中医功底深厚，中医思维清晰坚定。同时，朱敏教授在临床也并不排斥西医西药，而且要求我们要规范合理地应用西医西药。对于各类急危重症的抢救和治疗，朱敏教授均会严格遵照西医的诊疗规范进行，同时又不会囿于西医病名所限，以中医辨证论治的思维进行处方用药。

西医各种疾病和各个专科的诊治指南层出不穷，目不暇接，甚至出现反复推翻原有结论的情况。朱敏教授对此的态度是：理性分析，不盲从、不抵触。西医的不少指南和专家共识，是根据一些循证医学证据得出的推荐意见，但循证医学的一个缺陷是强调大规模人群的特点而忽视个体化的差异，与此相反的是，中医非常强调三因治宜，强调每个患者的特殊性。所以我们对于频繁更新的各类西医指南，应该结合自身的临床实际去理性分析对待，在了解熟悉的基础上，"择其善者而从之"。

### （四）合理应用中医药现代研究成果

近代以来，大量的中医药研究成果涌现出来，其中相当多是针对某些西医诊断明确的疾病进行中医药治疗方案规范化和疗效的研究。例如急性胰腺炎应用大柴胡汤，急性尿道感染应用八正散，等等，疗效得到公认。相当多的中西医结合专著也是采用了这种体例，即以西医病名分类，列出中医证型分类和方药举例。

朱敏教授认为，这样的"中西医结合治疗"方法虽然简单易上手，但不可一味盲从。辨证论治是中医的核心特点和独特优势所在，同病异治、异病同治、三因制宜，都是辨证论治的具体体现。思维固化于西医的某种疾病就适用中医的某个方剂，那么必然无法做到真正的辨证论治。例如仅一个伤寒的太阳病，仲景就有桂枝汤、麻黄汤、小青龙汤、大青龙汤、葛根汤、桂枝麻黄各半汤、桂枝二麻黄一汤等细致的区别，如果不细致地进行辨证，单纯套用一个风寒感冒的代表方荆防败毒饮，那是不可能取得好的效果的。临床可以参考此类研究成果，但是具体到针对每个不同患者采用中医治疗时，则必须摒弃先入为主的西医病名诊断，严格按照中医辨证论治的思维和方法去进行。

近现代中医药现代化研究的另外一个重要方面就是大量中药的所谓"有效成分"和作用机制得到验证。很多清热解毒药例如金银花、连翘、板蓝根、鱼腥草等都证明体外具有抗病毒作用，柴胡有退热效果，人参可以提高人体免疫力，等等，诸如此类。有部分临床医生对这些研究结果奉为圭臬，遣方用药时采取堆砌药物的方法，有病毒感染就用金银花、连翘、鱼腥草，还有发热则加上柴胡，患者疲劳乏力再加人参，美其名曰"自拟方"。那么临床工作中，应该如何看待这些结论呢？

朱敏教授在临床上，对于此类研究成果，绝不会在脱离辨证的情况下去应用。朱敏教授教育我们，每一味中药，其成分是非常复杂的，不同的炮制、煎煮剂型、配伍等，都会产生不同甚至完全相反的效果，绝不是一两个有效单体成分的提取和试验可以概括的，而更复杂的药对、复方等，更不是胡乱地堆砌药物。中医自身有一套完整的理论体系，无论是诊断还是治疗，都应该是在该体系的指导下进行，绝对不提倡用西医西药的研究结果来指导遣方用药。

临床上跟随朱敏教授诊治患者，会见到他应用一些现代研究证实有"毒性"的中药，例如木通、夜交藤、何首乌等。在是否应该按照现代药理结果规避此类药物的问题上，朱敏教授也提出了自己的看法。朱敏教授认为，少部分中药，例如木通、夜交藤、何首乌、朱砂、金箔等，现代研究发现其单体可能具有肝毒性、肾毒性等，舆论和网络上也有大量借此批判中医的论调，我们应该客观地看待这些研究结论，不可盲从。中药是在中医理论指导下应用的药物，中药的应用有配伍、有煎煮，且强调辨证用药，所谓"有是证则用是药"，绝非单独拿出一味药物来应用，所以我们只要严格遵循辨证论治和正确的用药方法，是不需要过分担心其所谓的"毒性"的。但是我们也要注意，既然研究证实了有这些风险，那么对于此类药物，应用时则尽量不要用量过大，时间过久，即所谓的"中病即止"。

## 六、 活用六经辨证体系辨治感染性疾病

朱敏教授在繁忙的临床工作中仍不忘学习经典医籍《伤寒论》等，通过结合临床实践与文献的学习研究发现，伤寒六经理论的实质为外感热病不同程度以及累及不同脏腑病变的表现。

《伤寒论》被称为"方书之祖"，系东汉医家张仲景所撰《伤寒杂病论》的一部分。书中主要部分分为太阳病、阳明病、少阳病、太阴病、少阴病、厥阴病六部分。受到历代医家的重视。陶隐居《辅行决脏腑用药法式》中说"昔南阳张机，依此诸方，撰为《伤寒论》一部，疗治明悉，后学咸奉尊之"。可见在南北朝时期，《伤寒论》已经成为医学家们的重要参考书。及至唐代，《伤寒论》的流传受到了限制，孙思邈在《千金方》中说"江南诸师，秘仲景要方而不传"，从中亦可窥见《伤寒论》的宝贵。到了宋代，随着宋朝官方的推广，《伤寒论》的研究才算真正起步，真正地将《伤寒论》中的方剂称为经方，以后便开始流传许多的注解、发扬《伤寒论》的书籍，如《注解伤寒论》《伤寒九十论》等。研究、应用《伤寒论》理论及方药的医家亦被称为伤寒派医家。

《伤寒论》本无六经之名，各篇中以三阴三阳冠以病名。阴阳最早由《周易》提出，是当时人们认识世界的工具。周易将阴阳分为多个层次，如四象、八卦、六十四卦等，其中四象系统广泛应用在日常生活中，如四季，寒热温凉、生长老死，老子认为"百姓日用而不知"。及至《内经》，三阴三阳系统被提出来分析更细致的问题，如将一年四季分为六气，冠以三阴三阳之名，并提出六气更替对气候、物候及人体的影响。在《素问·阴阳离合论》中亦提出三阴三阳的相关理论，并作为经络的名称，且均指足经，部分医家认为伤寒六经只有足经没有手经，可能与此有关。此篇内容与《灵枢经·根结篇》相类似，从文末"阴阳雩重，重传为一周，气里形表，而为相成也"可以看出这是对经气运行的描述。在本篇中创造性地提出了开合枢理论，后世医家在研究六经辨证时，时常引用这一理论来进行阐述，其中少阳主枢更是得到广泛认可。

《内经》中已有许多关于热病的详细记载，并提出"今夫热病者，皆伤寒之类也"。热病篇中将热病分为三阴三阳，是《伤寒论》三阴三阳的滥觞。不同的是，《内经》中六经伤寒均以经络作为划分，是经络上的热病，治法仅汗泄两法，《伤寒论》则运用了汗、吐、下、和、温、清、补等多种治法，两者截然不同。此外《内经》对热病重症亦有记载，如《素问·热论》"五脏已伤，六腑不通，荣卫不行，如是之后，三日乃死"；《素问·评热病论》则记载一个名为"阴阳交"的疾病，是温病重症，汗出而发热不退，脉象数急，神志异常（狂言）的一种临床表现。类似现代医学脓毒

症、脓毒性休克的表现，说明古代热病，与现代医学所说感染密切相关，热病的传病变病，与感染引起的本症及并发症，如炎症反应、器官功能障碍相关。

后世医家提出了经络学说、脏腑学说、脏腑经络学说、六经分界学说、运气学说等对六经进行解释，虽各有其立足点，但不能完全解释其本质，而抛却六经，只对《伤寒论》的方证进行研究，虽对应用于临床有一定帮助，但缺乏对理论的总结。实质上，六经理论包含了经络脏腑、八纲、营卫、三焦、运气等多种理论基础，阐述正邪相争不同程度及转归的临床表现及治法治则。正如现代医家李可所言，"一部《伤寒论》，397 法只是两大法：保胃气以救肾气；救肾气以保胃气之法。113 方只是两方，理中汤与四逆汤"，虽然极端，但恰巧说明《伤寒论》始终立足在正气的虚实与邪气的深浅上立方遣药，值得后世借鉴。

太阳病脉证并治分为 3 篇，在《伤寒论》中篇幅最长，论述的证候最多，出现的方剂亦最多。太阳病提纲证为"太阳之为病，脉浮，头项强痛而恶寒"。又分为太阳中风、太阳伤寒两大类。在太阳病提纲中虽未言及发热，但发热在中风及伤寒两大类疾病中均作为主要症状被多次描述。如"太阳病，发热，汗出，恶风，脉缓者，名为中风"，"太阳病，头痛发热，身疼腰痛，骨节疼痛，恶风汗出而喘"。即太阳病的主症包括了发热、恶寒、头项强痛。从现代医学角度分析，急性呼吸道、消化道、泌尿道等感染早期均可出现上述感染中毒的表现。太阳主一身之表，为人身之藩篱，外邪侵犯人体，先从表入，正邪交争于骨肉，腠理开则恶寒，闭则发热，因此柯琴认为"太阳只重表证、表脉，不重在经络主病"。急性呼吸道、消化道、泌尿道感染发生时，人体即可出现恶寒发热，由此亦可说明人体之表，不只包括皮毛、口鼻，亦当包括胃肠道、泌尿道等黏膜部分。因肺主皮毛，在太阳病中肺系症状为多见，包括上呼吸道感染以及肺部感染。在治疗上采用汗法为主，应该注意的是，《太阳病篇》并不全部使用汗法，原文中提出"疮家不可发汗""淋家不可发汗""失血家不可发汗"，即不同感染部位治法有所不同，体质不同治法亦有所不同。如结胸证表现为心下至少腹硬满，按之石硬，痛不可触近，类似于急性腹膜炎腹肌紧张、压痛的表现，治疗上使用大陷胸汤；而黄疸治疗上使用茵陈蒿汤，已属于阳明病范畴。发汗过度，可以引起"小便难、四肢拘急、难以屈伸"，甚至出现四肢厥冷、烦躁的表现，与现代医学休克早期尿少、神志改变类似。此已属少阴病。太阳病的本质为急性感染早期的全身中毒反应。部分研究认为太阳病为上呼吸道病毒感染，并不全面。

阳明病提纲证为"阳明之为病，胃家实是也"。阳明病有 3 个来源，一是正阳阳明，二是太阳阳明，三是少阳阳明，说明阳明病可从太阳病、少阳病发展而来。从原文来看，"太阳阳明，脾约是也"，"少阳阳明者，发汗利小便已，胃中燥烦实，大便难是也"。说明二者均指由于津液亡失而引起的大便干燥。柯琴谓"此以里证为主，里不和即是阳明病"，结合原文所说的"阳明居中主土也，万物所归，无所复传"，说明阳明病是与三阴证并列的里证。柯琴认为阳明病胃家实不是指燥屎坚硬，而是针对下利而言，只要有下利便不是阳明病。其临床表现包括身热、汗出、不恶寒、腹满、腹痛、大便不通、气喘、黄疸、意识障碍等。如"二阳并病，太阳证罢，但发潮热，手足漐漐汗出，大便难而谵语者，下之则愈，宜大承气汤"，"但头汗出，身无汗，剂颈而还，小便不利，渴引水浆者，此为瘀热在里，身必发黄"。阳明主里，其主要病位在腹腔，其内涵有三：一为急性感染初期过后，高热期的阶段，此时病邪深入，恶寒不显，而邪热炽盛；二为急性腹腔感染，早期出现发热恶寒太阳病表现，很快发展为阳明病，急性胰腺炎、胆囊炎有类似表现；三为严重感染中毒后出现的肠麻痹、急性呼吸窘迫综合征（ARDS）、意识障碍。如《阳明病篇》中出现短气、喘，均与腹满同时出现，与《太阳病篇》不同。从现代医学角度看，《太阳病篇》的喘病位在肺，而《阳明病篇》的喘则与腹满引起的膈肌上抬相关。其主要方剂承气汤、大柴胡汤在临床治疗腹腔感染、肠麻痹、ARDS中仍然应用广泛。

少阳病脉证并治篇主要方剂为小柴胡汤、黄芩汤。少阳提纲证为"口苦、咽干、目眩"。少阳属于半表半里，是由表入里的通路，古人称之为三焦，又称为膜原，分布全身。三焦主通调水道，是人体气血津液运行的通道，类似现代医学浆膜腔、组织间隙的概念。其主要症状为口、咽、目病变，正如前文所说，口、咽亦为表之部分，但又与里直接沟通，故为半表半里，不仅为邪气出入的通道，也是正气出入的通道。正邪纷争，在少阳则表现为往来寒热，邪盛正虚，则出现胸闷，不欲饮食，恶心呕吐，其病变由浅及深。仲景认为少阳病的病机为"血弱气尽，腠理开，邪气因入"。这是对外感热病传变机理的高度概括。在急性感染病程中，由于炎症播散，组织黏膜水肿，往往会出现上述临床表现。当感染进一步进展，即会出现阳明病、三阴病等里证。太阴病脉证并治篇提纲证为"腹满而吐，食不下，自利益甚，时腹自痛"，即主症为纳差、腹痛、下利，腹痛与阳明病实满的腹痛不同，太阴病的腹痛为非持续性。从病位上看，少阳病侧重于胃以上的病变，而太阴病则包括胃、小肠、大肠的病变。太阴病作为三阴病首篇，具有承上启下作用。上应与阳明病、少阳病鉴别，下应与少阴病鉴别。"手足自温者，为系在太阴"便是鉴别少阴病的主要表现之一。太阴病的来源多由于实证误下所致，主要表现为消化功能紊乱。中医学认为有胃气则生，无胃气则死，胃气是正气的体现。阳证内传三阴，是正气衰邪气盛的结果，太阴病的本质为急性感染性疾病在初期或极期经误治之后发生的消化系统功能紊乱，处于上承三阳，下启三阴的阶段。

《少阴病篇》及《厥阴病篇》是《伤寒论》中论述热病重症的专篇。少阴提纲证为"脉沉细，但欲寐也"。脉沉细、精神改变，是脓毒症发展至脓毒性休克的表现，周围灌注不足，故寸口脉沉而细，中枢灌注不足，故出现精神改变。此时全身机能衰退，治法非四逆汤类方回阳救逆，振奋阳气不可。少阴病"五六日自利而渴者，属少阴也，虚故饮水自救"，"少阴病吐利躁烦，四逆者死"，"少阴病，下利止而头眩，时时自冒者死"，以上证见均说明少阴之来源是自利、吐利、下利津液亡失的结果，与现代医学低血容量性休克发病过程相似。人体气血互根，吐下之余，定无完气。津液丢失到时气随津脱，变有亡阳之变，出现四肢逆冷。津虚则阴虚，便可出现烦躁、不得卧等热象，类似休克早期大脑缺血缺氧的改变，以黄连阿胶汤清热养阴，甚至用大承气汤急下存阴。这是少阴病寒热不同的两种证型，与休克有暖休克与冷休克相似。少阴病的本质为急性感染发展为脓毒性休克期循环衰竭。

《厥阴病篇》提纲证虽然是论述蛔厥证，而全篇则大篇幅地论述发热肢厥与预后的关系，提出如果发热时间长于肢厥时间，则预后较好。此篇承接《少阴病篇》，肢厥是四肢阳气不足的表现，发热是正邪交争的后果，说明正气仍能奋起抗邪。原文又说："脉数，其热不罢者，此为热气有余，必发痈脓也。"从现代医学来看，脓毒症如果致病菌为化脓性细菌，就会导致脓肿形成。原文亦有多处提及痈脓形成的表现。因此在厥阴病篇既有回阳救逆的四逆汤证，亦有清热解毒的白头翁汤证。目前研究亦表明使用参附注射液治疗脓毒性休克有助于改善低体温及休克状态。从中医角度看，发热是正邪交争的表现，说明正气尚能御邪，如果正气进一步衰弱，则邪气入里，病情加重。精气夺则虚，邪盛精却，则发展为死证。厥阴病体现了脓毒症后期休克进一步加重以及脓肿播散两个方面，此时正邪胜负成为患者预后的关键。

综上，《伤寒论》六经理论阐述了外感热病由表入里的发生发展规律，并提出具体的治法方药。外感邪气由表入里，从太阳传至少阳，进而传至阳明以及三阴的过程，有循经传，有越经传，有并病，有合病。太阳病的本质为急性感染初期全身炎症反应；少阳病本质为邪气进一步深入，正气虚损尚不严重，属炎症反应初期进展为极期的中间状态；阳明病本质为急性感染的腹腔脏器功能紊乱，伴有或不伴有急性呼吸窘迫及意识障碍；太阴病本质为急性感染引起的胃肠功能紊乱，多由误治而来，太阴病的发生提示正气虚损，可引起感染的进一步加重；少阴病本质为脓毒症引起的循环衰竭；厥阴病的本质为急性感染后期邪正胜负的不确定性，既有正气来复的一面，亦有邪气深入的一面，临床表现多变。

中医经典古籍博大精深，朱敏教授通过经典理论回归临床，提出《伤寒论》与现代医学的一些急危重症的关系，这为我们将来更好地运用中医经典著作去探讨和认识现代西医疾病提出新的思路。

# 第 二 节
# 学 科 建 设 思 想

## 一、 推进急诊一体化体系的建立

朱敏教授历任广州中医药大学第一附属医院急诊科主任、大内科主任及医院业务副院长，一直关心中医急诊学科建设及医院的持续发展。21 世纪初，各种突发疾病日益增多，人口老年化越来越严重，人民群众对健全的急救体系及管理模式的要求十分迫切，朱敏教授率先提出传统急救模式无法满足社会需求，新的急救模式亟待建立，为了切实做到一切以患者为中心，最大限度地满足患者需求，做好急诊科的管理工作，结合广州中医药大学第一附属医院当时的具体情况，朱敏教授开展了完善急诊医疗服务体系和管理体系的探索研究。随着急救需求的不断增长，建立急诊一体化体系势在必行，尽快建立急诊普内病区及 ICU，成立急诊中心，将医院急诊科、急诊普内病区、ICU 融为一体管理与服务，为抢救危重患者成功赢得了黄金时间，提高抢救成功率。

广州中医药大学第一附属医院的急诊普内病区就是在朱敏教授的领导下正式开科投入使用的。急诊普内病区是急诊中心的重要组成部分，共设 45 张床位，作为急诊抢救室、ICU 的序贯治疗以及专科病房之间的枢纽，主要收治急诊内科不需要特殊专科治疗的患者、其他涉及多学科的共病患者、无明确专科症的临床诊断不明患者及在急诊病房能够进行治疗的急重症患者，在一定程度上缓解急诊患者的滞留现象，改善群众就医环境，缓解医院病床紧张，缓解患者"住院难"的问题，有利于急诊中心危重患者的抢救。与先前的急诊留观室相比，急诊普内病区有严格的三级医师查房制度和科学的值班制度，住院医生 24 小时值班，能更加密切地观察患者病情，尽可能避免漏诊和误诊的意外发生，让患者得到更好的医治条件和临床疗效。

在朱敏教授的带领下，广州中医药大学第一附属医院成立了由急诊科、急诊普内病区和 ICU 三个基本结构有机联系起来的科学、高效的急诊中心，同时各部门独立建制，有独立的发展目标和运行管理制度，急诊一体化管理模式节约资源，人才融入一体，急诊一体化队伍稳定，培养和锻炼急诊医学专科人才。

急诊一体化管理模式具有以下优点。

### （一）管理融入一体，整合节约人才与设备资源

一体化管理模式能充分有效利用人力、设备资源，把不同工作融在一起实行原则上人力物资设备独立管理，根据工作量及设备使用情况，随时做出医护人员及物资设备科内调整的管理方法。

### （二）利益捆绑，容易衔接

主要体现在绩效分配管理方面，急诊一体化管理模式中，医院实行绩效考核，急诊中心团队的每个成员都参与急诊一体化管理。各科通过绩效考核后由医院下发奖金到科室，由科室进行二次分配，科室根据内部考核制度进行分配。

### （三）急诊一体化对人才建设的推动作用

急诊体系的建设和管理离不开高水平人才的推动，朱敏教授非常重视对人才的培养和储备，要求急诊中心各个部门的医务人员流动轮转，让学科交叉，实力增强，学科水平得到提高。一体化模式为医护人员成长提供了平台，对于医生的医德和技术均有较大提升。

不断提高抢救成功率，降低死亡率和致残率，是急救医学发展的目标。朱敏教授教导我们应在工作中把握现代急救理念，结合自身实际，创建出符合社会要求的急救模式，使急诊中心走上科学、协调、可持续发展之路。

## 二、 建设 ICU， 提高现代中医危重病医学水平

早在 2000 年的时候，朱敏教授就对如何建设 ICU，努力提高现代中医危重病医学水平提出了自己高瞻远瞩的看法。

现代危重病医学是 20 世纪 70 年代才发展起来的一门新兴学科，它是现代医学进步的产物，是现代医学的重要组成部分。现代危重病医学是一门边缘学科，它以危重病为研究对象，以基础医学与临床医学的结合为基础，以应用现代化的监测及干预技术为方法，通过对危重病更全面的观察理解，采取更有效的综合治疗措施而最终提高危重患者的生存率。

现代中医危重病医学同样是一门新兴学科，是时代发展给古老的中医药学提出的一个崭新课题。它是以中医学丰富的基础理论与临床实践为基础，结合现代医学先进的理论和技能，以"能中不西，先中后西，中西结合"为指导原则，最大限度地突出中医特色，发挥中医优势，其最终目的同样是提高危重患者的生存率。

与现代危重病医学一样，现代中医危重病医学最主要的临床基地便是 ICU——加强医疗单位。只有切实建设好 ICU，才有条件接纳真正的危重患者，中医药治疗危重病才真正有用武之地。

### （一）战略上重视 ICU 建设

市场经济的发展及医疗卫生制度改革的进一步深化给中医院的经营管理提出了严峻的挑战。要在新的形势下生存并发展，最关键是要加强自身的内涵建设，其中最为重要的是提高医疗技术水平。

危重患者的抢救成功率是衡量一个医院医疗技术水平的重要指标。由于 ICU 是医院危重患者集中管理的单位，因此，重视 ICU、建设好 ICU 是提高危重病抢救成功率的前提。作为中医院，要改变"不能处理急危重症"的形象，就必须在危重病救治方面下功夫。因此，医院的领导层应从战略上重视 ICU 的建设，根据医院的实际情况，加大投资力度，努力建设先进而标准的 ICU 病房，为现代中医危重病医学的发展打下良好的物质基础。

### （二）组织上重视 ICU 建设

目前，我国各医院，特别是中医院普遍存在着重视专科专业而对危重病急救医学认识不足的现象。由于待遇低、工作累、风险大、职称体系不明确等原因，造成从事危重病急救医学的人员思想不稳定，这对于中医危重病医学的发展和提高非常不利。基于这一因素，医院的组织管理部门应制定相应的措施，如在待遇、职称等方面相对倾斜的政策，以安定人心，解决从业人员的后顾之忧，坚定其专业思想。

另外，由于经济杠杆作用，目前存在着各专科争留患者的现象，致使一部分必须收入 ICU 的患者不能入住，导致 ICU 空置。这不仅不利于中医危重病医学水平提高，也造成医疗资源的浪费。因此，组织管理部门应制定相应措施，理顺 ICU 与各专科病房之间的关系，保证合适的患者均能收入 ICU，待病情稳定后再转回专科病房继续治疗。这样，既有利于 ICU 建设，也有利于各专科技术水平的提高。

### （三）重视 ICU 队伍的建设

ICU 应该有 3 个基本的组成部分：一是训练有素的医护人员；二是先进的监测技

术和治疗手段；三是能够应用先进的理论和技术，对危重患者进行有效的治疗和护理。从这 3 个部分中可以看出，人是最为重要的，先进的设备是人的视听功能、双手功能的延伸和加强，为人提供更多的信息，帮助医护人员观察和解决过去无法得到的信息和难以解决的问题。

由于 ICU 所收治的患者病情危重，涉及各个专业，而且要利用各种先进的现代化设备作为监测手段，因此要求 ICU 从业人员不单要具备休克复苏、创伤急救、各脏器系统生理病理状况下的功能监测和支持管理的深厚知识和丰富经验，还必须对全身各系统常见病的治疗原则和操作技能有较全面的掌握和了解。除了内科扎实的基本功外，还必须了解相关学科如儿科、外科、妇科、麻醉科等的基本知识。而且，作为中医 ICU 专业人员，除上述要求外，还必须具备扎实的中医学理论基础，能够熟练地把中医基础理论和治疗方法应用到危重病的诊断与治疗上去。

但是，由于我国特别是中医院建立 ICU 时间较短，危重病医学专业人才十分缺乏。为了能跟上迅速发展的现代危重病医学的步伐，确保对危重患者高质量的抢救治疗，必须认真挑选有志于从事这一专业的医护人员并且对他们进行合理的培训，把 ICU 人员的培训作为医院的重要计划。争取在短时间内培养出一支既具有科学的头脑、善于学习和捕捉新的信息，又具有脚踏实地、任劳任怨的敬业精神；既具有丰富的中医药知识，又具有广泛现代医学知识的 ICU 专业队伍。

### （四）建立急诊—ICU 一体化

现代危重病医学与急救医学有着非常密切的联系，也存在着一定的区别。急救医学的任务和工作重点在于现场急救、运送患者及院内急救，而危重病医学的主要任务则是对高危患者进行严密的监护和及时正确的处理，防止发生严重的并发症；对已发生危重病的患者，应用现代医学最先进的设备和技术、药物，结合中医学的理论和方法进行整体治疗，其工作环境是 ICU。

在国际上，先进国家的医院建立的"急救医疗体系"，即是将"院前急救—急诊室救治—ICU 救治"形成一个完整体系：一方面由于 ICU 大部分患者来源于急诊，另一方面保证了对危重患者观察与治疗的连续性、完整性，提高了救治成功率。

对于中医院来说，建立"急诊—ICU 一体化"更为重要。一方面是目前中医急诊工作开展较早且取得了一定的成绩，为抢救危重患者积累了丰富的临床经验，许多中医院的急诊科医生都能够利用中西医结合救治患者，在 ICU 专业人员相对缺乏的情况下，多年从事中医急诊工作的医护人员正是组成 ICU 队伍的最佳选择。另一方面是由于中医院、西医院建制有一定差别，中医院普通病房及手术室危重患者相对较少，因而，ICU 患者的来源更多是从急诊中来；再者，急诊—ICU 一体化不仅有利于 ICU 的建设，也有利于中医急救水平的提高。由于急诊医生同时参与 ICU 的工作，通过从院前急救到急诊室救治及 ICU 救治整个过程，能系统地观察危重病的发生、发展规律，通过先进的仪器监测及治疗方法使临床救治水平不断提高。同时，整个过程在医生的监控之中，医务人员能时时顾及疾病变化的可能，处理合理且规范，既能防止病情的恶化，又能为 ICU 的进一步救治打下基础。因此，整体的急救技术水平必定得到提高。

## （五）ICU 的作用

### 1. 促进相关专业的发展

危重病医学的发展与各专业的发展是相辅相成的。危重病的治疗要与原发病因的控制相结合，ICU 的医疗工作要与相应的专科治疗互相配合，ICU 对危重病的治疗为原发病的医疗创造了时机和可能性，使原来一些不可能治疗和不能够根治的疾病得到彻底的治疗。与此同时，其他专业对原发病的治疗又是危重病根本好转的基础，通过 ICU 与各种专科的相互交流，可使专科医学知识与危重病医学知识互相渗透、互相增长，从而促使整体医疗水平的提高。

### 2. ICU 是培养综合性人才的基地

ICU 是医院内危重患者最集中的地方，在这里可以了解各系统危重病发生发展的过程及抢救治疗方法，而且，ICU 也是医院先进监护仪器最为集中的地方，在这里可以了解各种先进仪器的使用及操作方法。因此，通过在 ICU 一定时间的工作与学习，不仅能学会如何利用先进的监测技术动态、定量地监测病情变化，了解疾病发展情况，也能学会利用各种手段，对危重病进行强有力的治疗，终止病情的发展。这对于从事临床各专业的医护人员来说都是至关重要的，对专业技术水平的发展有极大的帮助。特别是当专科患者出现异常变化时，能够运用现代危重病医学的知识，及时了解病情发展的动向，阻止病情的恶化，从而提高专业技术水平。

### 3. 开展中医科研工作

随着现代危重病医学的发展，越来越多的有识之士都认识到，运用中医中药防治危重病是现代危重病医学研究的一个重要方向，在这一领域，作为中医工作者，我们有着得天独厚的条件。应当承认，现代西医在危重病急救医学领域的许多方面优于中医，但是，就某些方面而言，中医也有明显优于西医的地方。比如，对多脏器功能障碍综合征的研究上，尽管目前依其发病机制而采取了积极复苏、器官支持、各种抗生素、介质拮抗等手段，但死亡率仍居高不下；而应用中医学整体观念，从整体上调整阴阳平衡，调整人体内环境的稳定，却起到了意想不到的作用。有报道应用中西医结合方法防治多脏器功能障碍综合征，使原来感染性 4 脏或 4 脏以上衰竭的死亡率由 100% 降低至 50%。所以说，中医院通过 ICU 的建设，可以从西医的弱点上充分发挥中医的优势，积极开展中医科研工作，充分利用现代医学的先进设备，走中西结合道路，把中医学的理论和方法与现代危重病医学的理论有机结合起来，研究中西医结合防治危重病的新技术、新方法，从中开发出具有实用价值的新药，造福全人类。

4. 增强医院的竞争能力

ICU 是现代化综合医院的重要标志。它的任务是运用现代危重病医学理论，采取一切最先进、最合适的手段，终止疾病的发展，维护患者全部器官的正常功能和内环境的稳定，赢得治疗基础伤、病的时机，从而争取尽可能高的生存率和尽可能优良的生活质量。对于中医院而言，建设好 ICU，不仅对提高从业人员的业务水平、促进相关科室的发展有很大的推动作用，而且，随着整个医院医疗技术水平的全面提高，对于丰富医院的内涵建设、树立医院的形象、提高医院的知名度、增强医院的竞争能力均有着不可估量的作用。

朱敏教授认为，危重患者的抢救成功率在相当程度上反映着一个医院的学术水平，良好的医疗质量是取得患者信任的前提，是增强医院竞争力的关键。通过 ICU 的建设，培养出一批既有丰富的中医理论知识和临床经验，又掌握广泛现代医学知识与操作技能的"全科"型人才，必然从整体上提高医院的学术水平，使医院的临床技术水平达到一个新的台阶。我们相信，现代中医危重病医学和 ICU 必将以其鲜明的特色和卓有成效的工作成为现代医学的一支重要力量。

# 第三节
## 教学思想

## 一、 本科生临床教学

朱敏教授非常重视临床教学，致力于培养优秀的临床医师，常说"一个好的医生要从娃娃抓起"，因此，朱敏教师特别看重对中医院校学生实习阶段的临床教学。临床实习是医学生从书本理论学习向实际工作的过渡阶段，是医学教育的重要组成部分。中医院校的医学生，在校学习的理论知识以中医为主，而急诊科危重患者多、急症多，诊疗过程中运用的西医知识也较多，故而造成大部分学生对急诊科实习望而生畏，实习时产生畏难情绪，感觉所学中医理论无可用之处。如何才能充分调动学生的学习积极性，让他们掌握中医理论与急诊临床的结合办法？朱敏教授为此提出了"三步教学法"，包括充分了解古代名医典籍对急症的论述和贡献、掌握常见急症证治文献汇要、了解和掌握中医急症证治研究现况。认为在教学过程中应贯穿强化"急诊临床思维"、培养"强烈事业心"两条主线，围绕主线采用多种激发学生学习兴趣的临床教学手段和方法。

朱敏教授认为，调动学生积极性的关键在于找好切入点，通过讲解、示范，令学生充分体会到中医理论对指导急诊临床实践是很有作用的。学生们觉得学有所用，自然逐渐产生兴趣；同时，一些中西医所共通、相类似的知识点，用学生们更熟悉的中医理论表达出来，学生们更容易理解掌握。

具体来说，可从以下几方面进行切入。

### （一）诊断思维与技能方面

1. 整体观念，三因制宜

整体观念，三因（因人、因时、因地）制宜是中医学最重要的特点。整体观念认为人体是一个有机的整体，同时人与环境、社会也有密切的联系。三因制宜即因时、因地、因人制宜，是指诊疗疾病要考虑季节、地区以及人体的体质、性别、年龄等方面。在急诊科临床教学中，可通过举例向学生说明此思维方法的重要性。例如一个突发意识障碍的患者，若发病季节为盛夏，发病地点为室外，则需注意中暑；若发病季节为冬季，发病地点为室内，则需警惕煤气中毒；若所在地点为大城市，则应留意药物滥用；若为农村，则农药、鼠药中毒必须小心。人体是一个整体，一个突发腹痛的患者，既可能是腹腔脏器的病变，也可能是胸腔脏器的问题，还可能是全身系统疾病。通过以上例子，让学生体会到中医理论在急诊的诊断思维中也是具有重要作用的，学生易懂易记。

### 2. 七情致病

朱敏教授认为，喜、怒、忧、思、悲、恐、惊这七种感情，一般情况下不会使人发病，但突然、强烈或长期持久的刺激，则可能使人体脏腑气血失调，进而导致各种疾病发生。现代医学模式也已从过去单纯的"生物医学模式"转变成"社会—心理—生物"医学模式，非常关注社会和心理因素在患者个体的影响。由于各种情绪刺激过大而致病的患者在急诊科并非鲜见，最典型者为情绪刺激造成的癔症，也有因为七情刺激导致自杀自残的。引导学生牢记中医七情过甚皆可致病的理论，随时注意观察患者及其家属的情志、情绪，充分运用中医七情致病理论，对学生提高急诊观察力、判断力，提高诊断水平，很有帮助。

## （二）治疗方面

### 1. 急则治其标，缓则治其本

"急则治其标，缓则治其本"是中医学治则的重要原则之一，是指在各类外感性疾病的初、中期阶段，或慢性病急性发作或其他疾病的病程中出现了严重的并发症或继发病症时，由于病情急重，则应先治、急治。在西医理论中则常表述为"对症支持"治疗和"首先稳定生命体征"。在急诊临床教学中，可以运用中医标本缓急的理论教育学生。急诊科常有不少危重患者，原发病因尚无法明确时就已出现危及生命的情况，此时就应牢记"急则治其标，缓则治其本"，也即中医常说的"留人治病"，将对症支持治疗、针对生命体征进行治疗放在第一位。学生通过此理论，比较容易掌握急诊科把握主要矛盾、优先处理危重情况的治疗原则。

### 2. 辨证使用中医应急针剂

随着中医剂型的改革进步，出现了不少中药针剂，其中包括不少抢救时的应急针剂，如参附注射液、生脉注射液、痰热清注射液、醒脑静注射液等。在急诊临床教学中，应教导学生临床运用中药针剂也应尽量遵循中医辨证论治的原则，平时了解各种中药针剂的组成成分，急救应用时尽量辨明患者证型，对证用药。

### （三）病情危重度判断方面

对急诊患者病情危重度、预后的评估，是目前急诊医学研究的热点和难点之一。西医针对不同的病种，建立了大量的评分标准，但在实际应用中均有不足之处。工作多年的急诊医生尚感困难，学生们在急诊临床实习中则更为害怕，总是感觉无法快速准确地判断病情的危重程度，进而无法建立自信心，心理上永远依赖上级医师、教师的帮助。这样的依赖心理对于学生毕业后独立从事医疗工作是极为不利的。临床教学中，教师应该教导学生，充分发挥中医理论中各种对病情判断的方法，从而逐步对急诊危重病的判断掌握方法。中医理论中对各种危重病证的判断方法非常丰富，且具有快速简单、易行、可随时重复的优点。例如望诊中的"望神""望态""望形""望舌"，闻诊中的"闻声"，观察患者的出汗情况，触摸患者四肢厥冷的发展程度等，均包含了大量判断危重病证的理论和方法。中医院校学生的中医理论较为扎实，故而上述方法在临床教学中学生容易接受，临床运用起来也容易掌握。

以上所谈各点，是朱敏教授在中医院校急诊科临床教学中总结出来的，有助于帮助学生将中医理论与急诊科临床实践相结合。只有将二者良好地结合在一起，才能充分调动学生的学习积极性，并进而帮助他们掌握好急诊的思维方法，取得临床教学的良好效果。

## 二、 急诊轮训医师培训

急诊科是临床医生轮训的重点科室，我国目前绝大部分地区医院的急诊科均为半依托型，其中部分甚至大部分医生来源于各专科的轮训医师。以上原因，导致急诊科医生流动性大，而同时急诊科又是医疗风险最大和对医生水平要求很高的科室，为了保证医疗质量，并使轮训医生素质得到提高，朱敏教授认为进行岗前培训是必不可少的。

在朱敏教授指导下，急诊科对各轮训医师岗前培训时主要以6项胜任力为核心内容，包括：①患者服务；②医学知识和临床技巧；③沟通、合作和人际技巧；④职业精神、伦理和法律问题；⑤组织规划和服务管理技能；⑥教育和研究。同时经过总结发现，中医专业毕业的非急诊科专科医师在岗前培训中有其独特的重点和难点问题。

总体来看，目前仅有部分中医院校的本科课程设置中有"急诊医学"或近似课程，绝大多数未开设"传染病学""中医骨伤科学""中医外科学""外科学"等课程的教学内容，也非常缺乏创伤急救方面的内容。急救技能方面，中医院校学生目前对基础的单人心肺复苏术、胸腔穿刺、腹腔穿刺、导尿术、留置胃管术等进行了较规范的培训，但急诊急救常用的气道管理技术、电除颤术、创伤急救技术等则缺少教学和训练。至于急诊相关法律法规更是缺少系统的介绍和学习。对于中医专业毕业的轮训医师，在急诊科岗前培训当中，上述内容必须作为重点难点进行突出加强。

## （一）临床思维

中医临床思维的核心是"辨证论治""三因制宜"和"整体观念"，西医诊疗思维则强调常见病多发病优先、"一元论"和对因治疗。而在急诊科，最重要的思维特点则是"降阶梯"思维、"先救命后治病"和"危险分层"原则。这三个思维特点在培训当中应首先作为重点提出，以下对此详细讲解。

1. "降阶梯"思维原则

所谓"降阶梯"思维，即指在诊疗急诊患者时，诊断与处置的思维均优先考虑危重的、致命的病症，而非常见病、多发病。"降阶梯"思维原则的出发点是为了将真正的急危重症患者尽快甄别出来并快速救治，避免漏诊。文献报道，对急诊科轮训医师进行有针对性的"降阶梯"思维培训，效果良好。

学员们长期的思维定式可能难以扭转，此时必须借助举例进行说明讲解。例如胸痛来诊者，应该优先注意排查和鉴别致命性胸痛如急性心肌梗死、主动脉夹层、肺栓塞、张力性气胸等。虽然主动脉夹层、张力性气胸等发病率远低于常见的肺炎，但在急诊千万不可按照常见病优先的原则而考虑肺炎。

2. "先救命后治病"原则

对于所有急诊患者，尤其是危重患者，应该首先关注其5大生命体征，即神志、体温、脉搏、血压和呼吸，救治措施也应该首先围绕气道、呼吸、循环（ABC）来展开。对于三者出现危急情况者，无论病因为何，ABC的复苏手段是基本一致的，都应该立即针对其进行救治，此即所谓"先救命"；在复苏过程中或复苏之后争取明确诊断并进一步进行有针对性的治疗，此即所谓"后治病"。此种原则的目的是为了尽最大的可能争分夺秒地保住生命，为后续治疗争取机会。

专科医师的思维习惯是先明确病因再对因治疗，这种思维可能会让急危重症患者转瞬即逝的一线生机被耽误。针对此重点难点，可以通过开放气道来举例讲解。无论什么病因，只要评估认为患者的气道不通畅，就必须首先运用各种合适手段开放气道，切忌置之不理而去追求明确病因。

3. "危险分层"思维

"危险分层"思维贯穿于患者诊疗全程。包括分诊台的第一次危险分层，医生首诊时的第二次危险分层和离开急诊前的第三次危险分层。对于医疗质量和医疗安全而言，准确的危险分层比明确诊断更重要。

对于部分急诊患者，如中毒、外伤、急性心肌梗死等，可以在急诊就明确诊断，但要时刻牢记，比明确诊断更重要、更基本的是危险分层。所谓"危险分层"包含两个层面的含义：其一就是针对某个症状或主诉的危险分层，例如胸痛分为高危、中危、低危，晕厥患者也分为高危、中危、低危等；其二则是对所有病患整体情况的危险分层，也就是无论什么症状或主诉，都将患者分成"濒危（1级）""危重（2级）""重症（3级）"和"非重症（4级）"四类。第一层含义的危险分层较易掌握，第二层含义的危险分层理念是轮训医师们不太熟悉和容易忽略的。在培训中应强调，最基本和最有实用价值的危险分层方法是依靠医师收集的临床资料和临床判断。医师通过望闻问切、视触叩听，结合实验室和影像学检查的报警指标，对患者的整体病情做出危险分层，进而明确其下一步去向，如立即抢救、急诊治疗、收住入院、急诊留观或是开具口服药物即离院回家。

朱敏教授发现，在轮训医师当中常出现一个思维误区，即潜意识地追求在急诊将患者的诊断完全明确，并因此开具大量复杂、昂贵又耗时的辅助检查，当短时间内诊断无法明确时又会束手无策甚至误判，而让部分高危患者离院回家。分析其原因，主要在于没有牢固树立危险分层思维。

针对此重点难点，借用中医诊断学中"得神""少神""失神""神乱"的概念来帮助理解和应用，常可起到事半功倍之效。

## （二）理论知识

### 1. 传染病知识

传染病知识是中医专业毕业医师的短板，而急诊科常是传染病患者的首诊科室，故而传染病知识应列为培训重点。

传染病学本身是一门内容丰富的学科，岗前培训时不能仅追求全面精深，而应该结合本地区的流行病学特点来进行。广州中医药大学第一附属医院地处岭南，邻近机场，周边外籍人士多，根据这些特点，我们挑选伤寒、登革热、流行性出血热、流感与禽流感、艾滋病作为培训重点病种，同时简要介绍疟疾和霍乱。重点病种要求掌握其典型表现、关键实验室检查和治疗基本原则，介绍病种则要求了解其典型表现和关键实验室检查。

### 2. 院前急救知识

院前急救的内容对于非急诊科医生而言是全新的，故而本部分培训既是重点也是难点。

培训中突出强调两点：一是安全第一，所有的院前急救诊疗活动都必须在保证急救团队所有成员安全的情况下展开；二是诊疗全过程要时刻思考"做多少最好"。

首先，院前环境复杂多变，可能存在威胁急救团队成员安全的情况。为此，绝不允许急救人员不顾自身安全进行诊疗操作。可以通过举例，让学员们领会并举一反三。如淹溺、触电、煤气中毒、火灾、车祸等现场，在未能确认安全之前，不可贸然进入现场；对于药物滥用、酒精中毒、打架斗殴等可能具有攻击性倾向的患者，也不可随意接近。

其次，院前急救的医生常会存在两种错误倾向，一种是在院前照搬院内的做法进行大量诊疗操作；另一种则是什么都不做，抬起患者就走。前者在院前花费过多时间，延误患者得到高质量确定性治疗的时机，从而增加死亡率；后者"抬起就走"的做法，会导致气道、呼吸或循环不稳定的患者错过最佳抢救时机，在转运过程中立即死亡。故而在院前急救过程中，必须时刻思考该做多少才对患者最有利。既不能毫无作为，也不可过度作为。对于此难点，借助阴阳平衡和中庸的思想有助于中医专业的医生理解和掌握。

3. 中毒救治知识

各类中毒的救治知识在中医院校理论教学中几乎没有涉及，各个非急诊的专科医师，平时工作中也极少接触中毒患者的诊疗，而中毒是急诊科最具特色和较常见的病种，故而其救治知识也是培训的重点难点。

与传染病学相类似，中毒救治知识的岗前培训也不可追求面面俱到，而是要结合当地和本院常见的中毒种类进行。广州中医药大学第一附属医院处于大城市内，周边很少务农人员，但较多汽配行业和娱乐场所。结合上述情况，我们将杀鼠剂、镇静催眠药物、CO、酒精、软性毒品、工业洗涤剂中毒作为培训重点，同时简要介绍有机磷农药和百草枯中毒内容。培训时首先介绍中毒救治总则，再分别讲授不同种类中毒的救治精要。

## （三）急救技能

1. 基本急救技能

根据朱敏教授的指导和急诊科实际工作需要，拟定下列操作为岗前培训的内容。包括气道管理方面的球囊面罩通气技术、口咽通气管使用技术、经口明视下气管插管术，CPR 方面的电除颤术，以及创伤急救方面的止血包扎固定术。其中球囊面罩通气技术、电除颤术和止血包扎固定术是重点难点，要求轮岗医师必须掌握其原理、适应证，并熟练规范的应用，培训后必须逐个考核过关。

2. 多发伤患事件的检伤分类

急诊科偶尔会遇到突发的多发伤患事件，包括车祸、中毒等。为了避免在处置过程中手足无措，岗前培训时应对检伤分类的相关技能和流程进行培训。通过培训，要求轮岗医师熟悉常用的"START"快速检伤分类法。

## （四）其他知识

1. 相关法律法规和文书

急诊科是医疗纠纷的高风险科室，与急诊工作联系密切的法律法规较多，除了常规的医疗核心制度、我国《执业医师法》等，对于中医专业毕业的医师来说，还必须加强《传染病防治法》《突发事件应对法》以及院前急救条例的培训。

急诊科常会遇到各种比较特殊的死亡情况，而《居民死亡医学证明（推断）书》的开具流程和填报规范是专科医生比较陌生的，故而需要详细讲解。

2. 特殊人群

急诊科会接诊一些情况较特殊的患者，例如"三无"人员、犯罪嫌疑人、孕妇和哺乳期妇女、外籍人士等，也时常需要与公安、消防、疾病预防控制中心、民政部门、外国领事馆等单位打交道，简单介绍其注意事项和相关流程，有助于轮岗医师在工作中避免风险和提高效率。

上述的各项内容，是朱敏教授多年来对中医专业专科医师进行急诊科临床教学培训过程中总结出来的重点和难点。

# 三、 急诊专业研究生培养

急诊医学是一门新兴的临床学科，涵盖面广，内容丰富。急诊医生不仅需要有优秀的专业素质，在综合素质上也要求具有很高的水平。对急诊医生的综合素质培养，一直是急诊医学教学的重要内容之一。朱敏教授认为，提高急诊医师综合素质的途径包括培养良好的医德医风、培养良好的人文素质、加强基础理论和专科技能的学习、培养学习能力、培养严谨的临床科研态度、培养医患沟通能力等方面。朱敏教授经过急诊科多年来的实践和探索，对急诊专业研究生综合素质的培养积累了丰富的经验，现将朱敏教授的经验总结如下。

## （一）道德品质

急诊医学的内容涵盖了院前急救、院内急救、灾难医学等方面，其工作环境和工作时间均与一般的医学专业有较大区别，因而对该急诊医生的道德品质要求也更高。一个合格的急诊医生，应该能在各类突发事件发生时做到"召之即来，来之能战"；能在院前甚至灾难事故现场等各种恶劣复杂的环境中保持旺盛的斗志和不屈的精神。

为了培养学生具有上述道德品质，强调在急诊教学中教师要以身作则，起表率作用，培养学生高尚的职业道德和敬业精神。广州中医药大学第一附属医院急诊科在进行常规的医德医风教育同时，朱敏教授尤其注重在两个方面进行加强。一是教师应用实际行动引导学生。当发生突发事件时，上级医师首先到场，冲锋在前；抢救危重患者，带教教师亲自上阵，一步不离，通过言传身教，使学生在潜移默化中得到提高。二是平时抓住机会向学生讲述一些公开宣传的优秀医生的事迹，更多的是身边某些教师的亲身经历，给学生们树立榜样，坚定信心。

## （二）人文素质

一个优秀的急诊医生，不仅需要扎实的专业知识，也需要有良好的人文素养。朱敏教授认为，要加强急诊医学教育中的人文素质教育，可以通过转变教育观念、增加课程、鼓励自学、加强继续教育等几个方面入手。在急诊专业研究生的人文素质培养方面，朱敏教授强调，应重点突出以下几个方面。

### 1. 敏捷清晰的思维

急诊患者提供的病情资料少而凌乱，同时供医生思考判断的时间却又特别短，因此要求急诊医生具备敏捷而清晰的思维。朱敏教授采用了以下几个方法去帮助学生培养这种能力。首先，在平时的查房、病例讨论等教学活动中，充分模拟急诊特点，强调时限性和资料的有限性，避免与其他专科病例讨论雷同。可以采用"step by step"的讨论方法，并且对每一个"step"都有时间限制。经常在这样的氛围中训练，学生更容易培养出适应急诊实际要求的敏捷思维。其次，在向学生讲解病例的过程中，一边注意体现"抓主要矛盾""危重病优先""先救命后治病"等急诊特色思维，同时也强调清晰和严密的逻辑推理过程，避免过多出现"经验""直觉"等内容。最后，鼓励学生平时多阅读有关医学思维方面的文献书籍，甚至可以适当学习逻辑学方面的一些原理。

### 2. 细致的观察力

急诊工作中，既要有全局观，善于抓主要矛盾，也要有鹰一样锐利的眼睛，善于发现蛛丝马迹。在平时临床中，提醒学生注意各种细节，包括异常的病史、体征、检查结果、现场环境以及患者家属或相关人员的言行举止等。

### 3. 广阔的知识面

急诊医生经常会遇到一些情况，牵涉到法律法规、风俗人情的知识。例如我国《传染病防治法》《治安管理处罚条例》《职业病防治法》等；有时又要考虑到不同地区、不同民族、不同宗教信仰、不同层次人群的特殊性，这都需要急诊医生具有广博的知识。针对这点，朱敏教授要求急诊专业的研究生应多拓宽知识面，熟悉与急诊相关的法律法规，平时多读书看报，关注时事新闻，千万不能"两耳不闻窗外事，一心只读圣贤书"。

### 4. 良好的沟通能力

急诊患者病情急而重，且具有多变性，家属心情焦急，如何在繁忙而紧张的诊疗活动中花费最少的时间与患者沟通并取得支持理解，是对急诊医生沟通能力的一种挑战。朱敏教授认识到沟通能力对于急诊医师是异常重要的，部分医患矛盾的发生就跟沟通不良密切相关，急诊医师在治疗时，要注意语言的艺术性和科学性，善于应用积极的语言调动患者战胜疾病的信心，也要用热情的态度取得患者及家属的信赖和配合。朱教授注意到，不少研究生虽然专业知识过关，但并不善于交流，培养他们时就要尤其注意在这方面的加强。一是鼓励他们多与他人沟通，说出自己内心的想法，例如病例讨论时要求积极发言，给全科人员进行专题小讲课等；二是与患者谈话时，先让学生在旁边旁听学习，熟练之后部分场合可以在上级医师的带领下由学生进行交谈。经过一定时间的训练，学生才能在今后的工作中掌握恰当的沟通技巧。

### （三）身体素质

没有良好的身体素质，是无法长期胜任急诊科繁重的工作的，院前急救、灾难救援等更是对身体条件有很高要求。文献资料报道，目前国内的部队医疗系统对急诊急救人员的体能锻炼比较重视，而非部队的地方医院则重视程度不够，而有相当一部分研究生由于专注于专业学习，忽略了体育锻炼。朱敏教授大学时就是学校排球队和篮球队的主力队员，参加工作后也不忘抽空进行体育锻炼，因此他经常提醒急诊科的研究生要注意劳逸结合，每个星期至少参加两次体育活动，例如羽毛球、跑步、篮球等，每次时间不短于1个小时，长期坚持，养成习惯，逐步提高身体素质，以随时准备应对急诊急救繁重任务的挑战。

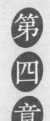

第四章 学生跟师心得

## 一、跟师总结——谢蓝

朱敏老师是我的硕士研究生导师，广东省名中医，1982年从事内科工作至今，勤勉踏实，在工作中坚持温故求新的治学原则，发挥中医药特色，不断提高业务水平，积累了丰富的临床经验。他曾担任中华中医药学会急诊分会委员，在广东省任中西医结合急诊专业委员会副主任委员，中医学会疑难病分会副主任委员，广州中医药大学第一附属医院急诊科主任、副院长。跟师3年，现将跟师所学所得略作总结如下。

### （一）八纲辨证，诊断准确

无论中医、西医，治疗有效的前提是诊断准确。如何快速进行有效的四诊并提取关键信息，得出病证诊断结论，是每一位年轻医生重点学习之处。八纲，即阴、阳、表、里、寒、热、虚、实，是辨证论治的理论基础之一，根据四诊资料分析病位的深浅、病邪的性质及盛衰、人体正气的强弱，加以综合分析得出八纲证型。八纲辨证是各种辨证的总纲，在诊断疾病中有化繁为简、提纲挈领的作用。在具体辨证方法中，病因辨证、六经辨证、卫气营血辨证适用于外感疾病的辨证，脏腑辨证、气血津液辨证、经络辨证适用于杂病辨证。

朱敏老师在急诊内科工作多年，门诊治疗疾病无分专科，患者求诊多杂病，以疑难杂症为主，在急诊病区查房时则以危重患者为主，病情多错综复杂，变化迅速，如果直接应用某种具体的辨证方法极易抓不住患者当下的机体状态，容易与基础疾病状态相混淆，治疗效果不佳。中医中的"病""证"概念不同，清代徐灵胎云："病之总者为之病，而一病总有数证。"即病可以概括证，但辨病必须先辨证，中医诊断应先从辨证开始深入到辨病，辨病之后再进一步辨证。现今中医院的诊断治疗西医化，除了基本的四诊，很多西医的辅助检查可以帮助我们快速明确疾病诊断，看似辨病优先于辨证，医者大部习惯使用脏腑辨证，当疾病进展、病情复杂时诊断思路易混乱不清，以致中医治疗束手无策。朱敏老师运用八纲辨证，简化复杂的疾病表现，用最基础的八纲加以归纳总结，得出初步的辨证思路，再根据疾病自身的性质运用具体的辨证方法，在外感病中结合岭南地区温邪、湿邪为甚的特点，以卫气营血辨证和三焦辨证使用居多，在杂病中使用脏腑辨证居多，力求诊断准确，以解决患者刻下主要的不适，解除当下的疾病状态。朱敏老师在辨证论治中，辨证花费的时间往往远大于遣方用药的时间。

### （二）遣方用药，简便效廉

在病证诊断明确后，朱敏老师的遣方用药耗时较短，以传统理法方药进行治疗，选方多为经典方剂，取其精华，为我所用，并结合具体情况行合理配伍，增强疗效。朱敏老师用药多较平和，对大攻大补之药的使用十分慎重，即《笔花医镜》云："用药如用兵，须量其才力之大小，盖有一利，即有一弊。如大攻大补、大寒大热之品，误用即能杀人。"完成处方后，朱敏老师一定会根据中药的七情配伍再次核对用药，以防出现相畏、相反的配伍禁忌。

岭南地区四季不分明，天气炎热时间较长，寒冷的时间较短，容易出现脾虚，加上地区多湿热的气候特点，岭南地区居民多有脾虚夹湿。同时，岭南地区多疫气，工作劳累合并生活不规律导致免疫力下降，肺气本弱，复时与外邪交争，导致肺气虚弱，子病及母，脾虚更甚。门诊中朱敏老师喜用参苓白术散为底方，并根据具体病证加减化裁。参苓白术散记载于宋代药典《太平惠民和剂局方》："脾胃虚弱，饮食不进，多困少力，中满痞噎，心松气喘，呕吐泄泻，及伤寒咳嗽。此药平和，久服养气育神，醒脾悦色，顺正辟邪。"此方以四君子汤为底方，并加强健脾渗湿和胃，辅以桔梗提升清阳之气，诸药合力可健运脾气，使湿邪得去。临床上多用于消化系统疾病的治疗。朱敏老师掌握其组方原则和治疗的病因病机，灵活运用也可以治疗多种病证。

在门诊曾有一中年男性患者，以睡眠障碍半年余为主诉就诊。该患者凌晨三至五时常觉醒，醒后难入睡，伴有低热汗出，无胸闷心悸，活动量无明显改变，胃纳一般，进食后难消化，常有腹胀、嗳气反酸，大便不规律，一日数行或二三日一行，质稀溏，小便调，舌淡红、苔薄黄，脉滑数。翻看既往外院病历，多以清肝泻火、养血安神为法行遣方用药，皆无良效。朱敏老师以参苓白术散为底方，并加以通调表里，清泻肝胆热邪，以及几味安神中药。患者每日一剂，服药七剂后，凌晨醒后可较易入睡，夜间睡眠时间增加，精神状态改善，遂黄芩减量，并加用麦冬。十四剂后患者凌晨觉醒次数减少，低热症状明显改善，遂嘱患者隔日一剂服用原方，服药十剂后痊愈。在脏腑学说中，脾虚水谷运化失调，宿食停滞，胃肠积热，浊邪或热邪内扰心神而致不寐；脾虚营血生化不足，则无以养心，心虚则神不守舍，心血不足则心火独旺，热扰神明则不寐；营血亏虚，肝血亏虚，阴分受损，阴阳失调，肝火上扰心神，加重病情。参苓白术散有益气健脾，渗利浊邪，使气机贯通，生化有源，营血不亏，不寐自止的作用。

### （三）中西结合，优势互补

对于求诊患者，朱敏老师不仅注重中医的病证诊断，对于患者的西医诊断也十分重视，对于西医治疗疗效更加显著的疾病，他会充分与患者沟通中西医的治疗方案及预期疗效，明确患者治疗意愿，以患者为本，疗效优先。

门诊曾遇一年轻男性患者，体型偏胖，加班熬夜频频，诉三月前一次外感后开始反复低热，朱敏老师查体细致，后开具检验单明确甲状腺功能情况及是否存在免疫缺陷，以及胸片、心电图常规检查明确基础状态，并与患者沟通如检查结果无异常，再行中医药调复。后检验结果提示患者血清人类免疫缺陷病毒抗体阳性，则转由疾控中心工作人员进行下一步诊疗。

另见一年轻女性患者门诊求诊，体型偏瘦，平素性格偏急躁，诉一月前无明显诱因出现反复低热，伴有胸闷心悸、食欲亢进，朱敏老师同样行细致查体后开具相关检验检查，结果提示甲状腺功能亢进症，后再行甲状腺彩超检查及血清甲状腺抗体检查以明确病因，最后诊断为 Graves 病。与患者充分宣教，教导患者行日常生活调复，并列出目前西医治疗手段，详细说明其中利弊让患者选择，患者最后选择口服抗甲状腺药物治疗，并辅以中药治疗，缓解目前低热、胸闷症状。患者其余症状见食欲亢进，消食善饥，晨起咽干口苦，大便较难解，小便颜色偏黄，月经期时有乳房胀痛以及痛经，舌红、少苔、脉弦细。四诊合参，为肝胃火旺，兼有气阴两虚，治疗以清肝泻胃、益气养阴为法，处方以四逆散合生脉散加减，并加以栀子加强清肝泻火除烦、菊花清肝除烦。一月后复诊，患者症状明显改善，遂停服中药继续西药治疗。

随着人们对中医认识的不断加深，有许多亚健康状态的人接触中医寻求保健之道，但有时也有过度忧虑自身健康情况者，对此朱敏老师强调"有病就医治病，无病就医治心"，对于无须药物治疗的患者，朱敏老师耐心倾听，为患者答疑解惑，并循循善诱，指导患者行日常生活调复。

临近高考时门诊曾见一高三女学生被其母亲带来求诊，其母诉少女近三月月经不规律，且胃纳较差，体重下降，特选少女休息日带其至医院求诊，希望获得良方调复。朱敏老师仔细问诊一番，少女诉几次模拟考成绩有波动起伏，心理压力较大，在校住宿一年，不喜学校食堂饭餐，但父母恐外卖店家卫生不好禁止外食，下晚自习后其母喜熬制药膳汤水，虽美其名曰有补益之功但实不喜其气味。朱敏老师详细和其母亲解释，青少年月经周期不规律很常见，一般到 18~20 岁后逐渐形成规律，且近期少女心理压力较大，更易导致周期紊乱，不必过分用药，待高考结束、恢复正常生活再观察月经周期情况。至于饮食方面，希望不要过分注重所谓保健疗效，多做孩子喜欢吃的菜肴，休息日给予孩子充分的放松，孩子没病就不要浪费时间在医院。其母十分紧张，反复强调少女休息难得，希望获得良方调复，老师最后赠六字"多吃肉、多睡觉"，逗笑少女与其母，为其消除部分忧愁。

跟师三年，朱敏老师严谨治学、细致诊断、谨慎用药、重视生活调复在我心中留下深刻的印象，虽老师在遣方用药上看起来无甚"特殊精彩奇妙"之处，但诊断准确，疗效十分显著，屡屡受到患者称赞，真正体现了"平淡之中见真功"，值得我进一步深入学习。

## 二、 跟师心得——于涛

2004 年 4 月初次来到木棉花开的广州，刚下火车天气闷热，当时到广州准备硕士面试，也是从那时起见到了我的恩师朱敏老师。

初次见面，朱敏老师身形高大是映入眼帘的第一印象。在交谈中，他习惯的爽朗笑声及平和的语气，加之关切的神情，使我局促不安的心情逐渐平稳。但这并非是我第一次与朱敏老师接触。在来广州之前，曾在电话中与朱敏老师有过寥寥数语的交谈。当时是 2003 年 12 月，正值 SARS 病毒肆虐，朱敏老师正奋战在急诊一线指挥救治SARS 患者。打电话时，我记得电话另一端在喊朱主任，有电话找您，然后听到一阵急促的脚步声。可以感觉到电话的另一端很繁忙，可以听到监护声、推车等各种声音，老师耐心地解答我的问题，并在最后嘱咐我好好准备，认真复习。虽然短短几分钟，但老师那沉稳浑厚的声音让我坚定了考研的方向。后来，那年我考试成绩排广州中医药大学内科急诊专业第一，这与老师的鼓励和坚定了我的信心是分不开的。来到广州顺利面试结束后，我如愿进入了广州中医药大学内科急诊专业，开始了我 3 年的硕士学习生涯，我与老师的师徒情结也从此开始。

我进入临床时，老师已经是医院业务副院长，平时医疗事务非常繁忙，但是老师一直坚持每周在急诊留观病房进行早查房和门诊出诊。平时聊天谈及此事，老师说当前我们处于循证医学时代，循证医学为我们诊断和治疗疾病的方法提供了大量研究证据。但是，不是所有疾病都有循证医学证据支持，某一疾病也并不是方方面面都有循证医学证据。此外，循证医学获益是整体人群获益，对于单独个体来讲常常需要个体化治疗。因此，临床医生的经验就非常重要。各种指南给予了临床医生诊断治疗框架和指引，具体措施甚至关键决策还是在于临床医生的决断。朱敏老师说："希望在查房和出门诊时，通过具体患者实例，把自己的临床经验传承给我们，也希望我们把这些经验继续丰富再传承下去。"

## （一）重视临床思维的培养

朱敏老师认为，学生刚刚从课堂走向临床，对于医学基础理论知识已经有了普遍性认识，但还未能消化吸收并系统性掌握这些知识，尤其缺乏结合临床实践对理论知识具体运用的能力。所以平时查房重点放在中西医基础知识的系统化讲解，内容包括从中医到西医、从脉到证及从细胞到临床。这让我们不但了解了急诊常见疾病的多样性，同时也掌握了急诊重点病种危重性和复杂性。老师尤其重视培养我们的视、触、叩、听西医诊断技能和帮助我们建立从病理生理角度分析疾病本质的辨病论治诊疗思路；而中医方面则注重培养我们望、闻、问、切的中医诊断技能和建立八纲辨证的中医辨证论治诊疗思维；通过临床查房和门诊教学把西医辨病、中医辨证的理念在实践中实现病症结合。

## （二）案例

在急诊观察病房值班时遇到一位约 40 岁的男性患者，他的妻子陪他一起过来看病。患者是一名建筑工人，最近 3 天出现发烧，最高体温 39 ℃，初期伴寒战、头痛、腰痛、眼眶痛及周身不适，自服"日夜百服宁"片，体温可下降至 38 ℃，但热势反复伴高热，逐渐恶寒减轻，躁动不安伴见恶心呕吐、纳差、下腹胀痛等表现，尿量尚可，大便未解，遂来就诊。测 T 38.5 ℃，BP 95/55 mmHg，面红，眼结膜充血，水肿，巩膜轻度黄染，手足尚温，胸前皮肤可见瘀点；双肺呼吸音清，未闻及杂音，HR 102 次/分。腹软，肝脾未触及肿大。舌红、苔黄厚腻，脉滑数。血常规 WBC $14 \times 10^9$/L，PLT $85 \times 10^9$/L；尿常规 Pro（+）；肾功能 Cr 118 μmol/L。朱敏老师查房后总结：患者为中年男性，建筑工人，起病急、病程短，初期以发热、寒战为主要表现，热势高，稽留难退，伴典型"三痛表现"，面红如醉酒，皮肤见瘀点，结合血小板下降、肾损害表现，需要考虑流行性出血热，目前仍处于发热期。进一步确诊该病，需注意询问患者居住环境是否有老鼠经常出没。完善出血热抗原、抗体检测。西医治疗除了抗病毒、补液及对症退热，办法不多。可以从中医角度，进行辨证治疗。患者初期发热、寒战、头痛，符合伤寒太阳病特点，现症见发热，无恶寒，伴躁动，下腹部胀痛，大便未解，舌红、苔黄厚腻，脉滑数，符合太阳蓄血症，证属瘀热互结，病位在下焦，予以桃核承气汤加减。正如《伤寒论》原文一百零六条所言："太阳病不解，热结膀胱，其人如狂，血自下，下者愈。其外不解者，尚未可攻，当先解其外，外解已，但少腹急结者，乃可攻之，宜桃核承气汤。"老师也嘱咐大家临床上治疗出血热时要把握好桃核承气汤的时机和用法。其一，把握主症特点：其人如狂，血自下与少腹急结，同时表证已罢。当然如果出现少腹硬满，脉微而沉等病情急进表现，即使表证未罢，应先治里急，需加水蛭等破血逐瘀之品。其二，把握服药后当微利。服药后患者大便烂，略黑，逐渐热退，身凉，脉静，精神好转，未出现明显少尿情况。1 周后病愈出院。

在跟师学习的过程中，还有很多像这样的急危重症，朱敏老师采取病症结合、中西结合的辨证思维成功救治患者不胜枚举，令我受益良多。3 年跟师学习结束，我独立工作后一直记得毕业时老师的临别赠言——无论走到哪里，都要保持急诊科诊疗思路开阔的优秀品质。毕业后，我虽然没有在急诊工作，但是在临床实践中始终坚持开阔的诊疗思路和运用朱敏老师的病症结合的治疗理念。16 年弹指一挥间，恰逢恩师广东省名中医经验荟萃，遂写下寥寥数语表达对老师知遇之恩的感谢，同时也继续总结和传承老师的经验以享同道。最后以毛主席的《水调歌头·重上井冈山》表达此刻的心情和未来的愿望！

久有凌云志，重上井冈山。千里来寻故地，旧貌变新颜。到处莺歌燕舞，更有潺潺流水，高路入云端。过了黄洋界，险处不须看。风雷动，旌旗奋，是人寰。三十八年过去，弹指一挥间。可上九天揽月，可下五洋捉鳖，谈笑凯歌还。世上无难事，只要肯登攀。